Birgit Hartmann · Wolfram Goertz

Arbeitsplatz Augenpraxis

Wissen für medizinische Fachangestellte

3. Auflage

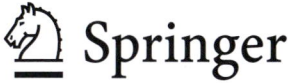

Birgit Hartmann
MVZ Tausendfensterhaus GmbH
Artemis Lichtblick GmbH
Zweigpraxis Dinslaken, Deutschland

Wolfram Goertz
Interdisziplinäre Ambulanz
für Musikermedizin
Universitätsklinikum Düsseldorf
Düsseldorf, Deutschland

ISBN 978-3-662-71297-9   ISBN 978-3-662-71298-6 (eBook)
https://doi.org/10.1007/978-3-662-71298-6

Die Deutsche Nationalbibliothek verzeichnet diese Publikation in der Deutschen Nationalbibliografie; detaillierte bibliografische Daten sind im Internet über https://portal.dnb.de abrufbar.

© Der/die Herausgeber bzw. der/die Autor(en), exklusiv lizenziert an Springer-Verlag GmbH, DE, ein Teil von Springer Nature 2013, 2019, 2025

Das Werk einschließlich aller seiner Teile ist urheberrechtlich geschützt. Jede Verwertung, die nicht ausdrücklich vom Urheberrechtsgesetz zugelassen ist, bedarf der vorherigen Zustimmung des Verlags. Das gilt insbesondere für Vervielfältigungen, Bearbeitungen, Übersetzungen, Mikroverfilmungen und die Einspeicherung und Verarbeitung in elektronischen Systemen.
Die Wiedergabe von allgemein beschreibenden Bezeichnungen, Marken, Unternehmensnamen etc. in diesem Werk bedeutet nicht, dass diese frei durch jede Person benutzt werden dürfen. Die Berechtigung zur Benutzung unterliegt, auch ohne gesonderten Hinweis hierzu, den Regeln des Markenrechts. Die Rechte des/der jeweiligen Zeicheninhaber*in sind zu beachten.
Der Verlag, die Autor*innen und die Herausgeber*innen gehen davon aus, dass die Angaben und Informationen in diesem Werk zum Zeitpunkt der Veröffentlichung vollständig und korrekt sind. Weder der Verlag noch die Autor*innen oder die Herausgeber*innen übernehmen, ausdrücklich oder implizit, Gewähr für den Inhalt des Werkes, etwaige Fehler oder Äußerungen. Der Verlag bleibt im Hinblick auf geografische Zuordnungen und Gebietsbezeichnungen in veröffentlichten Karten und Institutionsadressen neutral.

Springer ist ein Imprint der eingetragenen Gesellschaft Springer-Verlag GmbH, DE und ist ein Teil von Springer Nature.
Die Anschrift der Gesellschaft ist: Heidelberger Platz 3, 14197 Berlin, Germany

Wenn Sie dieses Produkt entsorgen, geben Sie das Papier bitte zum Recycling.

Arbeitsplatz Augenpraxis

Vorwort

Vor 50 Jahren war die Kaffeemaschine das technisch anspruchsvollste Gerät der Arzthelferin. Heute ist aus der „Arzthelferin" die „medizinische Fachangestellte" geworden. Augenheilkunde ist heute „Hightechmedizin": Zahlreiche medizinische Geräte müssen beherrscht werden. Das Berufsbild der medizinischen Fachangestellten wird damit aufgewertet.

Man sollte neue Technik nicht als Belastung sehen, sondern die Gelegenheit beim Schopf packen, sich in Spezialbereiche einzuarbeiten und sich so unentbehrlich zu machen.

Mit unserem Buch ermöglichen wir einen mühelosen Einstieg in die Augenheilkunde: Wir besprechen die wichtigsten Augenkrankheiten, ihre Symptome und Therapien, erklären Fachbegriffe und geben hilfreiche Tipps für den Praxisalltag.

Nachdem wir auf die ersten beiden Auflage sehr viele positive Rückmeldungen von allen Seiten erhalten haben, erscheint nun die dritte Auflage. Ganz aktuell haben wir besonders dem erfolgreichen Umgang mit Individuellen Gesundheitsleistungen (IGeL) und dem Thema Qualitätsmanagement einen wichtigen Stellenwert in unserem neuen Buch eingeräumt.

Der Einfachheit halber sprechen wir im vorliegenden Buch von „der medizinischen Fachangestellten" in der weiblichen Form. Männliche Fachangestellte mögen sich aber gleichermaßen angesprochen und nicht abgewertet fühlen.

Viel Freude beim Lesen wünschen

Birgit Hartmann
Dinslaken, Deutschland

Wolfram Goertz
Düsseldorf, Deutschland

Inhaltsverzeichnis

1	**Der Aufbau unserer Augen – die Anatomie**	1
1.1	Sehzellen – wenn Licht zu Bildern wird	2
1.2	Embryologie – wie sich unsere Augen entwickeln	3
1.3	Augenlider, Bindehaut, Lederhaut – Schutz für unsere Augen	4
1.4	Hornhaut, Augenlinse, Regenbogenhaut – das optische System	5
1.5	Aderhaut und Netzhaut – welche Aufgaben haben sie?	5
1.6	Sehnerv und Sehbahn – was hier geleistet wird	6
1.7	Augenhöhle – wie sind unsere Augen gebettet?	7
	Literatur	8
2	**Die häufigsten Augenerkrankungen – Ursachen, Symptome, Therapien**	9
2.1	Das rote Auge – Symptome und Ursachen	10
2.2	Grauer Star (die Katarakt) – wenn die Linse trüb wird	18
2.3	Grüner Star (das Glaukom) – wenn der Sehnerv erkrankt	20
2.4	Makulaerkrankungen – Diagnostik und Therapie	21
2.5	Auge und Allgemeinerkrankungen	26
2.6	Infektion – wenn die Entzündung den hinteren Augenabschnitt erfasst	32
2.7	Genetisch bedingte Augenkrankheiten	34
2.8	Neurologische Erkrankungen – wenn der Sehnerv beteiligt ist	36
2.9	Tumoren – wenn sich krankes Gewebe bildet	39
2.10	Medikamente – Nebenwirkungen an den Augen	42
	Literatur	45
3	**Das Gespräch**	47
3.1	… an der Anmeldung	48
3.2	… zur Terminvergabe	50
3.3	… am Telefon	51
3.4	… während der Voruntersuchung	54
3.5	… über individuelle Gesundheitsleistungen (IGeL)	55
3.6	… mit Ausnahmepatienten	56
3.7	… im Praxisteam	57
3.8	Informatives: Schweigepflicht	58
4	**Notfälle**	59
4.1	Plötzliche Sehverschlechterung – wenn ein Augeninfarkt die Ursache ist	60
4.2	Diagnose: Sehnerventzündung	65
4.3	Glaskörpereinblutung und Netzhautablösung	65
4.4	Glaukomanfall – wenn die Erblindung droht	68
4.5	Sehstörungen: „fliegende Mücken", Blitze, Verzerrtsehen	70
4.6	Plötzlich Doppelbilder – wenn Augenmuskeln ausfallen	73
4.7	Gesichtsfeldausfall – was sind mögliche Ursachen?	74
4.8	Augenverletzungen	75
	Literatur	79

5	**Die Voruntersuchung: Tests und Messungen**	81
5.1	Visus – wie die Sehschärfe geprüft wird	82
5.2	Autorefraktometer (AR) – was wird hier genau gemessen?	84
5.3	Brillenmessung – was ist der Scheitelbrechwert?	86
5.4	Messung am Non-Contact-Tonometer	87
5.5	Perimetrie – wenn Gesichtsfeldausfälle sichtbar werden	88
5.6	Amsler-Gitter-Test – wenn der Blick sich verzerrt	90
5.7	Farbsehstörungen	90
5.8	Nyktometer – wie wird das Dämmerungssehen geprüft?	92
5.9	Schirmer-Test – wie man den Tränenfluss messen kann	92
	Literatur	93
6	**Die Augenuntersuchung**	95
6.1	Subjektive Refraktion oder Skiaskopie – der Weg zur richtigen Brille	96
6.2	Inspektion der Augen – worauf muss man achten?	98
6.3	Spaltlampenuntersuchung – Augen unter dem Mikroskop	102
6.4	Augeninnendruckmessung: Non-Contact- oder Goldmann-Tonometer?	105
6.5	Untersuchungen von Netzhaut und Sehnerv	106
6.6	Bildgebende Untersuchungen – was man alles darstellen kann	109
	Literatur	113
7	**Patient Kind**	115
7.1	Visusprüfung – wie prüft man die Sehschärfe bei Kindern richtig?	117
7.2	Fehlbildungen – wie angeborene Augenkrankheiten entstehen	120
7.3	Augenentzündung beim Kind – was sind die Ursachen?	125
7.4	Kinderbrillen – was muss man beachten?	127
7.5	Sehschule – welche Aufgaben hat die Orthoptistin?	128
7.6	Patient „Frühchen" – was ist die Retinopathia praematurorum?	130
	Literatur	132
8	**Augenmedikamente in der Praxis**	133
8.1	Lokalanästhetika – Augentropfen zur örtlichen Betäubung	134
8.2	Mydriatika – Augentropfen zur Erweiterung der Pupillen	134
8.3	Glaukomtropfen – wenn der Augeninnendruck zu hoch ist	135
8.4	Antibiotika und Kortison – entzündungshemmende Augentropfen	137
8.5	Tränenersatzmittel – künstliche Tränen	138
8.6	Augentropfen – die richtige Anwendung	138
8.7	Augensalbenverband – so sollte er aussehen	139
8.8	Notfall: Verätzung – so spült man Augen effektiv	141
	Literatur	142
9	**Vorsorgeuntersuchungen in der Augenheilkunde**	143
9.1	Brillenberatung – wenn individuelle Beratung zur idealen Brille führt	144
9.2	Glaukomvorsorge – Früherkennung des grünen Stars	145
9.3	Netzhautcheck – was kurzsichtige Patienten wissen sollten	145

9.4	Früherkennung der Amblyopie (Sehschwäche) im Kindesalter	145
9.5	Sehnervkopf – Sicherheit durch Schichtaufnahmen (HRT und Papillen-OCT)	146
9.6	Makulaschichtaufnahmen – optische Kohärenztomografie (OCT)	146

10	**Augenoperationen**	**147**
10.1	Katarakt – wenn der graue Star reif ist	148
10.2	Glaukom – wenn Augentropfen nicht mehr reichen	150
10.3	Netzhauterkrankung – wie wird operiert?	152
10.4	Schielen – wenn die Augen nicht parallel stehen	154
10.5	Tränenwegverschluss – wie der Abfluss wiederhergestellt wird	154
10.6	Lidveränderungen: Chalazion, Ptosis, Entropium, Ektropium	156
10.7	Hornhauterkrankungen: lamelläre und perforierende Keratoplastik	157
	Literatur	158

11	**Laserbehandlungen des Auges**	**159**
11.1	Laser – wie wirkt er gegen Gefäßneubildungen?	160
11.2	Netzhautlöcher – wie behandelt man sie mit dem Netzhautlaser?	161
11.3	Glaukom – Augeninnendrucksenkung durch Lasertrabekuloplastik (LTP)	162
11.4	Kapselfibrose – wenn der Nachstar den Blick trübt	163
11.5	Fehlsichtigkeit – Laserbehandlung mit dem Excimerlaser	164
11.6	Informatives: Laserschutzvorschriften und Gefährdungsbeurteilung	166
	Literatur	167

12	**Kontaktlinsen**	**169**
12.1	Vielfalt in Material und Form	170
12.2	Kontaktlinsenanpassung – warum Passgenauigkeit wichtig ist	172
12.3	Hygiene und Handhabung – was man beachten sollte	177
12.4	Kontaktlinsen beim Sport – die richtige Hilfestellung	180
12.5	Pflegemittel: Kombilösung oder Wasserstoffperoxid?	180
12.6	Komplikationen durch Kontaktlinsen	182
12.7	Kontaktlinsen zur Therapie	183
	Literatur	185

13	**Qualitätsziele in der Augenpraxis**	**187**
13.1	Qualitätsmanagement (QM) – was ist das genau?	188
13.2	Checklisten – wo sind sie sinnvoll?	189
13.3	Hygiene	189
13.4	Händedesinfektion – einfach und effektiv	190
13.5	Instrumentensterilisation und -lagerung	193
13.6	Handschuhe – zusätzlicher Schutz vor Infektion	194
13.7	Sofortmaßnahmen bei Verletzung mit kontaminierten Instrumenten	195
13.8	Arbeitsschutz für die Fachangestellte	195

14	**„Praxispräsentation"**	197
14.1	Das Erscheinungsbild der Praxis – warum Ordnung wichtig ist	198
14.2	Das Wartezimmer	198
14.3	Informationsmappe und Internetauftritt	199
14.4	Patientenbefragung	199
14.5	Beschwerdemanagement	200
15	**„Bürokram"**	201
15.1	Praxishandbuch und Gerätebuch	202
15.2	Schriftwechsel – hilfreiche Ordnung	202
15.3	Kassenärztliche Vereinigung (KV) – was ist für die Abrechnung wichtig?	204
15.4	Gebührenordnung für Ärzte – was ist die GOÄ?	205
15.5	Berufsgenossenschaft (BG) – wenn ein Arbeitsunfall vorliegt	205
15.6	Fahrtauglichkeit – welche Mindestanforderungen gibt es?	206
15.7	Sozialgericht, Rentenversicherung, freie Gutachten	207
15.8	Blindenbegutachtung	208
16	**Fortbildung – wie kann es weitergehen?**	209
16.1	Erste Hilfe rettet Leben	210
16.2	Kontaktlinsenseminare	211
16.3	Die Hygienebeauftragte/r der Praxis	211
16.4	Datenschutzbeauftrage/r der Praxis (DSB)	212
16.5	EDV-Kurse für die medizinische Fachangestellte	212
16.6	Weiterbildung – welche zusätzlichen Abschlüsse sind möglich?	212

Serviceteil

Glossar	216
Stichwortverzeichnis	227

Über die Autoren

Dr. Birgit Hartmann, (*1962)

Birgit Hartmann wurde in Essen geboren.

Sie studierte Medizin an der Georg-August-Universität Göttingen. Anschließend promovierte sie im Fach Frauenheilkunde bei Herrn Professor K.-W. Schweppe an der Westfälischen Wilhelms Universität Münster. Ihre Facharztausbildung zur Augenärztin verbrachte sie bei Herrn Professor Dr. Edmund Gerke an der Augenklinik in Wuppertal-Barmen.

Mehr als 20 Jahre war sie niedergelassene Augenärztin in Dinslaken. Seit April 2025 ist sie angestellte Augenärztin bei der Artemis Lichtblick GmbH, MVZ Tausendfensterhaus am Standort Dinslaken. Sie schreibt regelmäßig für die Sprechstunden-Kolumne der „Rheinischen Post" in Düsseldorf. Die Bücher „Augensprechstunde" und „Rote Augen, grauer Star und kranke Makula" sind in Zusammenarbeit mit Wolfram Goertz entstanden. Für das Buch „Augensprechstunde" bekamen Hartmann und Goertz den Medienpreis vom Berufsverband für Augenärzte.

Dr. Wolfram Goertz, (*1961)

Wolfram Goertz wurde in Mönchengladbach geboren.

Er studierte Musikwissenschaft, Kirchenmusik und Philosophie in Köln, Aachen und Bochum. Promotionsstudium im Fach Kardiologie zum Dr. rer. medic. an der Medizinischen Fakultät der RWTH Aachen. Seit 1989 ist er Redakteur für Musik und Medizin der „Rheinischen Post" in Düsseldorf und schreibt zudem regelmäßig für die Wochenzeitschrift „Die Zeit". Für seine Serie über Herzinfarkt-Versorgung in NRW bekam er den Journalistenpreis der Deutschen Gesellschaft für Kardiologie.

Zusätzlich ist er Koordinator der Interdisziplinären Ambulanz für Musikermedizin am Universitätsklinikum Düsseldorf, die kranke Musiker behandelt.

Der Aufbau unserer Augen – die Anatomie

Inhaltsverzeichnis

1.1 Sehzellen – wenn Licht zu Bildern wird – 2

1.2 Embryologie – wie sich unsere Augen entwickeln – 3

1.3 Augenlider, Bindehaut, Lederhaut – Schutz für unsere Augen – 4

1.4 Hornhaut, Augenlinse, Regenbogenhaut – das optische System – 5

1.5 Aderhaut und Netzhaut – welche Aufgaben haben sie? – 5

1.6 Sehnerv und Sehbahn – was hier geleistet wird – 6

1.7 Augenhöhle – wie sind unsere Augen gebettet? – 7

Literatur – 8

© Der/die Autor(en), exklusiv lizenziert an Springer-Verlag GmbH, DE, ein Teil von Springer Nature 2025
B. Hartmann, W. Goertz, *Arbeitsplatz Augenpraxis*, https://doi.org/10.1007/978-3-662-71298-6_1

„Das Auge hat sein Dasein dem Licht zu verdanken." (J. W. von Goethe)

1.1 Sehzellen – wenn Licht zu Bildern wird

Zapfen und Stäbchen sind lichtsensible Sehzellen

Lichtstrahlen fallen durch Hornhaut, Kammerwasser, Augenlinse und Glaskörper auf die Netzhaut des Auges (◘ Abb. 1.1 und 1.2). Hier erreicht das Licht sensible Sehzellen: Zapfen und Stäbchen. Mit der Belichtung der Sehzellen wird eine chemische Reaktion in Gang gesetzt; man spricht von Fototransduktion. Sehpigmente werden durch Licht zum Zerfall gebracht und anschließend wiederhergestellt. Je heller das Licht, desto mehr Sehpigmente zerfallen. Die Sehinformation wird von den Sehzellen über dünne Nervenzellen zum Sehzentrum des Gehirns weitergeleitet.

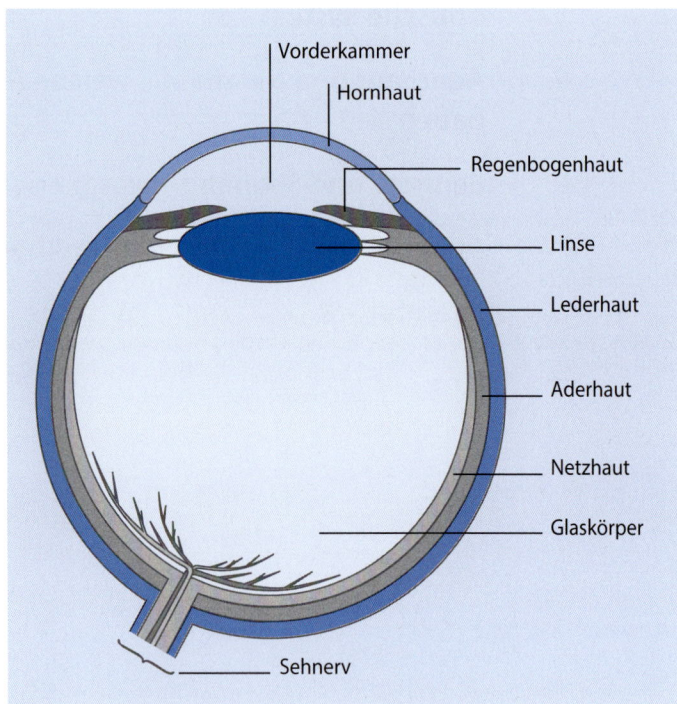

◘ **Abb. 1.1** Unser Auge: Lichtstrahlen fallen durch den vorderen Augenabschnitt und den Glaskörper auf die Sinneszellen der Netzhaut. (Aus Hartmann und Goertz 2013, S. 3)

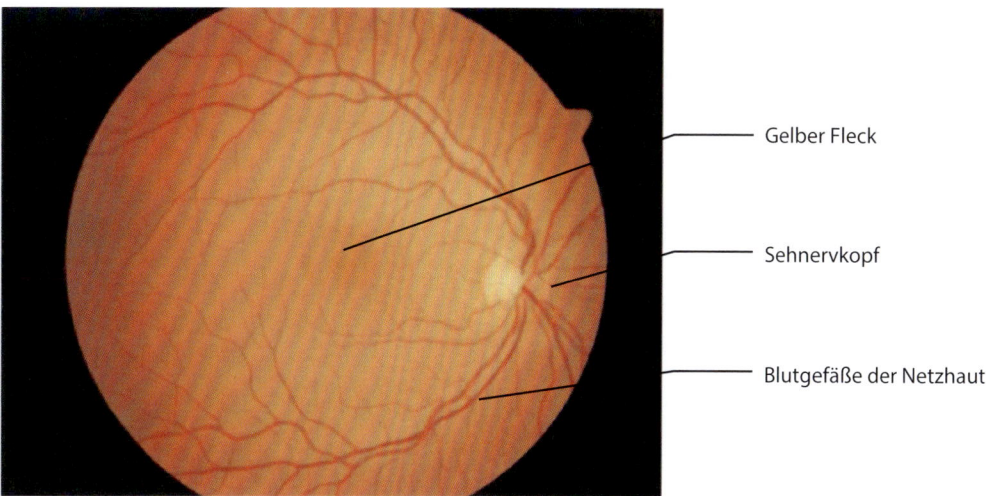

Abb. 1.2 Gesunder Augenhintergrund mit Sehnervkopf (Papille), gelbem Fleck (Makula) und den Blutgefäßen der Netzhaut. (Aus Hartmann und Goertz 2013, S. 7)

1.2 Embryologie – wie sich unsere Augen entwickeln

Augen und Nervensystem des Embryos beginnen sich ab der 3. Woche zu entwickeln. Zuerst entstehen 2 kleine Augenbecher, die sich zu Augenbläschen schließen. Über Augenstiele sind die Augenbläschen mit dem späteren Gehirn verbunden. Aus den Augenstielen entwickeln sich die Sehnerven.

Die Netzhaut (Retina) entwickelt sich aus dem hinteren Bereich des Augenbechers. Aus den vorderen Teilen entstehen Regenbogenhaut (Iris), Ziliarkörper und Kammerwinkel. Die Augenlinse bildet sich aus einem Linsenbläschen. Die Hornhaut trennt sich von der vorderen Linsenfläche. Der Zwischenraum wird zur Vorderkammer.

Eine unvollständige Trennung der Hornhaut von der Linsenvorderfläche ist eine mögliche Ursache für einen angeborenen grünen Star, das kongenitale Glaukom.

> Die Augen des Embryos beginnen sich in der 3. Woche zu entwickeln

■ Kolobom – wenn sich die Augenbecherspalte nur unvollständig schließt

Ein Kolobom entsteht bei unvollständigem Schluss der Augenbecherspalte. Kolobome kommen im Bereich der Regenbogenhaut (Iris), des Sehnervs, aber auch an Netz- und Aderhaut vor. Liegt ein Netzhaut-und-Aderhaut-Kolobom (Abb. 1.3) vor, dann blickt man am Augenhintergrund auf weiße Zonen, in denen Netzhaut und Aderhaut fehlen.

> Ein Kolobom entsteht bei unvollständigem Schluss der Augenbecherspalte

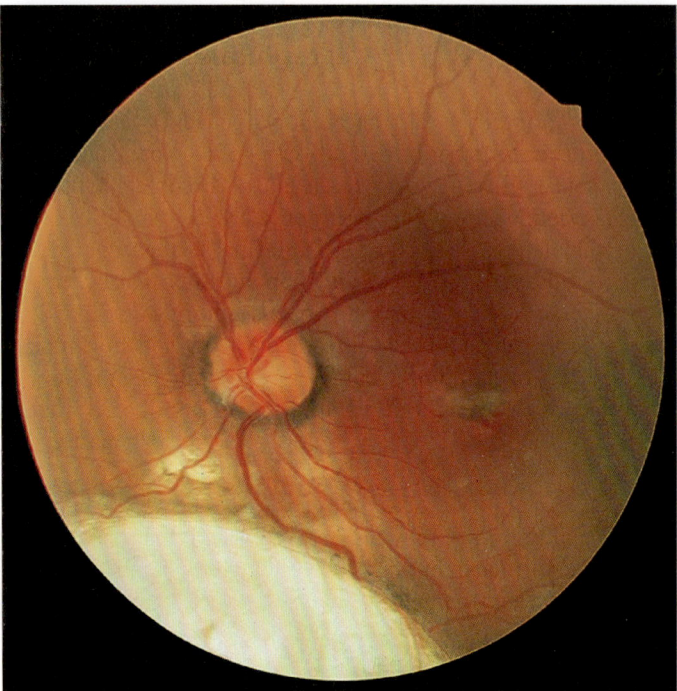

Abb. 1.3 Netzhaut- und Aderhautkolobom. In der weißen Zone fehlen Netzhaut und Aderhaut. (Aus: Grehn 2012, S. 212)

1.3 Augenlider, Bindehaut, Lederhaut – Schutz für unsere Augen

Der Tarsus gibt dem Lid seine Stabilität

Augenlider schützen unsere Augen. An den Lidrändern befinden sich Wimpern (Zilien), Schweißdrüsen (Moll-Drüsen) und Talgdrüsen (Zeis-Drüsen). Eine feste Lidplatte, der Tarsus, gibt dem Lid seine Stabilität. Hier liegen auch die Meibom-Drüsen. Sie bilden die Lipidschicht des Tränenfilms. Die Bindehaut bedeckt vordere Teile des Augapfels und kleidet die Lider aus. Ihre Becherzellen befeuchten unsere Augen. Die Lederhaut (Sklera) ist eine derbe Hülle, sie schützt den empfindlichen Inhalt unserer Augäpfel. (Abb. 1.4)

- **Welche Rolle spielt der Tränenfilm?**

Der Tränenfilm besteht aus mehreren Schichten: Die Lipidschicht ist die oberste Schicht des Tränenfilmes und schützt vor Verdunstung. Sie wird von den Meibom-Talgdrüsen der Lider gebildet. Die eigentliche Tränendrüse liefert den mengenmäßig größten Teil der Tränenflüssigkeit: die mittlere Schicht des Tränenfilms. Die Muzinschicht ist eiweißreich und wird von den Becherzellen der Bindehaut gebildet.

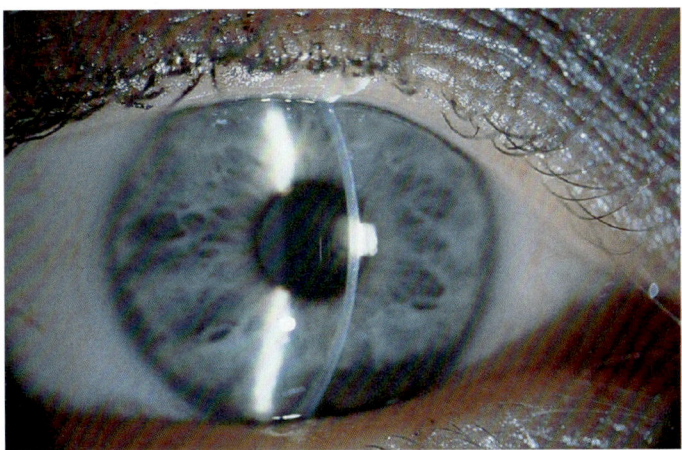

Abb. 1.4 Gesunder vorderer Augenabschnitt beim Blick durch die Spaltlampe: spiegelnde Hornhaut, ungetrübte Vorderkammer, runde Pupille, klare Augenlinse. (Aus Grehn 2012, S. 42)

1.4 Hornhaut, Augenlinse, Regenbogenhaut – das optische System

Hornhaut und Augenlinse sind ein komplexes optisches System. Die Regenbogenhaut (Iris) bildet die Pupille. Sie wirkt wie eine Lochblende. Die Menge des einfallenden Lichtes wird so reguliert.

Unsere Hornhaut besteht aus Epithel, Stroma und Endothel. Das Hornhautendothel sorgt durch Entquellung für eine klare Sicht; es pumpt Wasser aus dem Stroma heraus. Erkrankungen des Hornhautendothels führen daher meist zur Quellung der Hornhaut, dem Ödem.

Die Augenlinse ist nicht starr, sie hängt in ihrem Halteapparat, den Zonulafasern, und kann vom Ziliarmuskel in ihrer Form verändert werden. Sie ist mal kugelig, mal flacher; man nennt das Akkommodation. Unsere Augen stellen ein Bild scharf, indem die Augenlinse immer so gekrümmt ist, dass das einfallende Licht genau auf die Netzhaut fällt. Ernährt wird die Augenlinse nicht über Blutgefäße, sondern durch Kammerwasser.

> Die Hornhaut besteht aus Epithel, Stroma und Endothel

1.5 Aderhaut und Netzhaut – welche Aufgaben haben sie?

In der Netzhaut unserer Augen befinden sich die für das Sehen notwendigen Sinneszellen. Es gibt Zapfen und Stäbchen. Die Dichte der Sehzellen in der Netzhaut variiert sehr. In der Netzhautmitte (Makula) dominieren die Zapfen. Sie sind für eine hohe Bildauflösung und gute Sehschärfe wichtig. Auch das Farbensehen findet hier statt. In den Randbereichen der Netzhaut überwiegen Stäbchen, sie dienen der Orientierung und dem Dämmerungssehen.

- **Warum sind Makula und Fovea besonders empfindlich?**

In der Netzhautmitte (Makula) überwiegen die Zapfen

Die Makula ist die wichtigste Stelle des Auges, sie hat einen Durchmesser von etwa 5 mm. Hier überwiegen die Zapfen. Im Zentrum der Makula liegt die Netzhautgrube (Fovea). Hier gibt es keine Stützzellen, daher ist dieser Bereich besonders empfindlich. Die regelmäßige Anordnung der Zapfen kann beispielsweise durch Flüssigkeitseinlagerungen (Ödeme) oder neu gebildetes Bindegewebe (Makula-Pucker) leicht in Unordnung geraten. Die Folge: Verzerrtsehen (Metamorphopsie). Aufgrund der gelblichen Farbe wird die Makula auch gelber Fleck genannt.

- **Wie wird die Netzhaut ernährt – welche Rolle spielt die Aderhaut?**

Die inneren Schichten der Netzhaut werden über die Zentralarterie, die äußeren über Aderhautarterien ernährt. Die Aderhaut (Chorioidea) ist neben Regenbogenhaut (Iris) und Ziliarkörper ein Teil der Gefäßhaut (Uvea). Die Aderhaut ernährt unsere Augen, sie enthält zahlreiche Blutgefäße.

1.6 Sehnerv und Sehbahn – was hier geleistet wird

Über Sehnerv und Sehbahn wird die Sehinformation weiter bis ins Sehzentrum des Gehirns geleitet

Der Sehnerv besteht aus 1 Mio. Nervenzellen, die den Augapfel durch die Lederhaut verlassen. Diese Stelle nennt man Sehnervkopf (Papille). Hier ist kein Platz für Sehzellen; man spricht daher auch vom „blinden Fleck". Auch beim gesunden Auge befindet sich an dieser Stelle ein „normaler" Gesichtsfeldausfall.

Über den Sehnerv und die Sehbahn wird die Sehinformation weiter bis ins Sehzentrum des Gehirns geleitet. Auf ihrem Weg durch das Gehirn treffen sich die Nervenfasern beider Augen und kreuzen zum Teil auf die Gegenseite. Bei Erkrankungen entstehen so typische Gesichtsfeldausfälle, die wichtige Hinweise auf den Ort der Erkrankung geben und so mithilfe bildgebender Verfahren (Kernspintomografie, Computertomografie) zur richtigen Diagnose führen.

1.7 Augenhöhle – wie sind unsere Augen gebettet?

Unsere Augäpfel liegen weich gebettet auf einem Polster aus Fettgewebe in den Augenhöhlen, die von Schädelknochen gebildet werden. In der Nachbarschaft liegen die äußeren Augenmuskeln (◘ Abb. 1.5). Sie setzen unsere Augäpfel in Bewegung. Wir können in verschiedene Richtungen blicken. Die Tränendrüse befindet sich über dem Augapfel in der Nähe der Schläfe.

> Die äußeren Augenmuskeln bewegen unsere Augäpfel

- **Wohin bewegen die äußeren Augenmuskeln den Augapfel genau?**
- Musculus (M.) rectus lateralis: schläfenwärts
- M. rectus medialis: nasenwärts
- M. rectus superior: oben, einwärtsrollend, nasenwärts
- M. rectus inferior: unten, auswärtsrollend, nasenwärts
- M. obliquus superior: einwärtsrollend, unten, schläfenwärts
- M. obliquus inferior: auswärtsrollend, oben, schläfenwärts

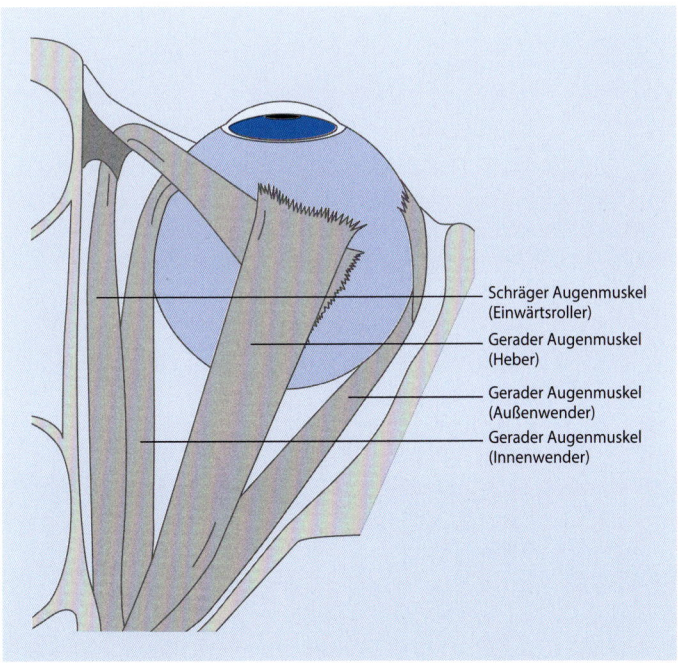

◘ **Abb. 1.5** Äußere Augenmuskeln: Unsere Augenmuskeln bewegen die Augen in alle Blickrichtungen. (Aus Hartmann und Goertz 2013, S. 90)

Der M. obliquus superior wird über den 4. Hirnnerv (Trochlearis) gesteuert. Der 6. Hirnnerv (Abduzens) versorgt den M. rectus lateralis. Die anderen äußeren Augenmuskeln sind dem 3. Hirnnerv (Okulomotorius) zugeordnet. Ausfälle führen zu typischen Krankheitsbildern (► Kap. 2).

Literatur

Grehn F (2012) Augenheilkunde, 31. Aufl. Springer, Heidelberg
Hartmann B, Goertz W (2013) Augen-Sprechstunde. Springer, Berlin/Heidelberg

Die häufigsten Augenerkrankungen – Ursachen, Symptome, Therapien

Inhaltsverzeichnis

2.1 Das rote Auge – Symptome und Ursachen – 10

2.2 Grauer Star (die Katarakt) – wenn die Linse trüb wird – 18

2.3 Grüner Star (das Glaukom) – wenn der Sehnerv erkrankt – 20

2.4 Makulaerkrankungen – Diagnostik und Therapie – 21

2.5 Auge und Allgemeinerkrankungen – 26

2.6 Infektion – wenn die Entzündung den hinteren Augenabschnitt erfasst – 32

2.7 Genetisch bedingte Augenkrankheiten – 34

2.8 Neurologische Erkrankungen – wenn der Sehnerv beteiligt ist – 36

2.9 Tumoren – wenn sich krankes Gewebe bildet – 39

2.10 Medikamente – Nebenwirkungen an den Augen – 42

Literatur – 45

© Der/die Autor(en), exklusiv lizenziert an Springer-Verlag GmbH, DE, ein Teil von Springer Nature 2025
B. Hartmann, W. Goertz, *Arbeitsplatz Augenpraxis*, https://doi.org/10.1007/978-3-662-71298-6_2

2.1 Das rote Auge – Symptome und Ursachen

Kaum öffnet man die Praxistür, schon sieht man es bei den Patienten: das rote Auge. Prall gefüllte Blutgefäße der Bindehaut sind die Ursache. Rote Augen können jucken, tränen, brennen, wenn eine Entzündung sie reizt. Vermehrte Blendempfindlichkeit und schlechteres Sehen kommen hinzu, wenn zusätzlich Hornhaut (Kornea), Lederhaut (Sklera) oder Regenbogenhaut (Iris) entzündet sind.

Bleibende Schäden drohen, wenn bei solch schweren Entzündungen eine rasche Therapie ausbleibt.

Prall gefüllte Bindehautgefäße sind die Ursache für rote Augen

Ursachen für ein rotes Auge
- Notfall: Glaukomanfall
- Bindehauteinblutung (Hyposphagma)
- Bindehautentzündung durch Erreger (Infektion)
- Nichtinfektiöse Bindehautentzündung (Allergie, Sicca-Syndrom)
- Lederhautentzündung (Skleritis)
- HornhautentzündungKeratitis (Keratitis)
- Regenbogenhautentzündung (Iritis)

■ **Notfall: Glaukomanfall – wenn die Erblindung droht**

Beim Glaukomanfall (◘ Abb. 2.1) steigt der Augeninnendruck rasant und erreicht extreme Werte. Zu viel Blut wird in Bindehautgefäße gepresst. Das Auge wird rot. Die Hornhaut

Beim Glaukomanfall steigt der Augeninnendruck rasant an und erreicht extreme Werte

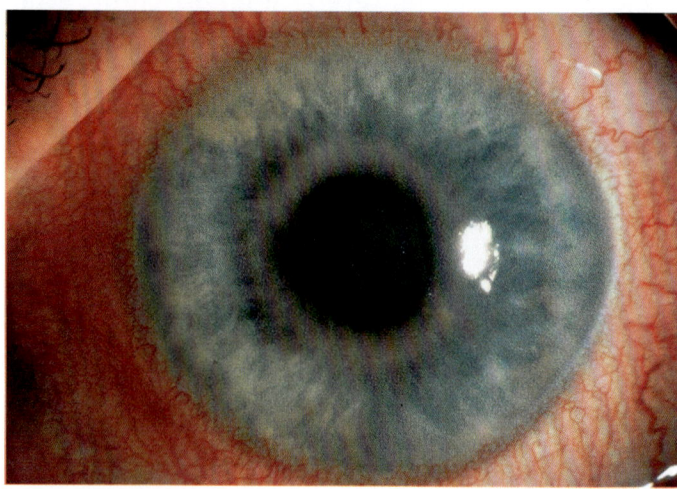

◘ Abb. 2.1 Glaukomanfall: Das Auge ist rot. Die Hornhaut ist geschwollen und trüb. Die Pupille ist weit und lichtstarr. (Aus Augustin und Collins 2001, S. 308)

schwillt an und wird trüb. Durchblick und Sehschärfe gehen verloren. Schmerz bohrt sich in den Kopf; Übelkeit ist die Folge. Unbehandelt führt der Glaukomanfall innerhalb von kürzester Zeit zu massiven Schäden am Sehnerv und im schlimmsten Fall zur Erblindung.

- **Wie kommt es zum Glaukomanfall?**

Hornhaut, Regenbogenhaut und Augenlinse bilden einen geschlossenen Raum, die Vorderkammer. Hier fließt das Kammerwasser: Ziliarkörperzellen sind die Quelle, das Trabekelwerk im Kammerwinkel ist die Mündung, der Abfluss.

Beim Glaukomanfall wird der Kammerwinkel plötzlich verlegt, das Kammerwasser kann nicht mehr abfließen. Die Folge: sehr hoher Augeninnendruck. Werte um 60 mm Quecksilbersäule (mm Hg) werden erreicht (normal: 14–21 mm Hg). Da Erblindung droht, muss ein Glaukomanfall sofort in der nächsten Augenklinik behandelt werden. Das Behandlungsziel: Der Augeninnendruck muss rasch gesenkt werden. Mithilfe von Pilocarpin-Augentropfen stellt man die Pupille eng und verbessert so den Kammerwasserabfluss. Die Kammerwasserproduktion wird gesenkt mit Acetazolamid (intravenös oder Tabletten) und mit Timolol- und Apraclonid-Augentropfen (▶ Kap. 8). Zusätzlich legt man eine periphere Iridektomie an, operativ (▶ Kap. 10) oder mit dem Laser (▶ Kap. 11).

Beim „roten Auge" müssen wir immer auch an einen möglichen Glaukomanfall denken. Betroffene Patienten müssen sofort einbestellt und untersucht werden.

- **Was ist ein Hyposphagma?**

Juckende Augen sind lästig, und mancher Patient reibt heftig und hemmungslos. So kann es in die Bindehaut einbluten; ein Hyposphagma entsteht (◘ Abb. 2.2). Starke Kraftanstrengung – beispielsweise im Kreißsaal oder beim Heben schwerer Wasserkästen – kann ebenfalls eine solche Blutung auslösen.

Das Hyposphagma ist eine häufige, meist harmlose Erkrankung. Manchmal kann aber auch ein hoher Blutdruck oder Störung der Blutgerinnung eine derartige Blutung verursachen. Der Hausarzt sollte diese möglichen Ursachen ausschließen.

> Das Hyposphagma ist eine häufige, meist harmlose Erkrankung

- **Konjunktivitis – wenn sich die Bindehaut entzündet**

Bakterien, Viren oder Pilze können Bindehäute besiedeln und Infektionen auslösen. Bakterien verursachen eitrige, verklebte Augen und bedürfen einer antibiotischen Antwort, welche die Entzündung hemmt. Aber auch ohne Erreger kann es zur Bindehautentzündung kommen. Allergien, trockene Augen, Kontaktlinsen, UV-Strahlen (Verblitzung), Verätzungen (Säu-

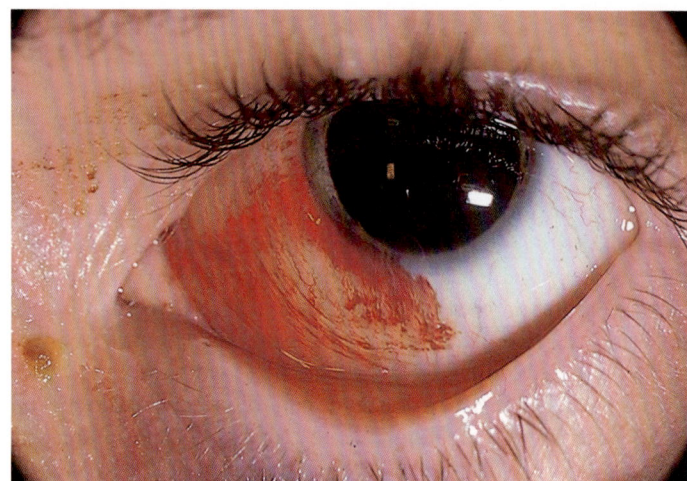

Abb. 2.2 Einblutung in die Bindehaut (Hyposphagma). (Aus Augustin und Collins 2001, S. 10)

ren, Laugen) sind mögliche Ursachen; man spricht von nichtinfektiösen Formen.

Was sind Chlamydien?

Chlamydien sind Erreger, die sich beispielsweise in ungechlorten Bädern tummeln. Sie fühlen sich besonders auf Schleimhäuten wohl, werden sexuell übertragen und verursachen neben der Bindehautentzündung auch Entzündungen im Bereich von Scheide und Harnröhre. Eine Antikörperbestimmung im Blut kann die Diagnose sichern. Man behandelt mit Tetrazyklinen oder Makroliden (Antibiotika) in Tablettenform. Die Mitbehandlung des Partners ist wichtig, um eine Wiederansteckung, den „Ping-pong-effekt", zu vermeiden.

> Chlamydien sind Erreger, die sexuell übertragen werden.

Was ist die „Augengrippe"?

Wenn ein Lid plötzlich anschwillt, das Auge sich rötet und heftig tränt, handelt es sich vermutlich um eine „Augengrippe". Viren sind die Auslöser. In Kindergärten, Schulen, Krankenhäusern und Arztpraxen ist diese Conjunctivitis epidemica gefürchtet, da sie sehr ansteckend (hochinfektiös) ist. Meist kommt es nach wenigen Tagen zur Entzündung des anderen Auges. Feine Trübungen der Hornhaut, sog. Nummuli, sind für die „Augengrippe" typisch. Sie bilden sich nach 1–2 Wochen und streuen einfallendes Licht erheblich. Die Folgen: schlechteres Sehen und starke Blendempfindlichkeit.

> Feine Hornhauttrübungen (Nummuli) sind für die „Augengrippe" typisch

Hygiene ist hier besonders wichtig; regelmäßiges Händewaschen, Reinigung und Desinfektion von Türklinken und

2.1 · Das rote Auge – Symptome und Ursachen

täglicher Handtuch- und Bettwäschewechsel sind unumgänglich (▶ Abschn. 7.3).

- **Was hilft bei einer Allergie?**

Eine Allergie löst oft starkes Augenjucken aus. Wenn sie nachgewiesen ist, sollte man das zuständige Allergen – etwa Tierhaare – meiden. Zusätzlich behandelt man mit Augentropfen; sie enthalten meist Cromoglicinsäure oder Kortison. Cromoglicinsäure reduziert die Freisetzung des Gewebshormons Histamin, hat aber einen verzögerten Wirkungseintritt und muss daher frühzeitig und regelmäßig getropft werden. Kortison wirkt stark, sollte aber nur bei einer heftigen Entzündung eingesetzt werden.

- **Welche Ursachen kann ein trockenes Auge haben?**

Ein trockenes Auge (Sicca-Syndrom) kann viele Ursachen haben: Hormonmangel, trockene Raumluft, Augenoperationen, Medikamente und Entzündungen können zu dieser Tränenfilmstörung führen.

> Beim Sicca-Syndrom schaffen „künstliche Tränen" Linderung

Unser Tränenfilm besteht aus drei Schichten: ölige Lipidschicht, wässrige Schicht und Muzinschicht. Nur wenn alle 3 Schichten ausreichend dick sind, ist unser Auge gesund. Die Meibom-Drüsen der Augenlider bilden die Lipidschicht des Tränenfilms. Entzündete Augenlider bilden weniger Öle. Die Folge: Die Tränenflüssigkeit verdunstet schneller. Die Becherzellen der Bindehaut produzieren die eiweißreiche Muzinschicht. Entzündete Bindehäute bilden weniger Muzin; das Auge wird trocken. Methylzellulose, Dexpanthenol, Povidon und Hyaluronsäure sind die Inhaltsstoffe von „künstliche Tränen". Diese Augentropfen schaffen Linderung bei trockenen Augen (▶ Kap. 8).

- **Was ist ein Flügelfell?**

Von Flügelfell (Pterygium, ◘ Abb. 2.3) spricht man, wenn eine Bindehautfalte auf die Hornhaut vorgewachsen ist. Sonnenlicht, trockenes Klima und eine staubige Umgebung lassen es entstehen. Jahrelanges Arbeiten am Hochofen oder Sonnenbaden in südlichen Ländern sind mögliche Auslöser. Das Pterygium ist immer harmlos. Wenn es stört, kann man es operativ entfernen.

> Sonnenlicht, trockenes Klima und eine staubige Umgebung lassen das Pterygium entstehen

- **Wie behandelt man die chronische Lidrandentzündung?**

Eine chronische Lidrandentzündung (Blepharitis) entsteht durch Bakterien, die sich im öligen Sekret der Meibom-Drüsen besonders wohlfühlen. Sie verschanzen sich in einer zähen Paste, die sich nur schwer wegwischen lässt. Langwierige Entzündungen und trockene Augen sind die Folge.

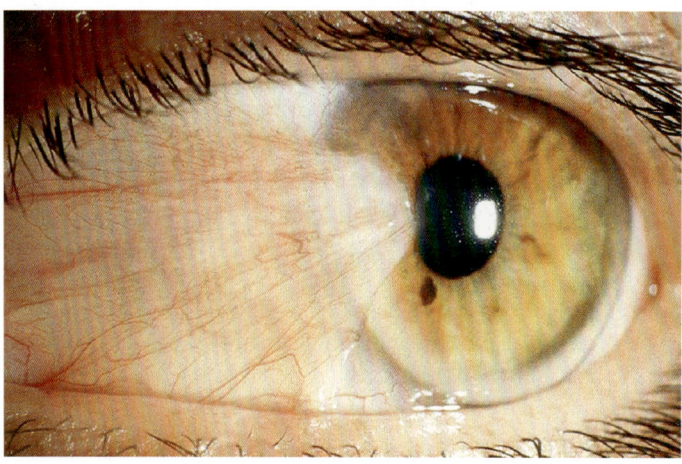

Abb. 2.3 Flügelfell (Pterygium). Man erkennt die dicke Bindehautfalte, die auf die Hornhaut vorgewachsen ist. (Aus Grehn 2012, S. 103)

Regelmäßige Lidhygiene ist bei chronischer Lidrandentzündung wichtig

Wichtig ist daher die Lidhygiene. Man nimmt ein Wattestäbchen, taucht es in heißes Wasser und rollt die Lidränder damit vorsichtig aus. Antibiotische Augensalbe verringert die Zahl der Bakterien und wird deshalb häufig verordnet. In jedem Fall sollten betroffene Patienten ihre Lidränder regelmäßig zweimal täglich reinigen. Das ist die effektivste Maßnahme gegen entzündete Lidränder.

Was ist die Rosazea?

Rosazea ist eine Hauterkrankung. Nase, Stirn und Wangen werden verstärkt durchblutet und sind gerötet. Papeln und Pusteln lassen ein akneartiges Hautbild entstehen. Manchmal kommt es zur Augenentzündung, besonders die Augenlider sind betroffen. Zur Behandlung der Rosazea werden Tetrazykline eingesetzt. Dieses Antibiotikum wirkt besonders an der Haut entzündungshemmend und ist hier sehr hilfreich.

Wenn die Lederhaut sich entzündet (Skleritis)

Bohrende Schmerzen sind typisch für eine Entzündung der Lederhaut (Skleritis).

Die Episklera umhüllt und ernährt unsere Lederhaut. Ist sie entzündet, spricht man von der Episkleritis. Sie ist besonders bei jungen Frauen häufig. Bohrende Schmerzen sind typisch für eine Entzündung der Lederhaut (Skleritis). Rheuma, Schuppenflechte, Gicht oder entzündliche Darmerkrankungen (Morbus Crohn, Colitis ulcerosa) sind mögliche Auslöser.

Kortisonhaltige Augentropfen wirken stark entzündungshemmend und sind bei Episkleritis und Skleritis das Mittel der Wahl.

Keratitis – welche Ursachen kann eine Hornhautentzündung haben?

Rotes Auge, Schmerzen, Sehverschlechterung, erhöhte Blendempfindlichkeit sind Symptome der Hornhautentzündung (Keratitis).

Metallkörnchen beim Schleifen, UV-Strahlen beim Schweißen oder ein Spritzer Reinigungsmittel beim Putzen können aus Versehen ins Auge gelangen; eine Hornhautentzündung kann so entstehen (► Kap. 4).

Aber auch Krankheitserreger (Bakterien, Viren oder Pilze) können die Ursache sein. Herpesviren erzeugen bäumchenartige Veränderungen, die sich in der Hornhaut verzweigen; man spricht von der Keratitis dendritica (◘ Abb. 2.4).

Bakterien können ein Hornhautgeschwür (Ulkus) verursachen. Liegt es am Rand der Hornhaut, so spricht man vom Ulcus marginalis. Das Ulcus serpens kriecht auf der Hornhaut; es verändert seine Lage.

Im schlimmsten Fall wird die Hornhaut durchdrungen, eine Perforation entsteht. Der Verlust des Auges droht. Nur ein Abstrich bringt Klarheit: Mikrobiologen können dann den „Übeltäter" genau bestimmen, und eine gezielte Behandlung wird möglich.

> Beim Hornhautgeschwür bringt nur ein Abstrich Klarheit: Mikrobiologen können den „Übeltäter" genau bestimmen

Wie erkennt man Entzündungen durch Herpesviren?

Bläschenförmige Hautveränderungen sind typisch für Herpesinfektionen. Die meisten Entzündungen beschränken sich auf die Haut, man spricht vom Herpes simplex.

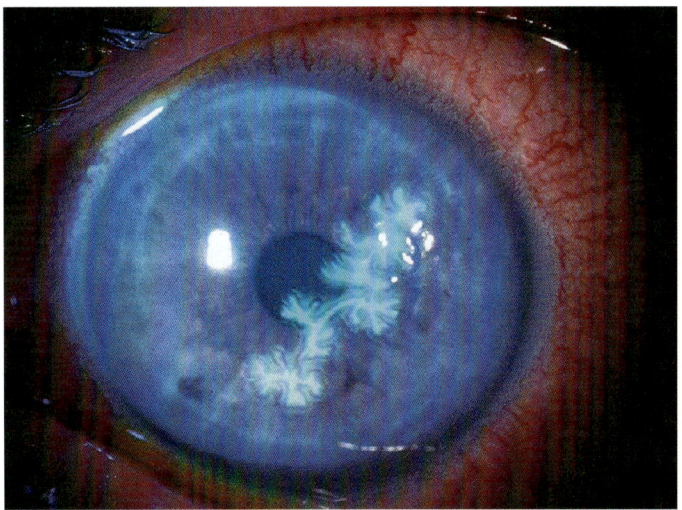

◘ **Abb. 2.4** Keratitis dendritica. Man sieht die bäumchenartigen Veränderungen, die sich in der Hornhaut verzweigen. (Aus Grehn 2012, S. 130)

Beim Herpes zoster, der Gürtelrose, kündigen Fieber, Kopfschmerz, Unwohlsein die Erkrankung an. Herpesviren sind auch hier die Auslöser der Entzündung. Die Folge: Bläschenartige Hautveränderungen besiedeln einen Hautbezirk. Manchmal treten sie im Gesicht auf; man spricht von der Gesichtsrose. Dann ist das Auge gefährdet: Bindehaut, Hornhaut und Regenbogenhaut können sich entzünden. Im schlimmsten Fall – meist bei Patienten mit schwacher Immunabwehr – kann sich die Entzündung ausdehnen und sogar die Netzhaut mit ihren Gefäßen erfassen.

Aciclovir ist das Mittel der Wahl gegen Herpesviren. Je nach Befund kommt es als Augensalbe, als Tabletten oder auch intravenös zum Einsatz.

Bläschenförmige Hautveränderungen sind typisch für Herpesinfektionen

▪ Was haben sie gemeinsam: Hornhautdystrophie und Hornhautdegeneration?

Dystrophie und Degeneration sind Erkrankungen der Hornhaut, die ohne Entzündung entstehen. Die Hornhautdystrophie ist genetisch bedingt und entwickelt sich langsam im Laufe der Jahre. Jede Schicht der Hornhaut kann betroffen sein: Epithel, Stroma und Endothel. Ein gittriges, zystisches, fleckiges oder landkartenartiges Aussehen der Hornhaut ist für die Dystrophie typisch. „Fingerabdrücke" auf der Hornhaut entstehen bei der Fingerprintdystrophie. Keratokonus und Keratoglobus führen zu extremen Formen. Eine unregelmäßige, kegelförmig vorgewölbte Hornhaut nennt man Keratokonus. Nimmt die Hornhaut eine kugelige Gestalt an, weil die Randbereiche immer dünner werden, dann handelt es sich um einen Keratoglobus.

Ablagerungen sind die Ursache der Hornhautdegeneration (Abb. 2.5): Lipide in der Hornhaut führen zum Arcus lipoides, Kalziumsalze bilden die bandförmige Keratopathie. Kollagenklümpchen verursachen die Cornea guttata; man hat den Eindruck, sie sei das Ergebnis vieler kleiner Hammerschläge.

Dystrophie und Degeneration sind Erkrankungen der Hornhaut, die ohne Entzündung entstehen

▪ Die Iritis – wenn sich die Regenbogenhaut entzündet

Tränen, Lichtscheu, Augenschmerz und Sehverschlechterung sind die Symptome der Regenbogenhautentzündung (Iritis)

Wie kommt es dazu?

Die entzündete Regenbogenhaut schwitzt Eiweiß aus, das sonst klare Kammerwasser der Vorderkammer wird durch Entzündungszellen trüb. Manchmal lagert sich klebriges Eiweiß an der Rückfläche der Hornhaut ab, sog. Hornhautpräzipitate entstehen (Abb. 2.6). Im schlimmsten Fall sammelt sich hier Eiter an; man spricht vom Hypopyon.

Tränen, Lichtscheu, Augenschmerz und Sehverschlechterung sind die Symptome der Regenbogenhautentzündung (Iritis).

2.1 · Das rote Auge – Symptome und Ursachen

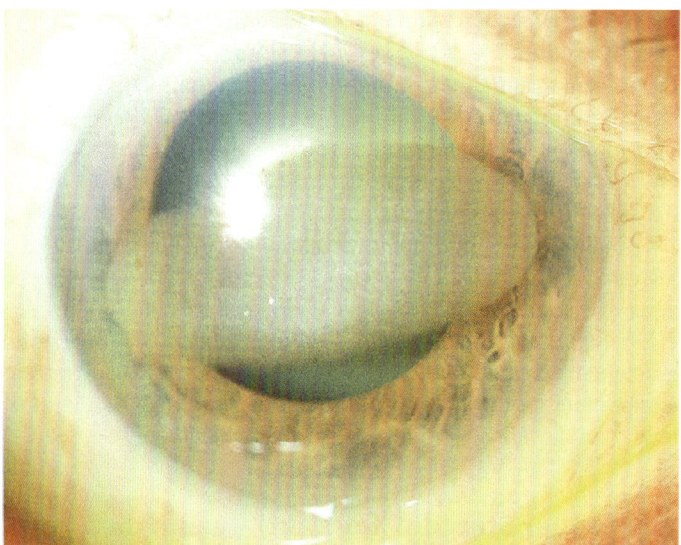

Abb. 2.5 Bandförmige Keratopathie: Kalziumsalze haben sich bandförmig in der Hornhaut abgelagert. (Aus Grehn 2012, S. 136)

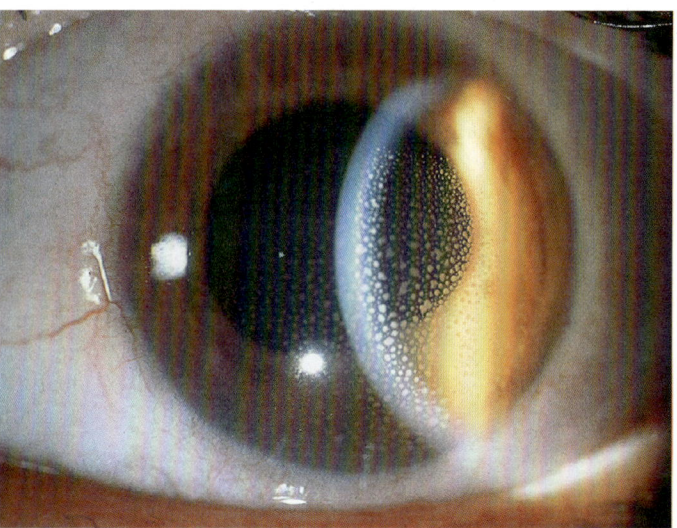

Abb. 2.6 Hornhautpräzipitate. Klebriges Eiweiß hat sich an der Hornhautrückfläche abgelagert. (Aus Grehn 2012, S. 185)

Der Entzündungsreiz lässt die Pupille eng werden, die Reizmiosis entsteht. Ablagerungen im Kammerwinkel lassen den Augeninnendruck ansteigen. Eine mögliche Spätfolge ist die Trübung der Augenlinse, die Cataracta complicata.

■ Welche Ursachen kann eine Regenbogenhautentzündung (Iritis) haben?

Die Regenbogenhautentzündung entsteht meist durch eine Autoimmunerkrankung. Antikörper gegen körpereigenes Gewebe sind die Ursache. Morbus Bechterew, Sarkoidose, entzündliche Darmerkrankungen (Morbus Crohn, Colitis ulcerosa), aber auch die juvenile idiopathische Arthritis im Kindesalter entstehen so.

Beim Morbus Bechterew entzünden sich überwiegend die Gelenke der Wirbelsäule. Ihre Beweglichkeit geht verloren; sie versteifen. Bei der Blutuntersuchung im Labor kann man das HLA-B27-Antigen finden. Kleine Knötchen (Granulome) entstehen bei der Sarkoidose. Man findet sie in Lymphknoten, Lunge, Herz, aber auch in anderen Organen und – nicht zuletzt – an der Iris im Auge.

2.2 Grauer Star (die Katarakt) – wenn die Linse trüb wird

> Das Alter kommt mit Falten, Lesebrille und grauem Star.

Unsere Augenlinse wird im Laufe des Lebens trüb, man spricht vom grauen Star (◘ Abb. 2.7). Durch die Linsentrübung werden die betroffenen Augen manchmal zunächst kurzsichtiger, die Patienten berichten, wieder ohne Brille lesen zu können. Später steht eine langsame Sehverschlechterung im Vordergrund der Beschwerden.

Der graue Star ist „reif", wenn die Sehschärfe weniger als 50 % vom Normalwert beträgt. Manchmal ist es aber auch

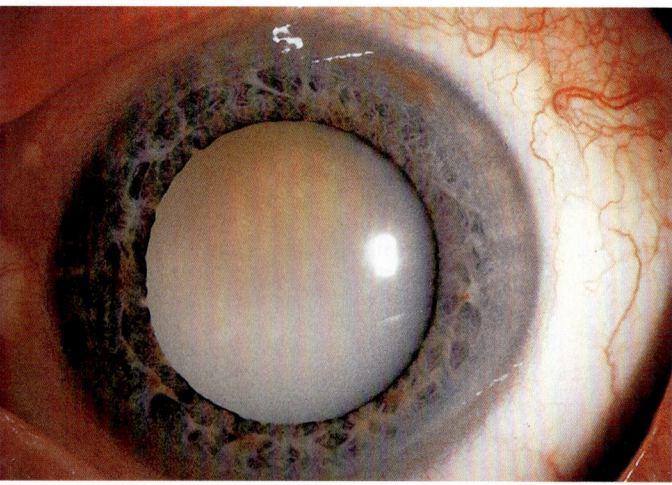

◘ Abb. 2.7 Grauer Star (Katarakt). Die Augenlinse ist hier massiv getrübt. (Aus Augustin und Collins 2001, S. 700)

2.2 · Grauer Star (die Katarakt) – wenn die Linse trüb wird

eine starke Blendempfindlichkeit, die Betroffene zum Augenarzt führt. Zusammmen mit dem Patienten entscheidet der Augenarzt individuell, wann eine Operation sinnvoll ist.

Auch angeborene Linsentrübungen kommen vor. Infektionen mit Rötelnviren oder Toxoplasmose führen ebenso zur angeborenen Katarakt beim Neugeborenen wie manche Medikamente, die während einer Schwangerschaft gedankenlos eingenommen werden. Der graue Star kann aber auch genetisch bedingt sein. Sicherheitshalber sollten sich Mädchen und junge Frauen gegen Röteln impfen lassen. Nur wer ganz sicher ist, dass er diese Kinderkrankheit schon durchgemacht hat, darf darauf verzichten.

Der Parasit Toxoplasma gondii ist der Erreger der Toxoplasmose. Er kommt in rohem Fleisch und Katzenkot vor. Schwangere sollten sich vor einer Infektion schützen und rohes Fleisch und Katzen unbedingt meiden.

> Schwangere sollten sich vor einer Toxoplasmoseinfektion schützen und rohes Fleisch und Katzen unbedingt meiden

▪ Was wird bei der Kataraktoperation genau gemacht?

Die Kataraktoperation ist heute ein Routineeingriff, vor dem niemand mehr Angst haben muss. Bei maximal erweiterter Pupille wird zunächst die vordere Linsenkapsel kreisrund eröffnet, man nennt das Kapsulorhexis. Anschließend wird die trübe Augenlinse bei der Phakoemulsifikation mit Ultraschall verflüssigt und abgesaugt. Die Linsenkapsel ist nun leer und wird für den klaren Durchblick noch poliert. Abschließend wird eine Kunstlinse eingesetzt (◘ Abb. 2.8). Sie übernimmt die optische Funktion der ursprünglichen Augenlinse und hält ein Leben lang (► Kap. 10).

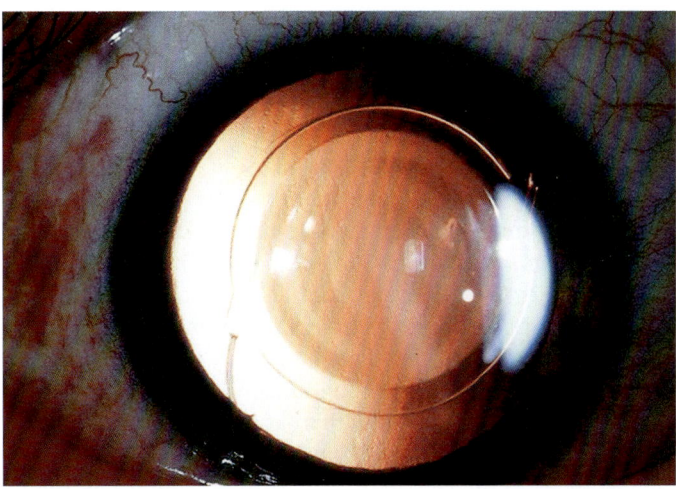

◘ **Abb. 2.8** Kunstlinse (Pseudophakie). Der graue Star wurde entfernt. Die Kunstlinse sitzt im Kapselsack. (Aus Augustin und Collins 2001, S. 697)

Kapselfibrose – was ist ein Nachstar?

Nach der Kataraktoperation mit Implantation einer Kunstlinse spricht man von Pseudophakie

Nach Kataraktoperation mit Implantation einer Kunstlinse spricht man von Pseudophakie. 10–20 % der pseudophaken Augen entwickeln eine Trübung der hinteren Linsenkapsel, den Nachstar. Mit einem Speziallaser (YAG-Laser) lässt sich der Nachstar leicht wegpolieren (▶ Kap. 11).

2.3 Grüner Star (das Glaukom) – wenn der Sehnerv erkrankt

Vorsorgeuntersuchungen sind wichtig, nur so kann man das Glaukom rechtzeitig erkennen

Tückisch ist der grüne Star, das Glaukom. Zunächst unbemerkt erkrankt der Sehnerv. Später sind Gesichtsfeldausfälle die Folge, im schlimmsten Fall kommt es zur Erblindung. Vorsorgeuntersuchungen sind hier besonders wichtig, nur so kann man das Glaukom frühzeitig erkennen.

Die häufigste Ursache für das Glaukom ist ein erhöhter Augeninnendruck (normal 14–21 mm Hg). Es kann aber auch bei normalen Augeninnendruckwerten zu glaukomtypischen Veränderungen am Sehnerv kommen; man spricht dann vom Normaldruckglaukom.

Welche Glaukomformen gibt es?
- Offenwinkelglaukom
- Engwinkelglaukom
- Normaldruckglaukom
- Pigment- und Pseudoexfoliationsglaukom
- Glaukom als Folgeerkrankung (Sekundärglaukom)

Wie erkennt man das Glaukom, wie wird behandelt?

Bleibt ein Glaukom unerkannt und unbehandelt, so wird die Sehnervmulde (Papillenexkavation, ◘ Abb. 2.9) langsam größer, gleichzeitig wird die Nervenfaserschicht dünner. Die Folge: Gesichtsfeldausfälle. Ein bogenförmiger Gesichtsfeldausfall tritt beim Glaukom auf; man spricht vom Bjerrum-Skotom.

Ursache für das Glaukom ist ein zu schlechter Abfluss des Kammerwassers

Ursache für ein Glaukom ist ein zu schlechter Abfluss des Kammerwassers. Ein zu enger Kammerwinkel kann genauso zum Glaukom führen wie Ablagerungen an gleicher Stelle. Beim Pseudoexfoliationsglaukom lagert sich beispielsweise Pigmentmaterial aus der Iris im Kammerwinkel ab.

Bei Diabetikern oder Patienten mit Gefäßverschlüssen können krankhafte Gefäßneubildungen der Regenbogenhaut (Rubeosis iridis) zum Sekundärglaukom führen. In diesen Fällen muss in erster Linie die Grunderkrankung behandelt werden. Man lasert die Netzhaut und reduziert durch Laserherde den Sauerstoffbedarf der Netzhaut. Krankhafte Gefäßneubildungen werden so behandelt (▶ Kap. 11).

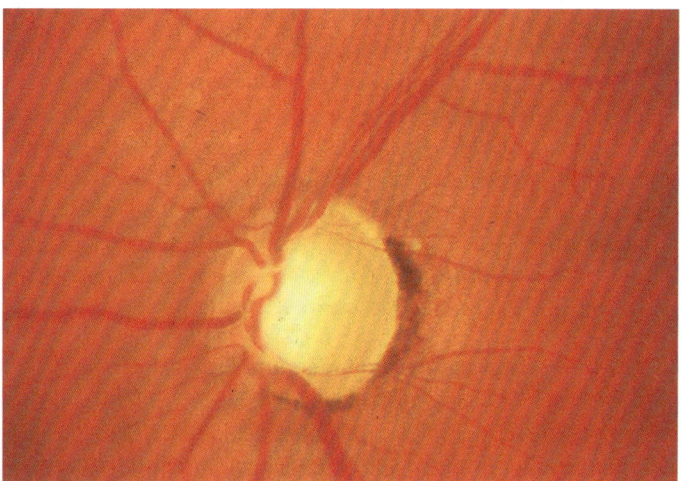

Abb. 2.9 Glaukompapille. Sehnerverkrankung durch grünen Star (Glaukom), Sehnervkopf mit großer glaukomtypischer Mulde (Exkavation). (Aus Augustin und Collins 2001, S. 296)

Die Rubeosis iridis wird mit Kälte (Kryotherapie) durch die Lederhaut (Sklera) behandelt. Auch eine Laserbehandlung des Ziliarkörpers kann hilfreich sein.

Ziel jeder Glaukomtherapie ist die Senkung des Augeninnendruckes. Augentropfen werden zur Behandlung eingesetzt. Sie wirken über 2 Mechanismen: Die Kammerwasserproduktion wird gesenkt, oder der Abfluss wird verbessert. Die wichtigsten Substanzgruppen sind Betablocker, Sympathikomimetika, Carboanhydrasehemmer, Prostaglandinderivate (▶ Kap. 8). Manchmal reichen Augentropfen zur Drucksenkung nicht aus, dann wird eine Laserbehandlung (▶ Kap. 11) oder die Glaukomoperation (▶ Kap. 10) erforderlich.

2.4 Makulaerkrankungen – Diagnostik und Therapie

Scharfes Sehen ist nur mit einer gesunden Netzhautmitte (Makula) möglich. Sehzellen (Zapfen) liegen hier dicht gedrängt, so kann viel Sehinformation erfasst und weitergeleitet werden. Beim Lesen ist das besonders wichtig.

> Scharfes Sehen ist nur mit einer gesunden Makula möglich

Erkrankungen der Makula können viele Gesichter haben: Schwellung (Makulaödem), Makulaloch (Makulaforamen), aber auch die Häutchenbildung vor der Netzhaut (Makulagliose) kommen vor. Beim diffusen Makulaödem ist die Schwellung unscharf begrenzt. Manchmal besteht sie aus vielen Bläschen, man spricht vom zystoiden Makulaödem (ZMÖ). Die seröse Netzhautabhebung entsteht durch Flüssigkeit, die sich unter der Makula ansammelt.

> **Die häufigsten Makulaerkrankungen**
> - Altersabhängige Makuladegeneration (AMD)
> - Diabetische Makulopathie (DMP)
> - Myopische Makulaerkrankung
> - Gefäßverschlüsse mit Makulabeteiligung
> - Traktionssyndrome (Zellophanmakulopathie, Makula-Pucker)
> - Makulaforamen

■ Die altersabhängige Makuladegeneration (AMD)

Wie Streusel auf einem Kuchen erscheinen Ablagerungen, sog. Drusen, in der Netzhautmitte (◘ Abb. 2.10). Sie sind Folge einer Durchblutungsstörung, man spricht von der trockenen Makuladegeneration.

Je nach Verlauf unterscheidet man eine trockene von einer feuchten Form. Bei der trockenen Makuladegeneration (TAMD) finden sich hauptsächlich Ablagerungen (Drusen) im Bereich der Makula. Bei der feuchten Makuladegeneration (FAMD) kommt zusätzlich zu Flüssigkeitsansammlungen, Gefäßneubildungen und im schlimmsten Fall zu Blutungen im

> Mit dem Amsler-Gitter kann man Patienten auf Verzerrtsehen (Metamorphopsie) prüfen

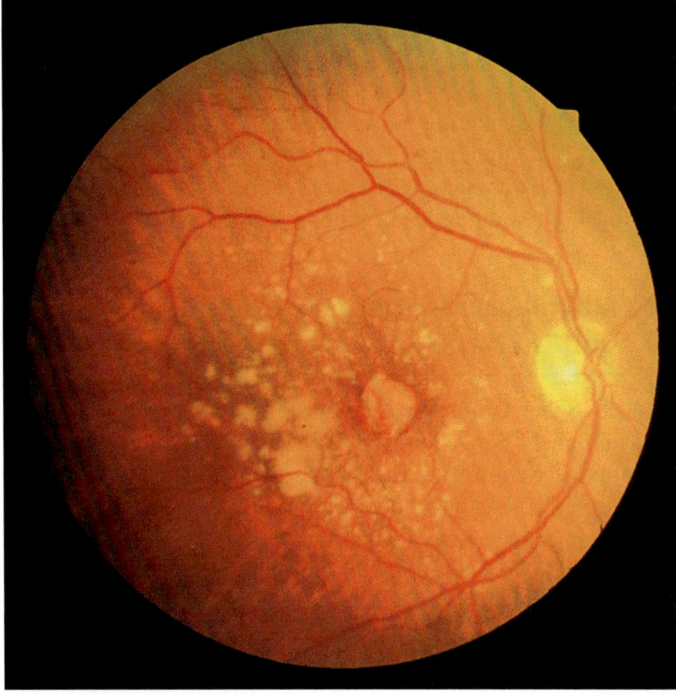

◘ Abb. 2.10 Drusenmakula. Ablagerungen, sogenannte Drusen, befinden sich in der Netzhautmitte (Makula). (Aus Augustin und Collins 2001, S. 325)

Bereich der Makula. Betroffene sehen verzerrt, man nennt das Metamorphopsie. Mit dem Amsler-Gitter kann man Patienten gezielt auf Metamorphopsie prüfen.

- **Diabetische Makulopathie (DMP)**

Zuckerkrankheit (Diabetes) kann an allen Stellen der Netzhaut zu krankhaften Veränderungen führen. Die Makulaschwellung ist häufig Ursache für eine Sehverschlechterung bei Zuckerkrankheit. Auch eine verminderte Durchblutung in diesem Bereich kann die Ursache sein, man spricht dann von der ischämischen Makulopathie. Sie ist meist nur mithilfe einer Fluoreszenzangiografie (FAG) zu erkennen. Bei Diabetikern mit Sehverschlechterung sollte eine ischämische Makulopathie immer ausgeschlossen werden.

> Diabetes kann an allen Stellen der Netzhaut zu krankhaften Veränderungen führen

- **Welche Veränderungen gibt es bei hoher Kurzsichtigkeit (Myopie)?**

Bei hoher Myopie findet man häufig typische Netzhautveränderungen, da es zur Rückbildung von Netzhautgewebe kommt; man spricht vom Fundus myopicus (◘ Abb. 2.11). Im Pigmentepithel der Netzhaut kommt es zum Abbau (Atrophie), große Aderhautgefäße werden am Augenhintergrund sichtbar. Makulaloch, Makulablutung, Netzhautlöcher bis hin zur Netzhautablösung können die Folge sein. Auch ein Glaukom und eine Linsentrübung (Katarakt) können sich frühzeitig entwickeln.

> Bei der hohen Myopie kommt es zur Rückbildung von Netzhautgewebe; man spricht vom Fundus myopicus

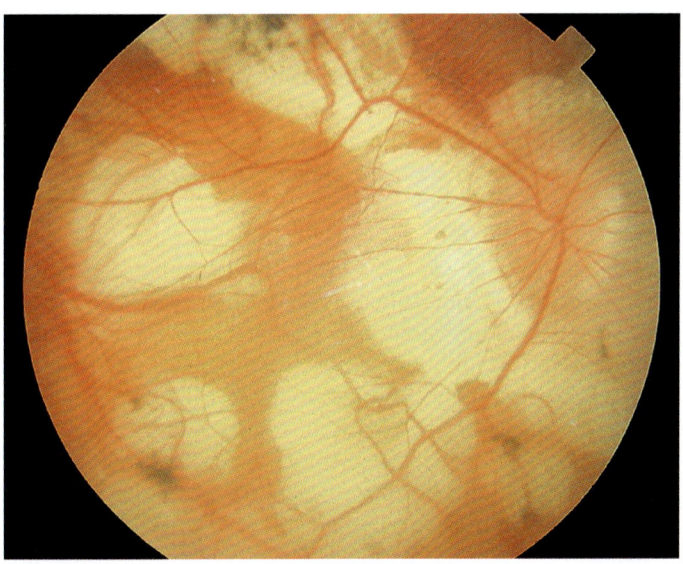

◘ **Abb. 2.11** Fundus myopicus. Im Pigmentepithel der Netzhaut ist es zum Gewebeabbau (Atrophie) gekommen. (Aus Grehn 2012, S. 360)

■ Wie stellt man die genaue Diagnose?

Der erste Schritt ist die Inspektion. Der Augenarzt betrachtet mit Lupe und Dreispiegelkontaktglas die Makula. So kann er krankhafte Veränderungen erkennen (▶ Kap. 6). Zur weiteren Diagnostik stehen die Fluoreszenzangiografie (FAG) und die optische Kohärenztomografie (OCT) zur Verfügung.

■ Was genau wird bei der Fluoreszenzangiografie (FAG) untersucht?

Füllungsdefekte im FAG-Bild sind Zeichen einer verminderten Durchblutung

Fluoreszein ist der Farbstoff, der bei der FAG in die Armvene gespritzt wird. Er verteilt sich im gesamten Körper und erscheint nach 12–25 s, zunächst in den Arterien, später in den Venen der Netzhaut. Gesunde Netzhautgefäße sind undurchlässig, krankhaft veränderte Gefäße lassen den Farbstoff ins umliegende Gewebe austreten; sog. Leckagen werden sichtbar (◘ Abb. 2.12). Füllungsdefekte sind Zeichen einer verminderten Durchblutung. Fotoserien dokumentieren den Verlauf.

■ Warum ist die optische Kohärenztomografie (OCT) so hilfreich?

Die optische Kohärenztomografie (OCT) stellt die einzelnen Netzhautschichten dar

Die optische Kohärenztomografie (OCT) stellt die einzelnen Netzhautschichten dar. Lage und Ausdehnung krankhafter Veränderungen der Makula lassen sich so genau feststellen. Beispielsweise kann man beim sog. Traktionssyndrom die schmalen „Zugbänder" deutlich im OCT-Bild erkennen (◘ Abb. 2.13). Kleine Bläschen sind typisch für ein zystoides Makulaödem (ZMÖ). Auch die Netzhautdicke wird bei der OCT gemessen. Sie ist besonders wichtig zur Verlaufskontrolle bei der Makulaschwellung (Ödem).

Die OCT-Untersuchung ist für Patienten schmerzlos und unschädlich. Eine vorherige Pupillenerweiterung mit Augentropfen ist nicht erforderlich. Mithilfe der OCT kann man Krankheiten im Frühstadium feststellen, noch bevor sie für den Augenarzt mit der Lupe zu erkennen sind.

■ Wie wird behandelt?

Die zentrale Sehgrube (Fovea) darf nicht gelasert werden. Hier wird medikamentös mit intravitrealen Injektionen behandelt

Aflibercept (Handelsname Eylea), Bevacizumab (Handelsname Avastin), Brolucizumab (Handelsname Beovu), Faricimab (Handelsname Vabysmo), Ranibizumab (Handelsname Lucentis) sind Medikamente, die beispielsweise zur Behandlung von Diabetischer Makulopathie (DMP) und Feuchter Makuladegeneration (FAMD) ins Auge gespritzt werden; man spricht von intravitrealen Injektionen. Sie wirken krankhaften Gefäßneubildungen entgegen. So behandelt man die Ursache der Makulaschwellung.

Diabetische Makulaveränderungen kann man auch mit dem Laser behandeln. Wichtig: Die zentrale Sehgrube (Fovea)

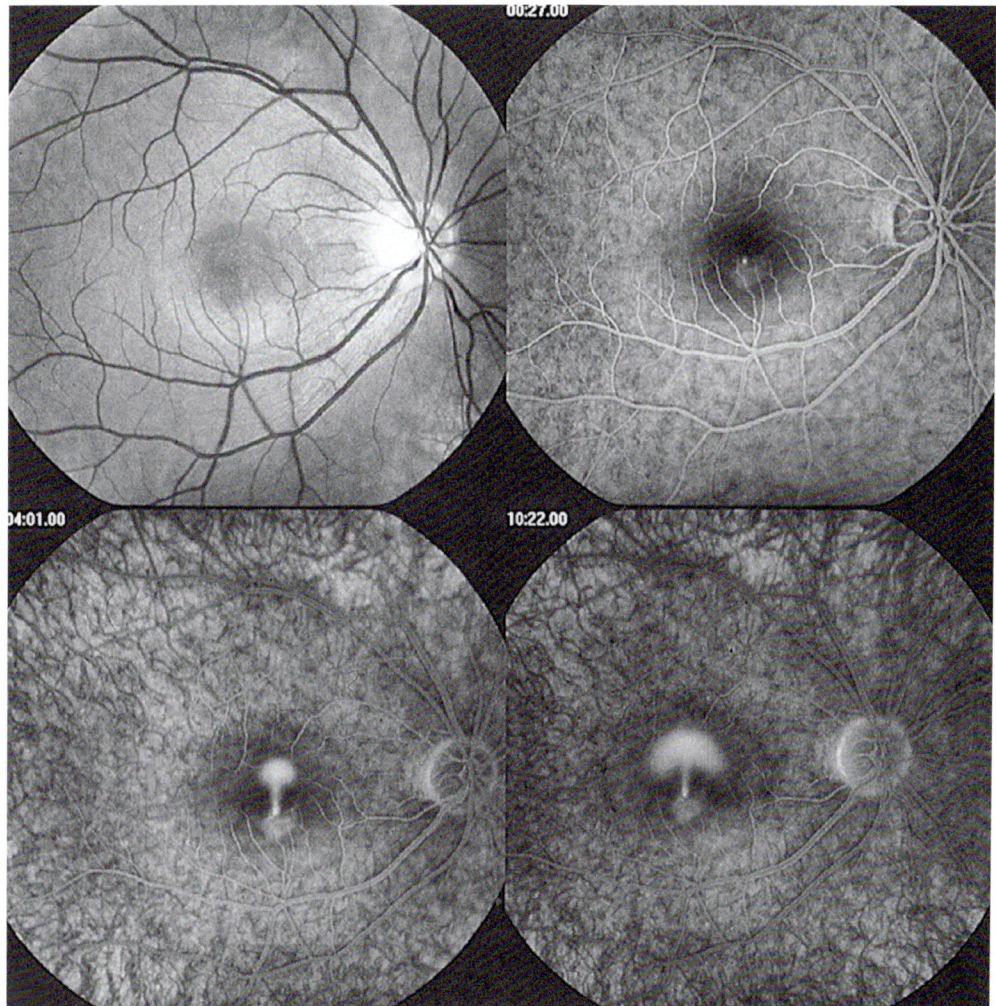

Abb. 2.12 Leckage im FAG-Bild. Krankhaft veränderte Gefäße sind undicht: Farbstoff tritt pilzförmig ins umliegende Gewebe aus. (Aus Grehn 2012, S. 261)

darf nicht gelasert werden. Einzelne Veränderungen, sog. Quellpunkte, lasert man gezielt. Bei flächiger Makulaschwellung werden die Laserherde gitterförmig angeordnet; man spricht von der Grid-Laser-Behandlung. Ziel der Laserbehandlung ist eine Rückbildung der Makulaschwellung.

- Welche Ursache hat das zystoide Makulaödem (ZMÖ)?

Die bläschenförmige Schwellung der Netzhautmitte nennt man zystoides Makulaödem. Es kann im Rahmen jeder der oben genannten Makulaerkrankungen auftreten. Auch Entzündungen, Augenoperationen und Medikamente können solch eine Schwellung auslösen.

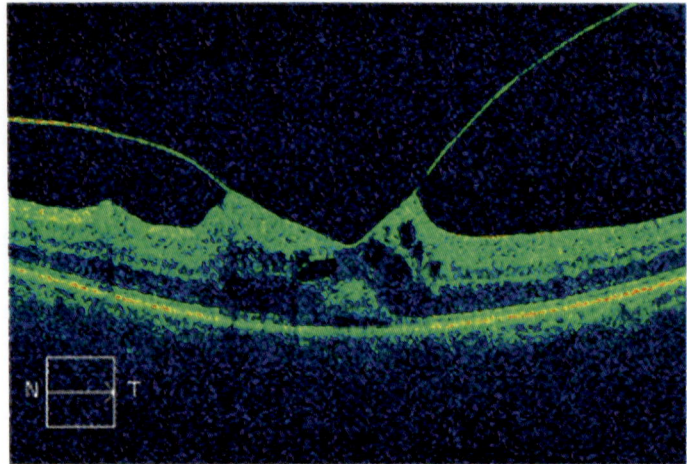

Abb. 2.13 Traktionssyndrom im OCT-Bild. „Zugbänder" sind deutlich zu erkennen. (Aus Grehn 2012, S. 263)

2.5 Auge und Allgemeinerkrankungen

■ Diabetes und Bluthochdruck – wie genau können Augen Schaden nehmen?

Bluthochdruck und Zuckerkrankheit sind die häufigsten Allgemeinerkrankungen, die Patienten zum Augenarzt führen

Der Augenhintergrund ist die einzige Stelle unseres Körpers, an der man Blutgefäße direkt betrachten und beurteilen kann. Auch mögliche Folgen eines Bluthochdrucks werden hier sichtbar. Neben dem Bluthochdruck ist die Zuckerkrankheit auch heute noch die häufigste Allgemeinkrankheit, die Patienten zum Augenarzt führt. Die exzellente Arbeit von Hausärzten und Internisten im Rahmen der Therapie von Diabetikern hat in jüngster Zeit zu einer deutlichen Senkung von Folgeschäden geführt. Wir dürfen trotzdem nicht nachlassen und müssen Diabetiker regelmäßig auf mögliche Veränderungen untersuchen.

■ Welche Veränderungen sind bei hohem Blutdruck typisch?

Die erkranke Netzhaut zeigt verengte, korkenzieherhafte Blutgefäße mit verschiedenem Durchmesser (Kaliberschwankungen) und Blutungen. Kleine „Wattebällchen", sog. Cotton-Wool-Herde, entstehen, wenn die Durchblutung gestört ist. Ist die Netzhautmitte (Makula) betroffen, kommt es zur Sehverschlechterung. Im schlimmsten Fall schwillt der Sehnervkopf an, man spricht vom Papillenödem.

Eine gute Blutdruckeinstellung ist die wichtigste Maßnahme

Ein „buntes Bild" zeigt sich beim fortgeschrittenen Fundus hypertonicus (◘ Abb. 2.14), manchmal sind alle Veränderungen gleichzeitig zu sehen. Die wichtigste Maßnahme ist eine möglichst gute Blutdruckeinstellung durch den Hausarzt oder Internisten. Regelmäßige Kontrollen beim Augenarzt sollten die Therapie begleiten.

2.5 · Auge und Allgemeinerkrankungen

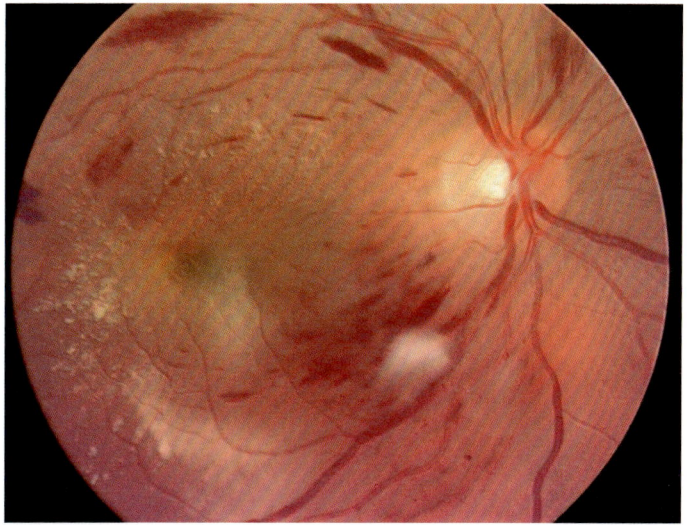

Abb. 2.14 Fundus hypertonicus mit verengten Blutgefäßen, Cotton-Wool-Herden und Blutungen. (Aus Joussen 2012, S. 401)

▪ Gefäßverschluss – wie entsteht ein Infarkt?

Herzrhythmusstörungen, Entzündungen oder verengte Stellen im Blutgefäßsystem können zur Bildung kleiner Blutklümpchen führen. Solche Blutklümpchen können fortgespült werden und an anderer Stelle im Körper Blutgefäße verstopfen; man nennt das Embolie. Mögliche Folgen: Herzinfarkt, Schlaganfall, Sehnerv- und Netzhautinfarkt.

Blutklumpen, die an der Stelle ihres Entstehens zum Gefäßverschluss führen, heißen Thromben. Ein solcher Verschluss führt zu prall gestauten Venen, man spricht von einer Thrombose. Am Auge können kleine Gefäße bei Astverschlüssen (Abb. 2.15) oder große Gefäße bei Zentralgefäßverschlüssen betroffen sein.

> Herzrhythmusstörungen, Entzündungen oder verengte Stellen im Blutgefäßsystem sind mögliche Ursachen für einen Infarkt

▪ Krankheiten des Blutes – Folgen für die Augen

Manchmal ist der Augenarzt der Erste, der bei krankhaftem Netzhautbefund den Verdacht auf eine Blutkrankheit äußert. Blutarmut (Anämie), Blutbildungsstörungen (Leukämie), Blutgerinnungsstörungen oder dickes Blut (Polyzythämie) können zu typischen Netzhautbefunden führen (Abb. 2.16).

▪ Diabetische Retinopathie – wenn krankhafte Gefäßveränderungen entstehen

Die Zuckerkrankheit führt an der Netzhaut zu typischen Veränderungen: Gefäßaussackungen (Aneurysmen), Punktblutungen und Fettablagerungen. Wie beim Bluthochdruck kommen auch hier kleine Gefäßverschlüsse vor. Netzhautbereiche, die nicht durchblutet werden, entstehen; wir sehen

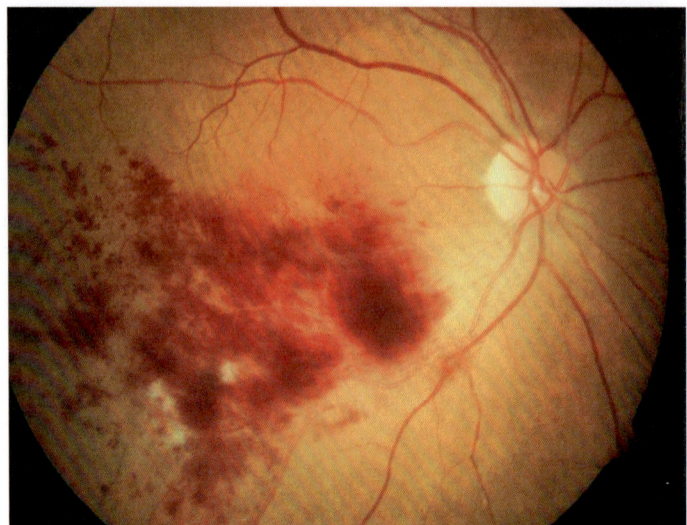

Abb. 2.15 Venenastverschluss mit Blutungen und Cotton-Wool-Herden. (Aus Joussen 2012, S. 216)

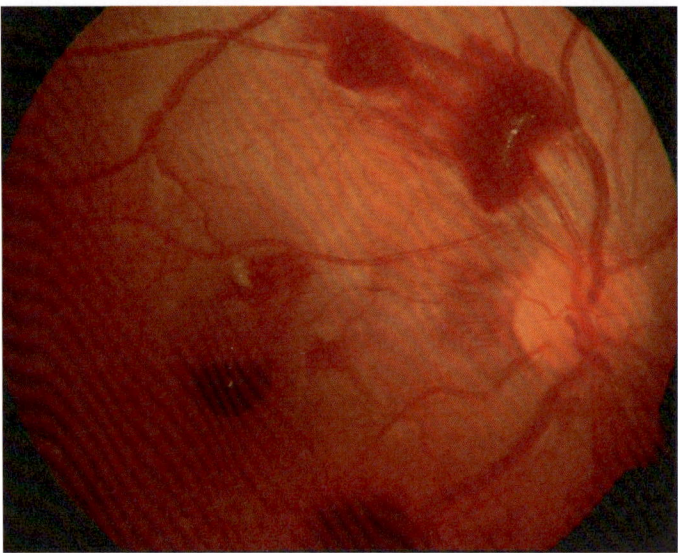

Abb. 2.16 Netzhautblutungen bei Leukämie. (Aus Lang und Lang 2011, S. 985)

kleine „Wattebällchen" am Augenhintergrund (Cotton-Wool-Herde). Im schlimmsten Fall treten Gefäßneubildungen (Proliferationen, Abb. 2.17) auf, dann muss behandelt werden.

2.5 · Auge und Allgemeinerkrankungen

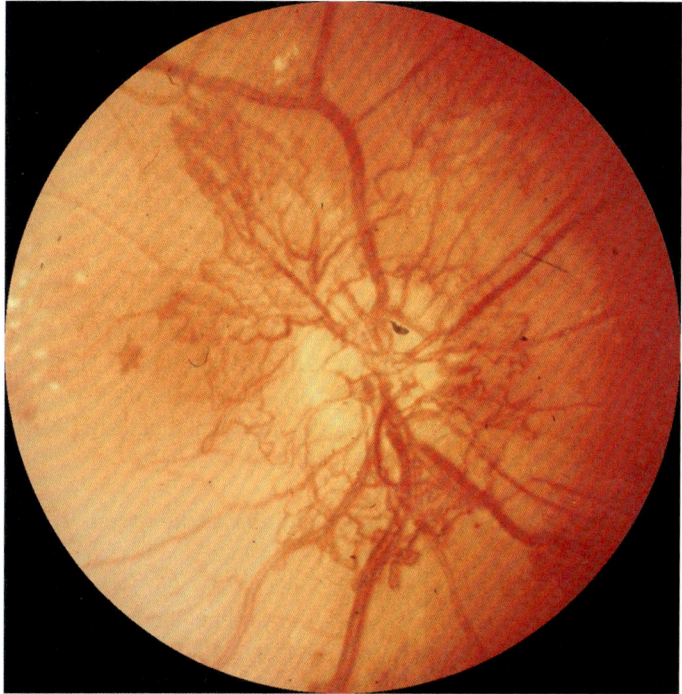

Abb. 2.17 Proliferative diabetische Retinopathie (PDR) mit Gefäßneubildungen am Sehnervkopf. (Aus Joussen 2012, S. 113)

- **Wie behandelt man Gefäßneubildungen (Proliferationen)?**

Gefäßneubildungen können im Zusammenhang mit Zuckerkrankheit (Diabetes), Bluthochdruck, Gefäßverschlüssen, Entzündungen der Netzhautvenen und als Folge unreifer Netzhaut beim Frühgeborenen entstehen. Sauerstoffmangel im Gewebe ist die Ursache. Die Laserbehandlung ist eine Therapiemöglichkeit bei Gefäßneubildungen der Netzhaut, sog. Proliferationen. Das Prinzip: Mit dem Laser werden Netzhautnarben erzeugt, diese haben einen niedrigeren Sauerstoffverbrauch als das umliegende Gewebe, so wird der Reiz zu krankhafter Gefäßneubildung gebremst. Vascular Endothelial Growth Factor (VEGF) ist ein Botenstoff, der Gefäßneubildungen auslöst. Aflibercept (Handelsname Eylea), Bevacizumab (Handelsname Avastin), Brolucizumab (Handelsname Beovu), Faricimab (Handelsname Vabysmo), Ranibizumab (Handelsname Lucentis) sind einige Beispiele für sogenannte Anti-VEGF-Medikamente, die diese krankhaften Gefäßneubildung hemmen und zur Behandlung von Makulaerkrankungen ins Auge gespritzt werden.

Laserbehandlung und Anti-VEGF-Medikamente werden zur Behandlung von Gefäßneubildungen der Netzhaut eingesetzt

Welche Folgen können unbehandelte Proliferationen haben?

Gefäßneubildungen können an der Regenbogenhaut, der Netzhaut und am Sehnerv wachsen. Zum Augeninnendruckanstieg (Sekundärglaukom) kommt es, wenn sie in den Kammerwinkel vorwuchern und den Kammerwasserabfluss behindern. Proliferationen können aber auch bluten. Netzhautproliferationen beispielsweise bluten häufig in den Glaskörperraum, eine Glaskörpereinblutung entsteht. Unbehandelt entstehen Bindegewebsstränge, und im schlimmsten Fall kommt es zu einer Netzhautablösung (Traktionsablatio). Eine Operation wird notwendig: die Vitrektomie. Dabei wird zunächst der Glaskörper entfernt, um die Bindegewebsstränge zu erreichen, diese werden entfernt, und die abgelösten Netzhautbereiche werden wieder angelegt (▶ Kap. 10).

Morbus Basedow – wenn die Schilddrüse die Augen verändert

Die Augenhöhle ist das Zuhause unserer Augen. Hier sind sie weich gebettet. Bei der Basedow-Krankheit kann sich dieses weiche Polster entzünden. Antikörper sind die Ursache. Sie werden gegen körpereigenes Gewebe gebildet. Die Schilddrüse und die Umgebung der Augen können so erkranken. An der Schilddrüse kann es zu einer Vergrößerung (Struma) kommen, auch eine Überfunktion ist möglich.

Antikörper gegen körpereigenes Gewebe sind die Ursache der Basedow-Krankheit

Der Körper zeigt dann typische Veränderungen. Die Hände zittern, im Hals herrscht ein Kloßgefühl, das Herz rast, als hätte man gerade einen Hundertmeterlauf gewonnen, Schweiß tritt aus den Poren, nachts wälzt man sich schlaflos hin und her. Bei der Basedow-Krankheit besteht kein Zusammenhang zwischen dem Grad der Schilddrüsenfunktionsstörung und den Augensymptomen. Manchmal bleiben die Beschwerden auf die Schilddrüse beschränkt. Kommt es zu Augenveränderungen, spricht man von der endokrinen Orbitopathie.

Welche Symptome sind für die endokrine Orbitopathie typisch?

Die Entzündung kann, nachdem sie die Augenlider erobert und zur Schwellung gebracht hat, über die Augenhöhle und die äußeren Augenmuskeln bis zum Sehnerv vordringen. Sie kann sehr variieren, ein- oder beidseitig auftreten. Die knöcherne Augenhöhle ist nicht dehnbar, kann nicht mitwachsen. Schreitet die Entzündung fort, nimmt das Volumen im Inneren der Augenhöhle erheblich zu und wird für die Augenhöhle mehrere Nummern zu groß. Die Folge: Das Auge tritt hervor, ein sog. Exophthalmus entsteht.

2.5 · Auge und Allgemeinerkrankungen

In der Augenhöhe findet man vor allem Binde- und Fettgewebe, aber auch die Tränendrüse und die äußeren Augenmuskeln. Werden sie von der Entzündung erfasst, kommt es zu Bewegungsstörungen der Augen. Die Folge: Doppelbilder. Eine Entzündung der Tränendrüsen kann die Tränenproduktion einschränken. Die Betroffenen bekommen trockene Augen.

Sind die Lidhebermuskeln von der Entzündung betroffen, ziehen sich die Oberlider zurück, die Augen wirken zusätzlich vergrößert. Wenn das Oberlid es schließlich nicht mehr schafft, das Auge zu bedecken, wird der vollständige Lidschluss verhindert. Hornhautentzündungen sind mögliche Folgen. Schreitet die Entzündung weiter fort, kommt es im schlimmsten Fall zur Sehnervschädigung mit Sehverschlechterung und Gesichtsfeldausfällen.

■ Wie kann man einen Exophthalmus feststellen?

Mit dem Hertel-Exophthalmometer kann man das Vortreten der Augäpfel genau messen. Zusätzlich prüft man, ob die Beweglichkeit der Augen (Motilität) beeinträchtigt ist, indem man den Patienten in die verschiedenen Blickrichtungen schauen lässt.

Bildgebende Verfahren bringen Klarheit über den Grad der Veränderungen. Die Ultraschalluntersuchung zeigt typischerweise massiv verdickte Augenmuskeln. Computertomografie und Kernspintomografie ergänzen die Diagnostik. Ein Tumor kann so ausgeschlossen werden.

> Mit dem Hertel-Exophthalmometer kann man das Vortreten der Augäpfel genau messen

■ Welche Behandlungsmöglichkeiten gibt es?

Kortison, Bestrahlung und Operation sind die wichtigsten Behandlungsmöglichkeiten bei endokriner Orbitopathie. Gegen trockene Augen habe sich Augentropfen („künstliche Tränen") bewährt. Der Kopf sollte beim Schlafen hochgelagert werden; die Augenschwellung kann so gelindert werden. Bei der Basedow-Krankheit sollten Endokrinologe, Internist, Nuklearmediziner und Augenarzt Hand in Hand zusammenarbeiten. Einige Universitätskliniken haben Spezialsprechstunden für Betroffene eingerichtet. Es wird festgestellt, welche Gewebe entzündet sind, was den Patienten belastet und wie man helfen kann.

Zu den Risikofaktoren für eine Augenbeteiligung gehört neben Stress vor allem das Rauchen.

> Bei der Basedow-Krankheit sollten Endokrinologe, Internist, Nuklearmediziner und Augenarzt zusammenarbeiten

2.6 Infektion – wenn die Entzündung den hinteren Augenabschnitt erfasst

Zytomegalieviren, Treponema pallidum (Syphilis), Toxoplasma gondii und Herpesviren sind Erreger, die durch schwere Entzündungen im Bereich des hinteren Augenabschnittes das menschliche Auge bedrohen können. Solche massiven Infektionen kann man nur in den Griff bekommen, wenn man durch Blutuntersuchung im Labor den „Übeltäter" ermittelt und dann nach einem genauen Therapieschema bekämpft.

Herpesinfektionen können harmlos sein. Manchmal erscheinen nur einige typische Bläschen auf der Haut, die schnell wieder abheilen. Für Patienten mit geschwächter Immunabwehr kann eine Herpesinfektion aber gefährlich werden. Sie können einer Ausbreitung der Herpesviren nichts entgegensetzen. Im schlimmsten Fall breitet sich die Infektion hemmungslos aus; massive Netzhautschäden sind die Folge.

Toxoplasmose – warum sollten Schwangere rohes Fleisch und Katzen meiden?

Fieber und Lymphknotenschwellung sind die Vorboten. Am Auge bilden sich typische Entzündungsherde in der Netzhaut (Abb. 2.18). Die Entzündung schreitet fort und erreicht schließlich Regenbogenhaut, Aderhaut, Glaskörper und Sehnerv. Entzünden sich auch Hirnhäute und Gehirn, dann entsteht eine sog. Meningoenzephalitis. Bei Schwangeren kann die Infektion auch über die Plazenta auf das ungeborene Kind übertragen werden.

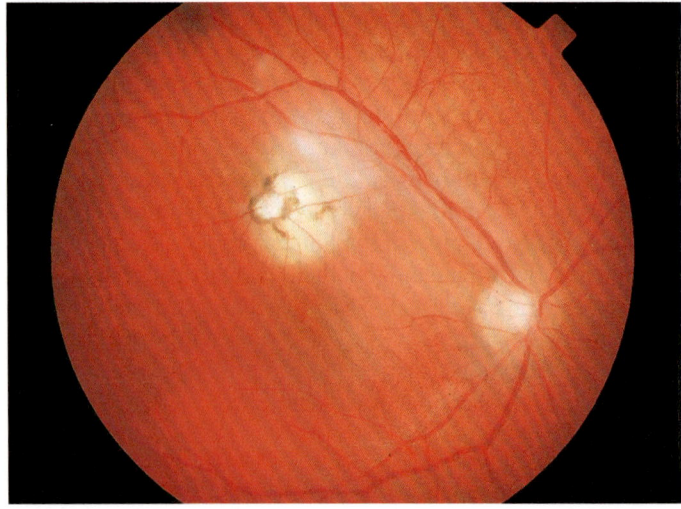

Abb. 2.18 Toxoplasmosenarben der Netzhaut. Man sieht den gesunden Sehnervkopf mit den Netzhautgefäßen und die Toxoplasmosenarbe. (Aus Augustin und Collins 2001, S. 272)

2.6 · Infektion – wenn die Entzündung den hinteren Augenabschnitt erfasst

Toxoplasmose entsteht durch Toxoplasma gondii. Dieser Parasit überlebt in rohem Fleisch und wird von Katzen ausgeschieden. Schwangere sollten sich vor einer Infektion schützen und rohes Fleisch und Katzen unbedingt meiden.

> Bei Schwangeren kann die Toxoplasmoseinfektion über die Plazenta auf das ungeborene Kind übertragen werden

■ **Sexuell übertragbare Krankheiten: Aids und Syphilis**

Aids (Acquired immune deficiency syndrome) wird durch HIV-Viren ausgelöst. Durch ungeschützten Sex oder und kontaminiertes Blut (Nadelstichverletzung) kann man sich infizieren. An der Haut treten typische rotbraune Knoten auf, man spricht vom Kaposi-Sarkom. Generell ist die Immunabwehr geschwächt: Viren, Bakterien und Pilze haben ein leichtes Spiel; Infektionen breiten sich ungebremst aus. Zytomegalieviren führen so zu Entzündungen in Lunge (Pneumonie), Darm (Kolitis) und Netzhaut (Retinitis, ◘ Abb. 2.19).

Treponema pallidum ist der Erreger der Syphilis. Ein schmerzloses kleines Geschwür an der Infektionsstelle tritt zuerst auf; benachbarte Lymphknoten schwellen an. Im 2. Stadium zeigen sich grippeartige Symptome und Schwellung aller Lymphknoten des Körpers. Ohne Therapie schreitet die Infektion fort. Hautausschlag befällt Handinnenflächen und Fußsohlen, und die Entzündung kann Nieren (Nephritis), Leber (Hepatitis) und Hirnhäute (Meningitis) erfassen. An der Regenbogenhaut können sich gelbliche Knötchen bilden, Aderhaut, Netzhaut und Sehnerv können sich entzünden. Nach einigen Jahren kommt es schließlich zur Neurosyphilis mit massiven Ausfällen, Lähmungen und Gesichtsfelddefekten.

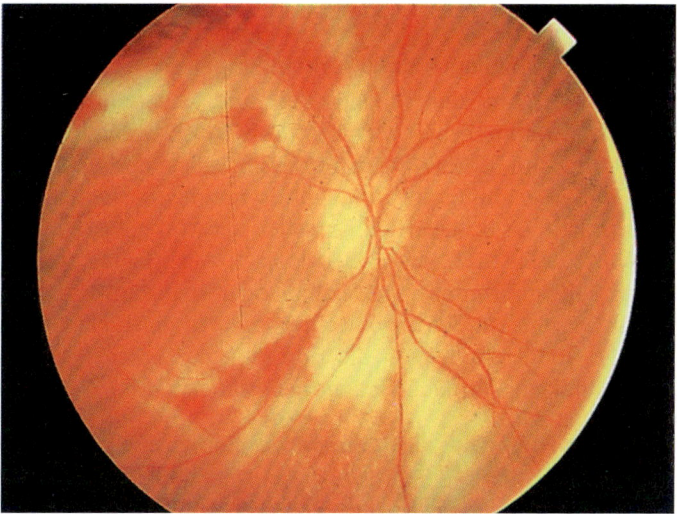

◘ **Abb. 2.19** Zytomegalieretinitis mit Netzhautblutungen. Die Netzhautentzündung breitet sich buschfeuerartig aus. (Aus Augustin und Collins 2001, S. 275)

Die Syphilis kann heute im Labor leicht durch Bluttests festgestellt werden. Behandelt wird sie mit Penizillin. Syphilis wird auf gleichem Weg wie Aids übertragen, daher kommen Aids und Syphilis manchmal auch gemeinsam vor.

2.7 Genetisch bedingte Augenkrankheiten

Die Sehzellen unserer Netzhaut sind Zapfen und Stäbchen. Die Zapfen kommen überwiegend in der Netzhautmitte (Makula) vor. Sie sind für das Farbensehen und die Sehschärfe wichtig. Die Stäbchen sind für das Dämmerungssehen und unser Gesichtsfeld wichtig. Genetisch bedingte Augenkrankheiten können die Zapfen- und Stäbchenfunktion betreffen. Eine Therapie gibt es bisher nicht.

■ Welche Ursache hat die Rot-Grün-Schwäche?

Die Zapfen sind die Sehzellen, die für unser Farbsehen wichtig sind. Unsere Zapfen enthalten 3 Varianten des Sehpigments Iodopsin für die Bereiche Rot, Grün und Blau. Sie werden vom einfallenden Licht angeregt und senden ihre Signale ans Gehirn. Hier werden die eingehenden Signale gemischt und zum farbigen Bild zusammengesetzt. Jeder von uns nimmt Farben daher unterschiedlich wahr.

Bei der Rot-Grün-Schwäche ist die chemische Struktur der Sehpigmente gering verändert. Die Folge: Die Farbwahrnehmung ist verändert. Für die Betroffenen sind Grün und Orange eine Abstufung von Gelb; Rot wird grauer gesehen. Von dieser harmlosen Farbsehschwäche sind 5 % aller Männer betroffen. Sie wird meist von Müttern an ihre Söhne vererbt.

■ Genetisch bedingte Makulaerkrankungen

Morbus Stargardt und Morbus Best sind genetisch bedingte Makulaerkrankungen. Es kommt zum Ausfall der Zapfenfunktion. Beim Morbus Stargardt zeigen sich kleine gelbe Flecken am Augenhintergrund; auch als Fundus flavimaculatus bezeichnet. Das dotterartige Aussehen der Makula ist typisch für Morbus Best (◘ Abb. 2.20). Je nach Ausprägung kommt es bei beiden Erkrankungen früher oder später zu Farbsehstörungen und zur Sehverschlechterung. Mit der Elektrookulografie (EOG) kann man die Funktion der Farbzellschicht prüfen und eine Verdachtsdiagnose bestätigen.

■ Welche Folgen hat die Retinopathia pigmentosa?

Die Retinopathia pigmentosa ist eine genetisch bedingte Erkrankung, bei der vorwiegend die Stäbchenfunktion betroffen ist. Nachtblindheit, Gesichtsfeldausfälle und eine Sehverschlechterung sind die Folgen. Am Augenhintergrund erkennt man die typischen Pigmentverklumpungen; Augenärzte spre-

2.7 · Genetisch bedingte Augenkrankheiten

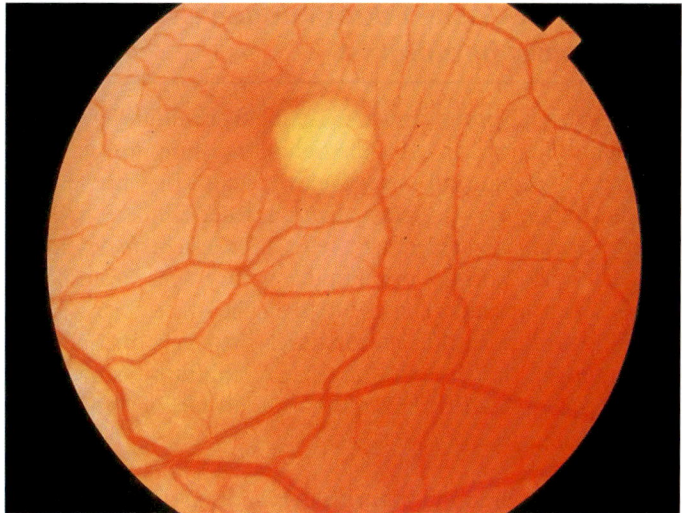

Abb. 2.20 Bestsche Makulaerkrankung mit genetisch bedingtem dotterförmigen Aussehen der Netzhautmitte (Makula). (Aus Augustin und Collins 2001, S. 409)

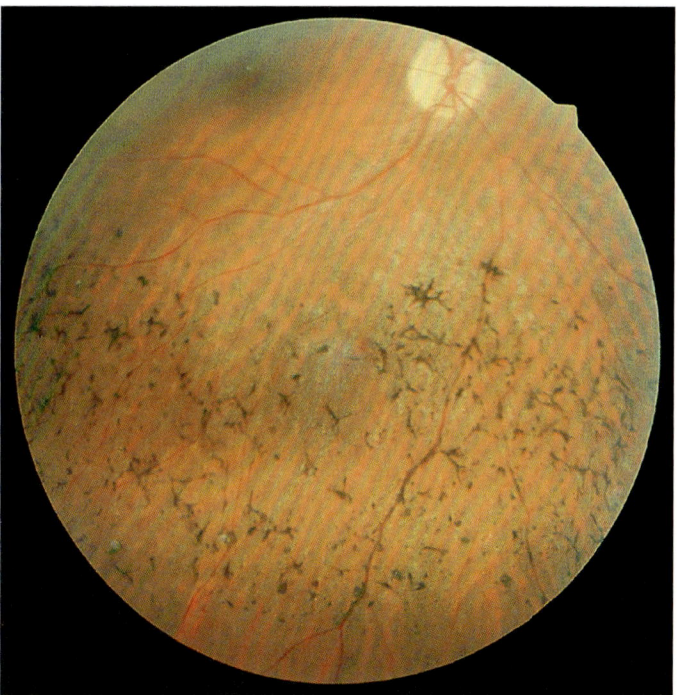

Abb. 2.21 Retinopathia pigmentosa mit den typischen „Knochenkörperchen" in den Randbereichen der Netzhaut. (Aus Grehn 2012, S. 266)

chen von „Knochenkörperchen" (Abb. 2.21). Im Spätstadium findet man zusätzlich Gefäßverengungen und einen blassen Sehnervkopf.

2.8 Neurologische Erkrankungen – wenn der Sehnerv beteiligt ist

Der Sehnerv (Nervus opticus) ist die Verbindung zwischen Auge und Gehirn. Er leitet die Sehinformation aus den Sehzellen der Netzhaut an unser Gehirn weiter. Erst hier entstehen die Bilder, die wir sehen. Erkrankt der Sehnerv, so wird unsere Sehschärfe schlechter, Teile des Gesichtsfeldes fallen aus, die Lichtreaktion der Pupille wird eingeschränkt, das Farbensehen verändert sich, alles erscheint dunkler – man spricht von der Optikusneuropathie. Ursachen für Sehnerverkrankungen sind Entzündungen, Durchblutungsstörungen, genetisch bedingte Erkrankungen und giftige Substanzen, die den Sehnerv schädigen.

■ Sehnerventzündung (Neuritis nervi optici)

Retrobulbärneuritis und Papillitis sind die Erscheinungsbilder der Sehnerventzündung

Die Sehnerventzündung (Neuritis nervi optici) hat 2 verschiedene Erscheinungsbilder: Retrobulbärneuritis und Papillitis. Bei beiden Formen wird das Sehen einseitig plötzlich schlechter und im Gesichtsfeld zeigen sich Ausfälle. Betrachtet der Augenarzt den Sehnerv mit der Lupe, so sieht dieser bei der Retrobulbärneuritis völlig normal aus, da er – für den Augenarzt unsichtbar – in seinem hinteren Abschnitt entzündet ist. Sieht der Augenarzt einen geschwollenen Sehnervkopf, spricht man von der Papillitis.

■ Multiple Sklerose (MS) – mögliche Ursache einer Sehnerventzündung

Eine plötzliche einseitige Sehverschlechterung kann Folge einer Sehnerventzündung sein; man spricht von der Neuritis nervi optici. Das betroffene Auge schmerzt bei Berührung und Bewegung. Manchmal tritt die Sehnerventzündung im Rahmen von Multipler Sklerose auf. Unter Therapie mit Kortison erholt sich die Sehschärfe meist langsam wieder.

Entmarkungsherde im zentralen Nervensystem sind die Ursache der Multiplen Sklerose (MS)

Multiple Sklerose ist eine Erkrankung unseres zentralen Nervensystems. Entmarkungsherde sind die Ursache für die Symptome. Treten sie im Rückenmark auf, so sind Muskelschwäche und Muskelkrämpfe die Folge, auch Blasen- und Sexualfunktion sind gestört. Entmarkungsherde im Hirnstamm führen zu Augenzittern (Nystagmus), Doppelbildern, Gangunsicherheit, Sprach- und Schluckstörungen. Gehirnveränderungen haben Depressionen und eine reduzierte Gedächtnisleistung zur Folge. In schweren Fällen kommt es zu Halbseitenlähmung (Hemiparese) und halbseitigen Gesichtsfeldausfällen (Hemianopsie). Auch epileptische Anfälle kommen vor.

2.8 · Neurologische Erkrankungen – wenn der Sehnerv beteiligt ist

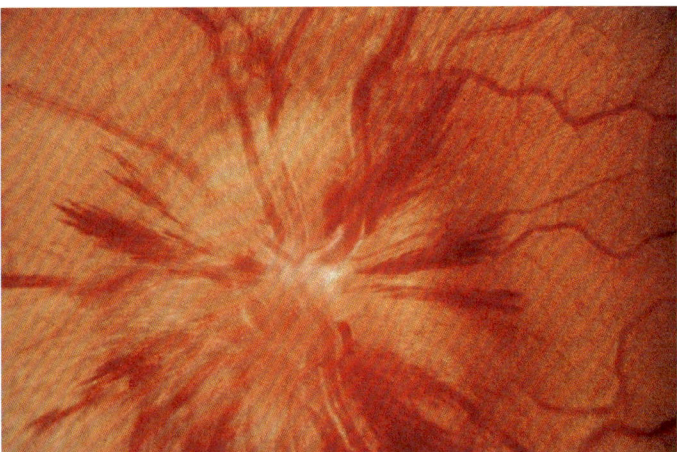

Abb. 2.22 Stauungspapille mit geschwollenem Sehnervkopf und Blutungen. (Aus Grehn 2012, S. 294)

Wann spricht man von Stauungspapille?

Manchmal sieht der Augenarzt bei einer Routinekontrolle zufällig beidseitig geschwollene Sehnervköpfe, man spricht von einer Stauungspapille (Abb. 2.22). Sehschärfe und Gesichtsfeld sind meist normal. Stauungspapillen sind Zeichen für einen erhöhten Hirndruck. Eine neurologische Diagnostik und bildgebende Verfahren vom Kopf (Kernspin- oder Computertomografie) sollten zur Diagnostik rasch erfolgen, da ein Hirntumor die Ursache sein kann. Auch Entzündungen von Gehirn oder Hirnhäuten können zu einem erhöhten Hirndruck führen.

> Stauungspapillen sind Zeichen für einen erhöhten Hirndruck

Was ist das Horner-Syndrom?

Hängendes Oberlid (Ptosis), enge Pupille (Miosis) und leicht eingefallener Augapfel (Enophthalmus) prägen das Bild des Horner-Syndroms. Lidheber (Müllerscher Muskel) und ein Muskel, der unsere Pupillen erweitert (Musculus dilatator pupillae), fallen aus. Die Ursache ist eine Störung im unwillkürlichen (vegetativen) Nervensystem. Sie kann ausgelöst werden beispielsweise durch eine Schilddrüsenvergrößerung (Struma), Tumoren oder Verletzungen im Bereich von Hals- und Brustwirbelsäule.

Was ist eine Ptosis?

Von Ptosis spricht man, wenn ein Lid vom Lidhebermuskel nicht mehr ausreichend angehoben werden kann (Abb. 2.23). Mögliche Ursachen: Multiple Sklerose (MS), Schädigung des 3. Hirnnervs (Okulomotorius), Horner-Syndrom. Auch eine Lähmung des Müllerschen Muskels (Lidheber) nach Unfall/Operation oder eine Muskelschwäche (Myasthenie) kann die

> Bei der Myasthenie ist die Signalübertragung zwischen Nerv und Muskel gestört

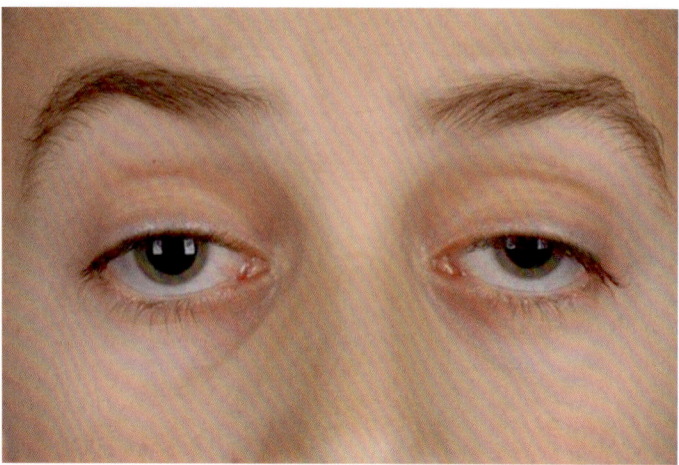

Abb. 2.23 Ptosis an beiden Augen. Die Oberlider hängen und können nicht ausreichend angehoben werden). (Aus Mayer et al. 2011)

Ursache sein. Bei der Myasthenie ist die Signalübertragung zwischen Nerv und Muskel gestört. Die Folge: eine schmerzlose Muskelschwäche, bei der die Oberlider im Laufe des Tages immer schwerer werden.

- **Was ist Augenzittern (Nystagmus)?**

Beim Augenzittern treten beidseits unwillkürliche, rhythmische Augenbewegungen auf; man nennt das Nystagmus. Angeborene Augenkrankheiten, Durchblutungsstörungen, Entzündungen, Tumorbildung im Gehirn, Medikamente und Drogen können ein Augenzittern auslösen. Die Betroffenen nehmen meist eine Schonhaltung des Kopfes ein, bei welcher der Nystagmus am geringsten ist.

- **Wie entsteht Schwindel (Vertigo)?**

Schwindel (Vertigo) entsteht, wenn Seheindruck und Innenohrinformation nicht zusammenpassen. Im Innenohr befindet sich unser Gleichgewichtsorgan. Hier ermitteln Bogengänge unsere genaue Position im Raum. Stimmen die Bilder, die unsere Augen liefern, nicht mit der Information aus dem Innenohr überein – beispielsweise beim Achterbahnfahren –, dann wird uns schwindelig. Auch Krankheiten des Innenohres oder Migräne können Schwindel auslösen.

- **Wie zeigt sich eine Migräne?**

„Plötzlich sah ich unglaubliche Zackenlinien, die schillerten und flimmerten; das bunte Bild beeindruckte mich. Gleichzeitig überfielen mich Heißhunger und Müdigkeit, ich musste häufig gähnen. Später bohrte sich Kopfschmerz in meine rechte Schläfe. Er pochte und pulsierte so heftig, dass mir übel wurde. Meine Umgebung erschien mir viel zu hell und laut. Erst im abgedunkelten Raum konnte ich Ruhe finden, die Schmerzen wurden erträglicher."

So schildern Patienten eine Migräneattacke. Typisch sind die Vorboten: Sehstörungen, Flimmern, Gesichtsfeldausfälle (Skotome), schillernde Zackenlinien (Fortifikationen), Kribbeln und Taubheitsgefühl. Flimmerskotome wandern durchs Gesichtsfeld. Anfallsartig pocht halbseitiger Kopfschmerz in der Schläfe, Übelkeit tritt auf, Licht und Lärm werden zur Qual.

Sehstörungen, Flimmern, Gesichtsfeldausfälle, Zackenlinien können Vorboten einer Migräne sein

- **Wie unterscheidet sich Migräne von anderen Kopfschmerzen?**

Neben der Migräne können auch Tumoren, Verletzungen, Blutungen oder Entzündungen Kopfschmerzen auslösen. Diese Ursachen müssen ausgeschlossen werden. Eine neurologische Untersuchung und bildgebende Verfahren (Kernspin- oder Computertomografie) bringen Klarheit.

Die Diagnose Migräne stellt man, indem man die Betroffenen genau nach ihren Beschwerden befragt. Wird über Übelkeit, Lichtscheu oder Geräuschempfindlichkeit geklagt, ist eine Migräne wahrscheinlich. Hormonelle Faktoren, Stress, Schlafmangel, Alkohol werden verdächtigt, eine Migräne auszulösen. Sie kann auch genetisch bedingt sein, dann sind meist mehrere Personen einer Familie betroffen.

- **Wie wird Migräne behandelt?**

Wir können Migräne meist nicht heilen, aber wir können die Beschwerden lindern. Aspirin, Paracetamol, Koffein, Ibuprofen, Triptane sind Medikamente, die bei Migräne zum Einsatz kommen.

- **Was ist die „Augenmigräne"?**

Die „Augenmigräne" (Migraine ophthalmique) ist eine Migräneform ohne Kopfschmerz; Sehstörungen führen die Betroffene häufig zuerst zum Augenarzt.

Die „Augenmigräne" ist eine Migräneform ohne Kopfschmerz

2.9 Tumoren – wenn sich krankes Gewebe bildet

Gewebsneubildungen (Tumoren) können überall und jederzeit wachsen. Sie kommen in der Augenhöhle, an den Augenlidern und im Auge vor. Es gibt gutartige und bösartige Gewebsneubildungen. Manche bösartigen Tumoren bilden Tochtertumoren, sog. Metastasen.

Ein „Knubbel" am Augenlid – was kann das sein?

Gutartige Veränderungen der Augenlider sind: Hagelkorn (Chalazion, ◘ Abb. 2.24), Gerstenkorn (Hordeolum), Muttermal (Nävus), Fetteinlagerungen (Xanthelasmen), Wärzchen (Papillom), Talgzyste (Milie), Blutschwämmchen (Hämangiom).

Malignes Melanom, Basaliom, Plattenepithelkarzinom, Talgdrüsenkarzinom, Kaposi-Sarkom sind bösartige Lidtumoren. Je nach Gewebeart wird mit Operation, Bestrahlung oder Chemotherapie behandelt. Verdächtige Lidveränderungen sollten operativ entfernt und vom Pathologen unter dem Mikroskop feingeweblich untersucht werden.

> Verdächtige Lidveränderungen sollten operativ entfernt und feingeweblich (histologisch) untersucht werden

Welche Tumoren kommen in der Augenhöhle vor?

Gutartige Tumoren der Augenhöhle sind Blutschwämmchen (Hämangiome), Tumoren der Lymphgefäße (Lymphangiome), Tränendrüsentumore (Adenome) und Dermoidzysten. Dermoidzysten enthalten versprengte Keimzellen, daher kann man im Inneren Schweißdrüsen, Talgdrüsen und Haare finden. Tumore, die aus den Gliazellen von Nervengewebe entstehen, nennt man Gliome. Geht der Tumor von den Hirnhäuten aus, entsteht das Meningeom. Im Bereich des Sehnervs spricht man von Optikusgliom und Optikusscheidenmeningeom. Sogar Krampfadern (Varizen) kommen in der Augenhöhle vor.

Bösartige Tumoren können von allen Geweben der Augenhöhle ausgehen. In der Tränendrüse kann ein Karzinom entstehen, in den Augenmuskeln ein Rhabdomyosarkom, lymphatisches Gewebe ist der Ursprung des Orbitalymphoms.

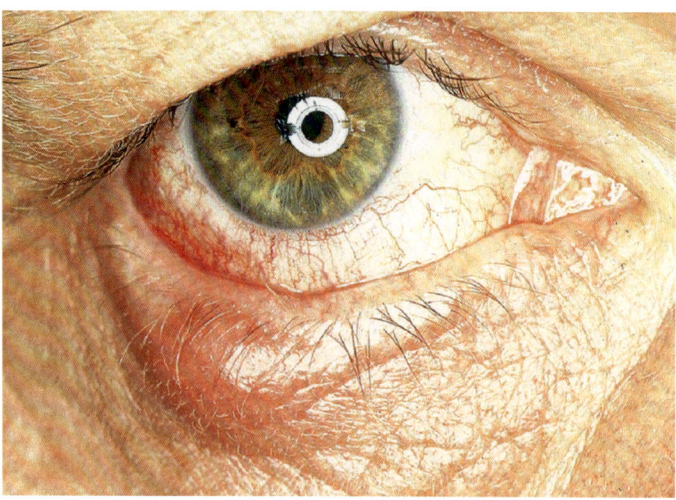

◘ **Abb. 2.24** Hagelkorn (Chalazion). Nicht schmerzhafter „Knubbel" am Unterlid. (Aus Grehn 2012, S. 63)

Das Rhabdomyosarkom kommt auch bei Kindern vor. Dieser selten vorkommende, bösartige Tumor kann mit einer Entzündung der Orbita verwechselt werden. Die Computertomografie (CT) der Orbita bringt Klarheit.

Aus den angrenzenden Nasennebenhöhlen oder der Kieferhöhle kann ein Tumor in die Augenhöhle einbrechen. Aus weiter entfernt liegenden Tumoren kann sich Gewebe in der Augenhöhle absiedeln, man spricht von Orbitametastasen. Der Ausgangstumor kann beispielsweise in der Brust (Mammakarzinom), dem Blut (Leukämie), den Atemwegen (Bronchialkarzinom) oder der Haut (malignes Melanom) liegen.

- **Welche Tumorarten kommen an der Netzhaut vor?**

Auch am Augenhintergrund gibt es harmlose und gefährliche Veränderungen. Muttermal (Nävus), Blutschwämmchen (Hämangiom) und „Bärentatzen" (Abb. 2.25) gehören zu den harmlosen Auffälligkeiten.

Das Retinoblastom ist der häufigste bösartige Augentumor im Kindesalter. Er ist genetisch bedingt. Symptome können sein: eine weiße Pupille (Leukokorie), Schielen, Entzündungszeichen. Meist wird dieser Tumor zufällig bei Routinekontrollen entdeckt.

> Das Retinoblastom ist der häufigste bösartige Augentumor im Kindesalter

Das maligne Melanom der Aderhaut (Abb. 2.26) ist der häufigste Augentumor des Erwachsenen. Häufig bilden sich bei den Betroffenen Lungen- oder Lebermetastasen. Der Tumor wölbt sich am Augenhintergrund meist pigmentiert

> Das maligne Aderhautmelanom ist der häufigste bösartige Augentumor des Erwachsenen

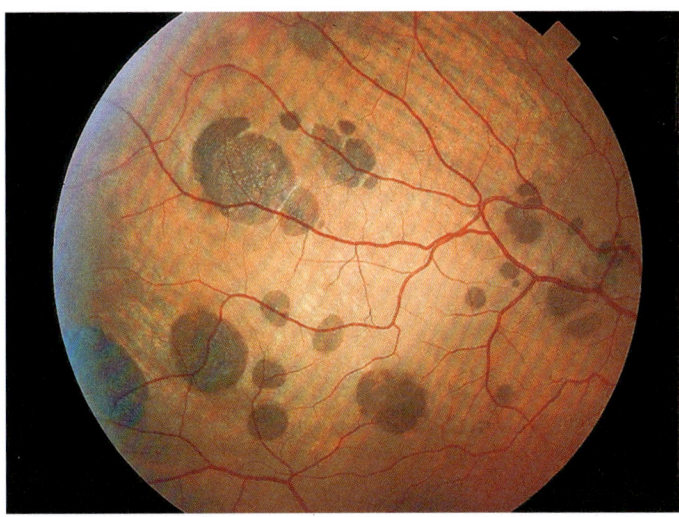

Abb. 2.25 Harmlose „Bärentatzen". Am Augenhintergrund sieht man umschriebene Pigmentierungen der Netzhaut. (Aus Augustin und Collins 2001, S. 444)

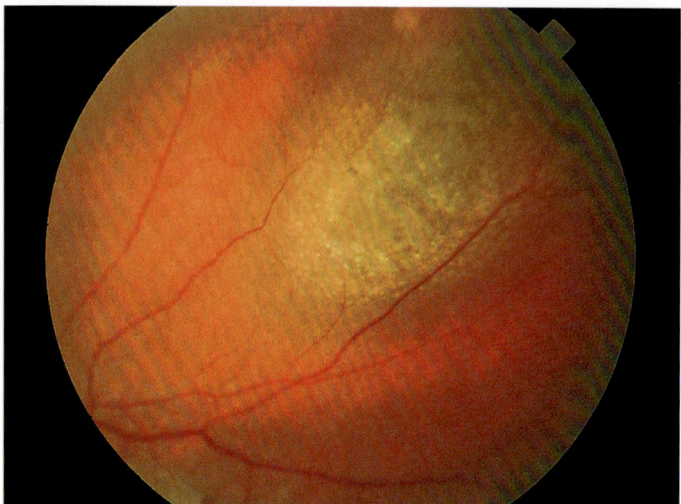

Abb. 2.26 Das Aderhautmelanom verdrängt die Netzhaut und zeigt hier gelbliche Pigmenteinlagerungen. (Aus Augustin und Collins 2001, S. 447)

vor. Eine Netzhautablösung kann die Folge sein. Zur Diagnostik sind eine Untersuchung bei erweiterten Pupillen (in Mydriasis), eine Ultraschalluntersuchung und eine Fluoreszenzangiografie wichtig. Je nach Tumorart und Ausdehnung behandelt man mit Operation und Bestrahlung.

Auch Tochtertumoren (Metastasen) an der Netzhaut kommen vor. Sie können beispielsweise von bösartigen Brust- oder Bronchialtumoren ausgehen.

- **Diagnose Hirntumor – welche Symptome zeigen sich an den Augen?**

Plötzlich auftretende Doppelbilder, Gesichtsfeldausfälle und unterschiedlich weite Pupillen (Anisokorie) sind erste Symptome, die auf einen Hirntumor hinweisen. Anhand der Ausdehnung von Gesichtsfeldveränderungen lassen sich Rückschlüsse auf die genaue Lage des Tumors ziehen (▶ Kap. 4).

2.10 Medikamente – Nebenwirkungen an den Augen

Manche Medikamente zeigen Nebenwirkungen an den Augen. Betroffene Patienten müssen daher regelmäßig vom Augenarzt kontrolliert werden.

2.10 · Medikamente – Nebenwirkungen an den Augen

> **Auslöser vorübergehender Sehstörungen**
> - Medikamente gegen Entleerungsstörungen der Harnblase
> - Psychopharmaka (z. B. Amphetamine)
> - Antidepressiva
> - Beruhigungsmittel (Haloperidol)
> - Parkinsonmedikamente und Medikamente gegen Restless-Legs-Syndrom (l-Dopa)

■ Amiodaron und Chloroquin – wie entsteht die Cornea verticillata?

Wenn sich wirbelförmige Ablagerungen in der Hornhaut bilden, spricht man von der Cornea verticillata (◘ Abb. 2.27). Amiodaron und Chloroquin sind mögliche Auslöser. Amiodaron wird gegen Herzrhythmusstörungen verordnet und führt sehr häufig zu diesem typischen Hornhautbefund. Chloroquin wird zur Malariaprophylaxe und zur Behandlung rheumatischer Erkrankungen verwendet. Hier ist die Gesamtdosis für das Auftreten von Hornhautablagerungen entscheidend.

Amiodaron und Chloroquin sind mögliche Auslöser der Cornea verticillata

■ Welche Medikamente führen zur Linsentrübung (Katarakt)?

Eine Linsentrübung (Katarakt) kann beispielsweise durch Amiodaron – ein Medikament gegen Herzrhythmusstörungen – entstehen. Auch Kortison ist eine mögliche Ursache. Kortison kann zusätzlich zur Augeninnendruckerhöhung führen und einen grünen Star (Glaukom) hervorrufen.

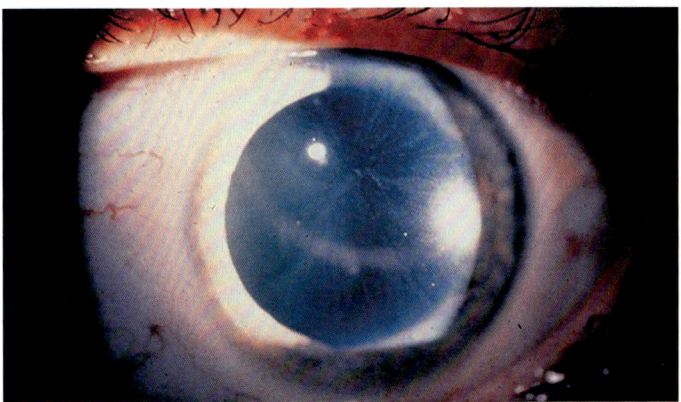

◘ **Abb. 2.27** Cornea verticillata mit wirbelförmigen Ablagerungen in der Hornhaut. (Aus: Manger et al. 2006)

Das Malariamittel Chloroquin kann auch zu Einlagerungen in die Netzhaut und zu Schäden am Pigmentepithel führen

- **Wenn Einlagerungen die Makula verändern – Tamoxifen und Chloroquin**

Die Netzhautmitte (Makula) ist die wichtigste Stelle unserer Netzhaut. Erkrankt sie, so sind Sehverschlechterung, Farbsehstörungen und Gesichtsfeldausfälle die Folge.

Tamoxifen wird zur Hormonbehandlung bei Brustkrebs eingesetzt. Unter dieser Behandlung kann es zu Einlagerungen in die Makula, manchmal sogar zum Makulaloch (Foramen) kommen. Das Malariamittel Chloroquin kann auch zu Einlagerungen in die Netzhaut und zu Schäden am Pigmentepithel führen. Das Aussehen der Makula erinnert dann an eine Schießscheibe (◘ Abb. 2.28). Regelmäßige augenärztliche Kontrollen sind daher wichtig.

Sildenafil (Viagra) wird bei Erektionsstörungen eingesetzt und kann harmlose Farbsehstörungen auslösen

- **Farbsehstörungen – Digitalis und Viagra**

Digitalis kann ebenfalls zu Farbsehstörungen führen. Sicherheitshalber sollte man beim Auftreten von Beschwerden die Dosierung überprüfen, manchmal ist eine Überdosierung die Ursache. Sildenafil (Viagra) wird bei Erektionsstörungen eingesetzt und kann harmlose Farbsehstörungen auslösen.

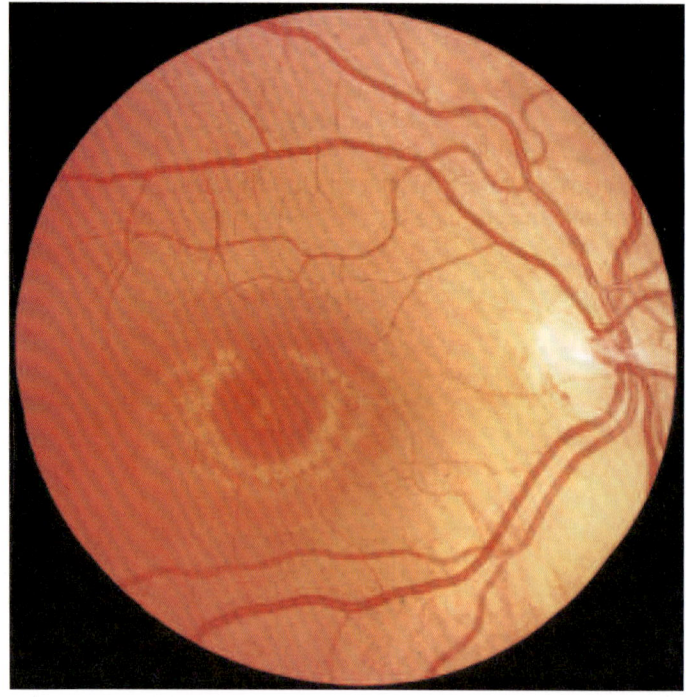

◘ **Abb. 2.28** Chloroquinmakula mit schießscheibenartigem Aussehen durch Schäden am Pigmentepithel der Netzhaut. (Aus Hartmann und Goertz 2013, S. 140)

- **Schäden am Sehnerv durch Alkohol oder Medikamente**

Manche Medikamente können den Sehnerv schädigen. Hoher Alkoholkonsum, Vitamin-B-Mangel und proteinarme Ernährung kommen oft zusammen vor. Die Folgen sind Blutungen im Bereich des Sehnervkopfes, auch eine Schwellung des Sehnervkopfes (Papillenödem) kann auftreten. Das Gesichtsfeld zeigt Ausfälle; im schlimmsten Fall kommt es zu bleibenden Schäden mit Sehverlust.

Etambutol zur Behandlung der Tuberkulose wirkt in gleicher Weise schädigend auf den Sehnerv. Engmaschige Augenuntersuchungen während dieser Therapie sind wichtig. Ebenfalls schädlich sind: Chloramphenicol, Isoniazid und Streptomycin.

Literatur

Augustin AJ, Collins JF (2001) Augenheilkunde, 2. Aufl. Springer, Heidelberg
Grehn F (2012) Augenheilkunde, 31. Aufl. Springer, Heidelberg
Hartmann B, Goertz W (2013) Augen-Sprechstunde. Springer, Berlin/Heidelberg
Joussen A (2012) Retinale Gefäßerkrankungen. Springer, Heidelberg
Lang GE, Lang SJ (2011) Augenveränderungen bei hämatologischen Erkrankungen. Ophthalmologe 108(10):981–994
Manger B, Mengel E, Schaefer R, Haase C, Seidel J, Michels H (2006) M. Gaucher, M. Fabry und Mukopolysaccharidose Tpy 1. Z Rheumatol 65(1):32–43
Mayer WJ, Remy M, Rudoph G (2011) Kearns-Sayre-Syndrom. Eine mitochondriale Erkrankung. Ophthalmologe 108(5):459–462

Das Gespräch

Inhaltsverzeichnis

3.1 … an der Anmeldung – 48

3.2 … zur Terminvergabe – 50

3.3 … am Telefon – 51

3.4 … während der Voruntersuchung – 54

3.5 … über individuelle Gesundheitsleistungen (IGeL) – 55

3.6 … mit Ausnahmepatienten – 56

3.7 … im Praxisteam – 57

3.8 Informatives: Schweigepflicht – 58

© Der/die Autor(en), exklusiv lizenziert an Springer-Verlag GmbH, DE, ein Teil von Springer Nature 2025
B. Hartmann, W. Goertz, *Arbeitsplatz Augenpraxis*, https://doi.org/10.1007/978-3-662-71298-6_3

3.1 … an der Anmeldung

Manchmal schießen Patienten wie Pfifferlinge aus dem Boden, betreten die Praxis im Rudel und wünschen sich unsere sofortige Aufmerksamkeit. Nicht immer sind sie geduldig: Sie können provozieren, drängeln, nörgeln, attackieren, verletzen.

Die Anmeldung ist der wichtigste Arbeitsplatz in einer Arztpraxis: Hier laufen alle Fäden zusammen (► Abschn. 3.8). Die erfahrene Mitarbeiterin kann im Handumdrehen alles koordinieren und hat Spaß an ihrer Arbeit. Die junge Kollegin fühlt sich manchmal überfordert. Zuweilen ist es auch umgekehrt: Die Routinierte wirkt gelangweilt, die Neue gibt Vollgas.

> **Tipp**
>
> Immer gelassen, höflich und freundlich bleiben.

- **Wie kann man sich für die Arbeit an der Anmeldung rüsten?**

Der Computer ist längst zu einer Selbstverständlichkeit geworden. Den sicheren Umgang mit ihm kann man trainieren; man sollte die Software beherrschen. Elektronische Patientenakten sind anzulegen. Rezepte, Überweisungen und Arbeitsunfähigkeitsbescheinigungen (die „AU") müssen ausgedruckt oder elektronisch versendet werden. Auch das kann man üben.

- **Was hilft weiter?**

Da der Mensch nicht 2 Gedanken auf einmal denken kann, sollte man nie mehrere Dinge gleichzeitig erledigen. Man muss sich Luft verschaffen. Schnell entscheiden: Was ist zuerst zu tun? Auch wenn wir manchmal das Gefühl haben, dass sich die Arbeit wie ein Wolkenkratzer vor uns auftürmt. Wir bleiben immer gelassen, höflich und freundlich. Lässt man sich aus der Ruhe bringen, wird man hektisch. Die Folge: Fehler treten auf; man wirkt unprofessionell. Man sollte den Patienten das Gefühl geben, dass man sich kümmert. Patienten sollten sich verstanden fühlen.

Kleine Vorarbeiten beugen Stress vor. Beispielsweise kann man Formulare, die im Laufe des Tages benötigt werden, vor Beginn der Sprechstunde vorbereiten. Wenn möglich, sollte man auch lernen Arbeiten zu delegieren. Man muss nicht alles selbst erledigen. Teamarbeit ist hilfreich.

3.1 · ... an der Anmeldung

■ Wartezeiten verkürzen

Mit Erfahrung kann man Wartezeiten realistisch einschätzen. Darüber sollte man die Patienten ehrlich informieren: „Ich schätze Ihre Wartezeit auf 40 min. Sie können diese Zeit gern für ein paar Erledigungen in der Nachbarschaft nutzen."

Manchmal können aber auch wichtige Vorbereitungen die Wartezeit verkürzen: Das Gesichtsfeld kann geprüft, oder – falls erforderlich – können die Pupillen weitgetropft werden.

■ Von anderen lernen

Exzellente Vorbilder findet man manchmal an Hotelrezeptionen. Hier kann man eine Menge abgucken: Die eintreffenden Gäste werden freundlich – wenn möglich mit dem Namen – begrüßt. Die Wirkung: Ankommende Gäste fühlen sich sofort wohl. Das ist auch unser Ziel. Je freundlicher die Stimmung an der Anmeldung ist, desto angenehmer ist unsere Arbeit. Patienten sollte man immer so behandeln, wie man selbst behandelt werden möchte. Wir dürfen nie vergessen: Wir sind Dienstleister. Unser Arbeitsplatz hängt davon ab, dass unsere Patienten wiederkommen.

> Die Stimmung an der Anmeldung sollte stets freundlich sein

■ Der erste Eindruck ist entscheidend

Ein freundliches Lächeln, gebändigte Haare, ein dezentes Make-up, das Auf- und Niedersausen der Finger auf der Tastatur. Der erste Eindruck, den Patienten von uns gewinnen, ist entscheidend. Er entsteht aber nicht nur durch ein gepflegtes Äußeres, auch Schreibtisch und Wartezimmer sollten immer aufgeräumt wirken.

■ Dienst ist Dienst ...

Für Privatgespräche sollte man den Pausenraum nutzen. Sie sind nicht für die Ohren der Patienten bestimmt. Auch die Kaffeetasse und das Butterbrot gehören nicht an die Anmeldung.

> Privatgespräche sollten nicht an der Anmeldung geführt werden

> **Beispiel**
> Stellen wir uns die folgende Situation vor: die Anmeldung. Vor uns steht ein Patient, der angenommen werden möchte. Das Telefon klingelt. Der Arzt kommt an die Anmeldung und bittet um einen Brief, der aus der Ablage herausgesucht werden muss. Ein Patient ruft aus dem Wartezimmer: „Wie lange muss ich noch warten?" Gleichzeitig betritt ein Mann mit einem Schirm geradezu stürmisch die Praxis. Mit gereizter Miene sieht er sich um.
> Richtig: Mit dem Patienten am Telefon vereinbart man einen Rückruf. Dem Patienten im Wartezimmer bietet man an, während der Wartezeit ggf. noch einige Erledigungen zu machen. Den gerade eintreffenden Patienten bittet man, kurz

im Wartezimmer Platz zu nehmen. – Im Nu ist die Situation entschärft.

Zuerst sucht man den Arztbrief heraus, damit der Arzt nicht warten muss und zügig weiterarbeiten kann. Nun nimmt man den Patienten an, der vor der Anmeldung steht, liest die Versicherungskarte ein, bittet ihn im Wartezimmer Platz zu nehmen. Anschließend erledigt man den versprochenen Rückruf, und schließlich bittet man den zuletzt eingetroffenen Patienten aus dem Wartezimmer an die Anmeldung.

3.2 … zur Terminvergabe

■ Diagnosekürzel sind hilfreich

Kürzel haben sich bei der Terminvergabe bewährt

Kürzel erleichtern die Terminvergabe erheblich. Die Dauer einer Untersuchungseinheit lässt sich so genau definieren. Das Praxisteam sollte Kürzel gemeinsam festlegen und anschließend aus dem Effeff beherrschen.

Auch das Kontrollintervall kann man im Vorfeld absprechen. So können sich beispielsweise Diabetiker jährlich, Glaukompatienten vierteljährlich auf ihre Augenuntersuchung freuen.

Soll der Patient mit Zuckerkrankheit bei der nächsten Kontrolluntersuchung weitgetropft werden, so trägt man beispielsweise in den Praxiskalender „df" ein. Darüber muss man den Patienten bei der Terminvergabe natürlich informieren. Auf dem Terminzettel kann man beispielsweise diese Termine mit einem Ausrufezeichen versehen. Der Patient kann dann nicht nur nachgucken, wann er den nächsten Termin hat, er sieht auch, ob er nach der Untersuchung mit dem Auto nach Hause fahren darf.

„Wir haben eine Netzhautuntersuchung bei Ihnen geplant. Dazu bekommen Sie bei der nächsten Untersuchung Augentropfen, die Ihre Pupillen erweitern. Anschließend dürfen Sie für ca. 5 h keinen PKW führen."

Diese Liste kann man natürlich jederzeit erweitern.

Beispiele für Diagnosekürzel
- „g": Glaukom (grüner Star)
- „d": Diabetiker
- „m": Makuladegeneration
- „h": Hypertonie (Bluthochdruck)

Andere bewährte Kürzel:
- „rot": Notfall
- „t": Tensio (Augeninnendruckmessung)
- „GF": Gesichtsfeldprüfung

- „f": Fundusuntersuchung mit erweiterter Pupille (in Mydriasis)
- „S": Untersuchung in der Sehschule
- „b": Brillenverordnung
- „v": Visusprüfung

Beispiel
Das Kürzel „g" kann man beispielsweise für die Diagnose grüner Star = Glaukom verwenden. „t" steht für Tensio = Augeninnendruckmessung, „v" kann man für die Visusprüfung nutzen. Ein „gtv" Termin ist somit definiert. Diesen kann man mit oder ohne Gesichtsfeldprüfung in den Terminkalender eintragen.

3.3 ... am Telefon

Wir nehmen den Telefonhörer ab, sind gespannt, weil wir nicht wissen, wer uns anruft. Blitzschnell machen wir uns ein Bild von unserem Gegenüber. Aber auch wir werden von der anderen Seite beurteilt. Lächeln wir, so klingt unsere Stimme sofort viel sympathischer. Hintergrundgeräusche (Radio, Straßenlärm durch geöffnete Fenster etc.) werden als störend empfunden und sollten abgestellt werden.

■ **Wie meldet man sich am Telefon?**
Die richtige Begrüßungsformel ist am Telefon besonders wichtig

> Die richtige Begrüßungsformel ist besonders wichtig.

■ **Wie informieren wir uns über Patienten?**
Der Blick in die elektronische Krankenakte ist extrem wichtig (► Abschn. 3.8). Nur so können wir uns schnell und umfassend über den Patienten informieren. Wen habe ich vor mir? Wann war er zuletzt da? Welche Krankheiten hat er?

■ **Wie bewertet man die Dringlichkeit von Symptomen?**
Man sieht ihn direkt vor sich, diesen gepeinigten Patienten, sein rotes Auge tränt, brennt und schmerzt? Im Gespräch erfährt man, wie alles gekommen ist.

Diese Fragen helfen bei der Einschätzung der Dringlichkeit
- „Wie lange haben Sie die geschilderten Beschwerden schon?"
- „Haben Sie Schmerzen?"
- „Wie stark sind Ihre Beschwerden aktuell?"

Es hat sich bewährt, Termine für Notfälle zu reservieren

Nun muss man die Dringlichkeit der geschilderten Beschwerden beurteilen. Hat man Zweifel, unbedingt Rücksprache mit dem Arzt halten. Er kann dann entscheiden, wann er den Patienten untersuchen möchte. Es hat sich bewährt, Termine für unvorhersehbare Notfälle zu reservieren.

▪ Wann muss ich Patienten sofort einbestellen?

Patienten mit Schmerzen, unklaren Sehstörungen oder einer plötzlichen Sehverschlechterung müssen so rasch wie möglich untersucht werden

Patienten mit Schmerzen, unklaren Sehstörungen oder einer plötzlichen Sehverschlechterung müssen so rasch wie möglich untersucht werden, auch wenn das Wartezimmer gerade einer Zuschauertribüne beim Endspiel einer Fußball-WM gleicht. Patienten, die sich zu einem dringenden Notfall erklären, weil sie in Sorge sind, müssen ebenfalls am selben Tag – ggf. mit Wartezeit – einbestellt werden.

▪ Wann mache ich eine Gesprächsnotiz?

Gesprächsnotizen sind hilfreich

Gespräche, bei denen man den Eindruck hat, dass der Patient uneinsichtig ist, erfordern eine Gesprächsnotiz in der Krankenakte.

Notiz: „Patient hat über eine plötzliche Sehverschlechterung links berichtet. Wir haben ihn gebeten, sofort in die Praxis zu kommen, und ausdrücklich auf die Notwendigkeit einer raschen Untersuchung hingewiesen. Er möchte sich aber heute nicht untersuchen lassen."

> **Tipp**
>
> „Ich verbinde Sie mit Frau oder Herrn Doktor."

▪ Wie telefoniert man einfühlsam?

Auch am Telefon sind einfühlsame Antworten wichtig

Beim Telefongespräch sieht man seinen Gesprächspartner nicht. Man sollte dem Patienten auch am Telefon das Gefühl vermitteln, dass man ihn versteht. Einfühlsame Antworten wie „Ich verstehe Sie" oder „Ich habe Ihr Problem verstanden" sind auch hier wichtig.

> **Tipp**
>
> Den Gesprächspartner immer geduldig ausreden lassen.

▪ Was ist ein Quartalssprung?

Untersuchungen rechnen wir quartalsweise mit der Kassenärztlichen Vereinigung (KV) ab. Dazu dürfen wir einmal pro Quartal eine Komplexziffer abrechnen. In ihr ist die eigentliche Untersuchung, aber auch alle weiteren Kontrollen enthalten. Man kontrolliert Patienten so häufig, wie es aus medizinischen Gründen erforderlich ist.

Gern kontrollieren wir aus medizinischen Gründen auch mehrfach pro Quartal. Das ist selbstverständlich. Aber wenn die Untersuchung nicht eilt, zeitnah im Terminkalender kein Termin mehr frei ist und der Patient beschwerdefrei und einverstanden ist, dann dürfen wir auch einen Termin in folgenden Quartal vergeben. Dies gilt beispielsweise für eine geplante Brillenverordnung nach Kataraktoperation.

> Gern kontrollieren wir aus medizinischen Gründen auch mehrfach pro Quartal

- **Welche Ansage wähle ich für den Anrufbeantworter?**

Den Text für den Anrufbeantworter sollte man mit dem Arzt oder der Ärztin absprechen.

> **Beispiel**
> „Augenarztpraxis Doktor Mustermann, Sie sprechen mit … (Vorname, Nachname). Guten Tag."

> **Beispiel 1**
> Ein Patient klagt über Flimmern und Ausfälle im Gesichtsfeld. Das beunruhigt ihn.
> Richtig: Diesen Patienten noch am selben Tag zur Untersuchung einbestellen.
> Mögliche Ursachen für solche Beschwerden: schwere Augenkrankheiten oder ein Schlaganfall. Hier muss rasch gehandelt werden.

> **Beispiel 2**
> Ein Patient hat gerade – vor ½ h – einen Arbeitsunfall erlitten. Der Fremdkörper steckt noch im Auge.
> Richtig: Diesen Patienten sofort einbestellen, da er Schmerzen hat.

> **Beispiel 3**
> Frau Mustermann ruft am Ende der Sprechstunde an: „Ich habe seit 2 Wochen ein juckendes Auge. Wann kann ich zur Untersuchung in Ihre Praxis kommen?"
> Richtig: „Frau Mustermann, heute können wir Sie leider nicht mehr annehmen. Ich kann Ihnen aber einen Termin morgen um 12 Uhr anbieten. Sind Sie damit einverstanden?"

> **Beispiel**
> Ein Patient ruft Mitte März an und wünscht sich einen Termin innerhalb der nächsten 2 Wochen, da er eine neue Brille braucht. Er war Anfang Januar schon in der Praxis, damals hatte er eine Bindehautentzündung.
> Richtig: „Ich kann Ihnen einen Termin am 2. April um 16 Uhr anbieten. Sind Sie mit diesem Termin einverstanden?"

Beispiel

„Dies ist der automatische Anrufbeantworter der Augenarztpraxis Doktor Mustermann. Die Praxis ist zurzeit leider nicht besetzt. Unsere Sprechstunde beginnt wieder morgen um 8 Uhr. Den augenärztlichen Notdienst erfahren Sie bei der Notrufzentrale unter der folgenden Telefonnummer ..., ich wiederhole ..."

3.4 ... während der Voruntersuchung

- **Weshalb kommt der Patient zur Augenuntersuchung?**

Der Besuchsgrund muss erfragt werden

„Haben Sie aktuell Beschwerden?" Die Frage nach dem Besuchsgrund ist besonders wichtig. Nur so erreichen wir unser Ziel: zufriedene Patienten.

- **Was muss ich bei der Voruntersuchung fragen?**

Genauso wichtig ist die Krankengeschichte (Anamnese). Nachdem man sich kurz vorgestellt hat, stellt man Fragen zur Vorgeschichte.

- **Was tut man, wenn man eine Krankheit nicht kennt?**

Wissenslücken sollte man rasch schließen.

Manchmal nennen Patienten ihre Krankheit beim lateinischen Namen. Wenn dieser uns nicht bekannt ist, dann hilft nur eins: notieren, fragen, nachlesen.

- **Was ist der HbA1c-Wert?**

Der HbA1c-Wert ist im Idealfall kleiner als 7 %

Die erfahrene Arzthelferin notiert bei Diabetikern den HbA1c-Wert. Dieser „Zuckerlangzeitwert" sagt viel über die Diabeteseinstellung aus und ist interessant, nicht nur für den Hausarzt. Im Idealfall ist er kleiner als 7 %.

- **Warum ist Einfühlungsvermögen wichtig?**

Patienten haben Ängste, sie fühlen sich hilflos, sind empfindlich. Manchmal kommt es vor, dass medizinisches Fachpersonal vor oder beim Sprechen nicht denkt. Die Folge: unüberlegte Äußerungen, die dahingeplappert werden. Sie können bei manchem Patienten jahrelanges Grübeln auslösen. Das Patientengespräch erfordert viel Einfühlungsvermögen. Banale Floskeln sollte man nicht verwenden. Auch ist es nicht unsere Aufgabe, mit Witzen zu unterhalten. Patienten wollen ernst genommen werden. Wertungen oder gar die Diagnosestellung sollte man dem Arzt überlassen.

- **Wenn die Mimik uns verrät**

Abfällige Signale sollten unbedingt vermieden werden

Gleichzeitig sollten wir uns bewusst machen, dass unsere Verständigung aus Sprache, Mimik, Gestik und Körperhaltung besteht. Jeder von uns sendet im Gespräch – zusätzlich zur

Sprache – Signale aus, die unmittelbar verstanden werden. Abfällige Bewegungen sollten wir unbedingt vermeiden.

> **Beispiel**
> Stellen wir uns folgende Situation vor: Ein Patient kommt in die Praxis. Wir fragen ihn nicht nach dem Grund seines Besuchs, sondern empfehlen ihm aufgrund seines Bluthochdruckes eine Augenuntersuchung mit erweiterten Pupillen und tropfen sie schon mal weit. Anschließend – bei der Untersuchung – erfährt der Augenarzt dann, dass der Patient eigentlich eine neue Lesebrille möchte. Die kann man nun aber nicht mehr verordnen, weil die Pupillen weit sind. Die Folge: Der Patient braucht einen 2. Termin, ist unzufrieden.

> **Beispiel**
> „Mein Name ist … (Vorname, Nachname). Ich habe einige Fragen an Sie:
> - Was führt Sie zu uns?
> - Sind Sie zuckerkrank?
> - Haben Sie Allergien?
> - Nehmen Sie Medikamente gegen Bluthochdruck?
> - Haben Sie eine Schilddrüsenerkrankung?
> - Hatten Sie schon einen Herzinfarkt oder Schlaganfall?
> - Nehmen Sie ‚Blutgerinnungshemmer'? Marcumar? Aspirin?
> - Sind in Ihrer Familie Augenerkrankungen bekannt? Grüner Star? Netzhautablösung?
> - Haben Sie andere Erkrankungen?
> - Wurden Sie schon an den Augen operiert oder gelasert? Wann? Wo?
> - Wurden bei Ihnen schon Augenkrankheiten festgestellt?
> - Nehmen Sie regelmäßig Augentropfen oder andere Medikamente?"

> **Beispiel**
> Der Patient fragt: „Können Sie mir schon sagen, ob meine Brille noch stimmt?"
> Richtig: „Das bespricht Frau (oder Herr) Doktor gleich mit Ihnen."

3.5 … über individuelle Gesundheitsleistungen (IGeL)

■ **Was sind individuelle Gesundheitsleistungen (IGeL)?**
Individuelle GesundheitsleistungenIGeL (IGeL) sind Vorsorgeuntersuchungen. Sie sind keine Leistungen der gesetzlichen Krankenkassen und werden von ihnen nicht über-

nommen. Wird eine Krankheit festgestellt, so übernehmen die Krankenkassen die Kosten für die notwendigen Untersuchungen und Behandlungen.

Vom Berufsverband der Augenärzte (BVA) gibt es – immer ganz aktuell – ein Verzeichnis über alle Gesundheitsleistungen, die ratsam sind (▶ Kap. 9).

■ Das IGeL-Gespräch

Im Gespräch klärt man, was der Patient will, welche anderen Krankheiten er hat und welche Vorsorgeuntersuchungen er wünscht. Wir sollten dem Patienten die Untersuchungen nennen, die wir für sinnvoll halten. Der Patient hat die Wahl. Er kann unseren Rat annehmen, muss es aber natürlich nicht. Wir sollten nie einen anderen Eindruck vermitteln.

3.6 … mit Ausnahmepatienten

■ Wie gehe ich mit behinderten Patienten um?

Sehbehinderte Patienten sollte man mit dem Namen ansprechen, damit sie wissen, dass sie gemeint sind. Man hilft ihnen sehr, wenn man ihnen die Hand oder den Arm reicht, sie führt, auf Hindernisse hinweist.

Sehbehinderte und schwerhörige Patienten sollte man besonders einfühlsam behandeln

Mit schwerhörigen Patienten sollte man langsam und deutlich sprechen. Es ist wichtig, dass man diese Patienten beim Gespräch ansieht. Sie müssen meist von unseren Lippen lesen und unsere Mimik sehen. Nur so können sie uns verstehen.

■ Ein Patient wird laut. Wie reagiere ich?

Patienten fühlen sich manchmal missverstanden, ungerecht behandelt und nicht ernst genommen. Manchmal haben sie aber auch einfach nur Angst vor Erblindung oder Schmerzen.

Wir dürfen aber auch Grenzen setzen. Stets betont freundlich, aber bestimmt

Patienten nörgeln, schimpfen, krakeelen. Das Beispiel soll uns zeigen, dass wir den Unmut, den Patienten gelegentlich äußern, nicht persönlich nehmen dürfen. Wir sind meist gar nicht gemeint, sondern liefern nur den Tropfen, der das Fass zum Überlaufen bringt. Die mögliche Folge: Der Patient wird laut. Sorgen und Ängste unserer Patienten müssen wir ernst nehmen, ihnen aufmerksam zuhören. An mancher Stelle dürfen wir aber auch Grenzen setzen. Stets betont freundlich, aber bestimmt. Besonders bewährt hat sich diese Lösung: Man setzt den Patienten schnell ins nächste freie Behandlungszimmer.

Patienten nie bewerten, Ihnen keine Vorwürfe machen, sondern zusammen mit ihnen nach einer Lösung suchen. Falls die Situation eskaliert, sollte man sich aus der „Schusslinie" begeben und den Patienten an eine Kollegin abgeben. Sie hat meist – mit der nötigen Distanz – eine Lösung parat, an die wir noch nicht gedacht haben.

- **Wie behandle ich ungepflegte Patienten?**

Schmutz klebt an der Kleidung, schwärze Ränder zieren die Nägel, es riecht nach Urin und Alkohol. Manchmal fällt es schwer, alle Patienten zu mögen. Dennoch, die Würde des Menschen ist unantastbar – nicht nur auf dem Papier. Gerade solche Patienten brauchen unsere Hilfe, das Gefühl, ernst genommen zu werden und willkommen zu sein.

> **Tipp**
>
> Um andere Patienten nicht zu vergraulen, hat es sich bewährt, ungepflegte Patienten nicht lange warten zu lassen. Im Nu sind sie im Untersuchungszimmer.

Beispiel

Seine Frau hat bereits beim Frühstück an ihm herumgenörgelt. Beim Blick auf seinen Kontoauszug musste er feststellen, dass sein Konto wieder überzogen ist. Die Parkplatzsuche vor der Praxis dauerte eine Viertelstunde, der Blutdruck ist schon lange zu hoch. Jetzt hat er auch noch verklebte, juckende Augen. Endlich hat dieser Patient die Praxis erreicht. Beim Blick ins volle Wartezimmer schließlich wird er laut …

Richtig: „Herr Mustermann, ich empfinde Sie als sehr beleidigend. Wir tun alles, damit es Ihnen bald besser geht, haben Sie bitte auch Verständnis für eine Wartezeit. Wir haben heute sehr viele Notfallpatienten, denen wir helfen möchten. Sie können Ihr Problem gern mit Herrn (oder Frau) Doktor besprechen."

Beispiel

Ein Patient beschwert sich an der Anmeldung, weil er das Gefühl hat, dass andere Patienten bevorzugt werden.

Richtig: „Sie fühlen sich ungerecht behandelt. Wie können wir das Problem jetzt lösen?"

3.7 … im Praxisteam

Respektvoller Umgang miteinander ist extrem wichtig, nicht nur für ein gutes Arbeitsklima. Teambesprechungen sollten regelmäßig eingeplant werden.

> Respektvoller Umgang miteinander ist extrem wichtig

- **Wie verhalte ich mich, wenn ich einen Fehler gemacht habe?**

Ein Fehler kann jedem passieren. Beispielsweise kann man aus Versehen die falschen Augentropfen in ein Patientenauge tropfen. Was nun? Jeder Versuch, den Fehler zu vertuschen, ist

> Jeder Versuch, einen Fehler zu vertuschen, ist gefährlich

gefährlich. Es gilt: Es darf für den Patienten kein Schaden entstehen. Sofort sollte man den Arzt diskret informieren, den Fehler eingestehen und fragen, was zu tun ist. Diese Vorgehensweise ist tausendmal besser, als wenn der Arzt uninformiert bleibt, der Patient die Praxis verlässt, nachts Schmerzen bekommt und im schlimmsten Fall mit einem Glaukomanfall in der nächsten Augenklinik landet.

- **Wann ist der richtige Zeitpunkt für ein klärendes Gespräch mit der Kollegin oder dem Arzt?**

Manchmal muss man das klärende Gespräch suchen. Der richtige Zeitpunkt: am Ende der Sprechstunde, wenn alle Arbeit getan ist. Mitten in der Sprechstunde ist dafür keine Zeit. Auch hier gilt: stets höflich bleiben, den anderen ausreden lassen, Missverständnisse ausräumen, die eigene Sicht der Dinge schildern, ehrlich sein, Fehler einräumen. Generell sollte man Machtkämpfe vermeiden, Probleme offen ansprechen und nie über andere lästern.

3.8 Informatives: Schweigepflicht

Die medizinische Fachangestellte ist in die Schweigepflicht des Arztes eingebunden. Die Privatsphäre des Patienten muss gewahrt werden. Wir dürfen auch telefonisch keine Auskunft über Patienten geben. Nur wenn der Patient uns ausdrücklich von der Schweigepflicht entbindet, dürfen wir Informationen weitergeben.

Telefonate, die vertrauliche Informationen enthalten, dürfen wir nicht an der Anmeldung führen. Andere Patienten könnten mithören. Im Zweifelsfall sollte man einen Rückruf vereinbaren.

Papiermüll, der Informationen über Patienten enthält, gehört in den Reißwolf.

Notfälle

Inhaltsverzeichnis

4.1 Plötzliche Sehverschlechterung – wenn ein Augeninfarkt die Ursache ist – 60

4.2 Diagnose: Sehnerventzündung – 65

4.3 Glaskörpereinblutung und Netzhautablösung – 65

4.4 Glaukomanfall – wenn die Erblindung droht – 68

4.5 Sehstörungen: „fliegende Mücken", Blitze, Verzerrtsehen – 70

4.6 Plötzlich Doppelbilder – wenn Augenmuskeln ausfallen – 73

4.7 Gesichtsfeldausfall – was sind mögliche Ursachen? – 74

4.8 Augenverletzungen – 75

Literatur – 79

© Der/die Autor(en), exklusiv lizenziert an Springer-Verlag GmbH, DE, ein Teil von Springer Nature 2025
B. Hartmann, W. Goertz, *Arbeitsplatz Augenpraxis*, https://doi.org/10.1007/978-3-662-71298-6_4

4.1 Plötzliche Sehverschlechterung – wenn ein Augeninfarkt die Ursache ist

Ein Schlaganfall (Apoplex) oder Augenerkrankungen im Bereich von Netzhautmitte oder Sehnerv können eine plötzliche Sehverschlechterung auslösen. Ein Gefäßverschluss an Netzhaut oder Sehnerv (Augeninfarkt), eine Entzündung des Sehnervs, Makulaerkrankungen und die Ablösung der Netzhaut im Bereich der Makula sind mögliche Ursachen. Auch eine Einblutung in den Glaskörperraum oder die Hornhauttrübung beim Glaukomanfall führen zu einer raschen Sehverschlechterung (Abb. 4.1).

■ Was ist ein Augeninfarkt genau?

> Ein Augeninfarkt ist ein Arterienverschluss im Auge

Ein Augeninfarkt ist ein Arterienverschluss im Auge. Sind Sehnerv oder Makula beteiligt, so ist eine massive Sehverschlechterung die Folge. Beim Sehnervinfarkt sind Arterien betroffen, die den Sehnerv versorgen. Ist eine Netzhautarterie betroffen, so spricht man von Zentralarterien- (Abb. 4.2) oder Arterienastverschluss.

■ Welche Risikofaktoren begünstigen die Entstehung eines Augeninfarktes?

Arteriosklerose, Bluthochdruck, Herzrhythmusstörungen und Herzklappenfehler können durch die Bildung von Blutgerinnseln einen Infarkt auslösen. Rauchen ist ein zusätzlicher Risikofaktor.

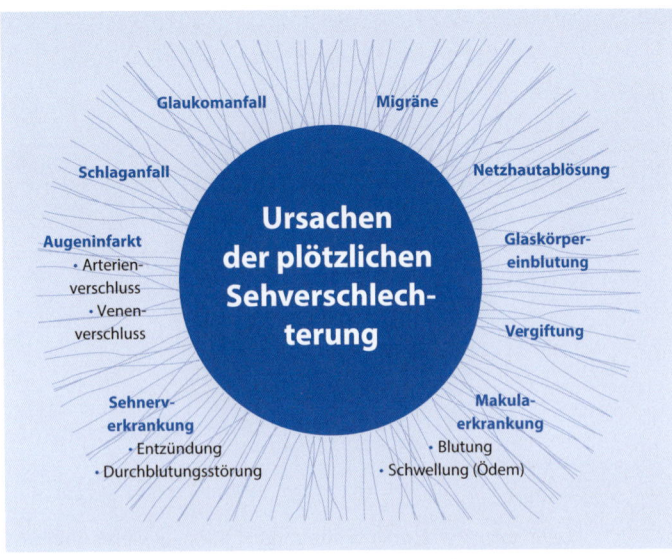

Abb. 4.1 Ursachen einer plötzlichen Sehverschlechterung

4.1 · Plötzliche Sehverschlechterung – wenn ein Augeninfarkt die Ursache...

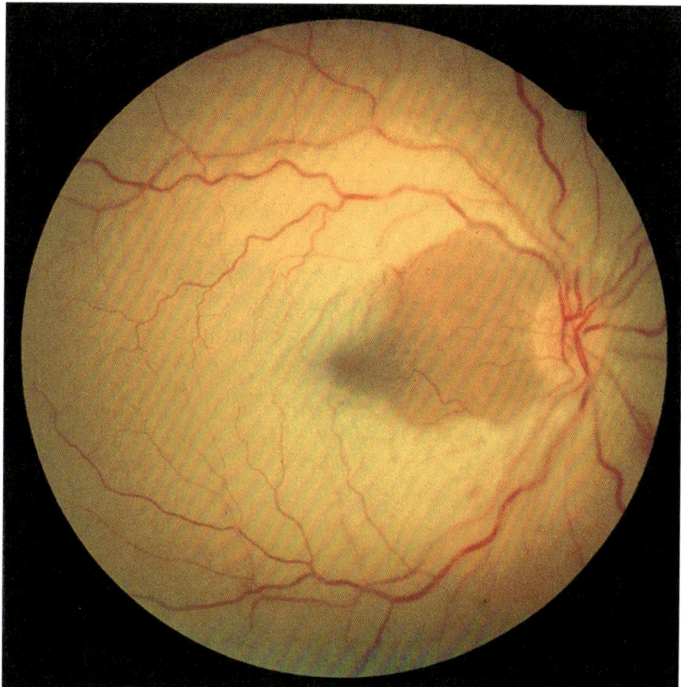

Abb. 4.2 Verschluss der Zentralarterie. Die Netzhaut wird nicht mehr durchblutet und ist daher hell und geschwollen. (Aus Augustin und Collins 2001, S. 343)

Blutklumpen können sich beispielsweise in einer verengten Halsschlagader (Carotisstenose) bilden. Von dort werden sie mit dem Blutstrom in entfernt gelegene Arterien geschwemmt, wo sie zu einem Gefäßverschluss führen; man spricht von einer Embolie. Auch die Entzündung von Blutgefäßen (Arteriitis) kann Ursache eines Infarktes sein.

Wie wird ein Augeninfarkt behandelt?

Notfallmäßig kann man durch Massage des Augapfels (Bulbusmassage) versuchen, den Gefäßverschluss zu lösen. Dabei lässt man den Patienten nach unten blicken, drückt den Augapfel langsam in die Augenhöhle, hält den Druck für 5 s und lässt dann plötzlich los. Eine Bulbusmassage sollte nicht länger als 10 min durchgeführt werden.

Die Augeninnendrucksenkung mit Augentropfen (Apraclonidin, Timolol 0,5 %) und Acetazolamid (500 mg) intravenös ist eine weitere wichtige therapeutische Maßnahme zur Durchblutungsförderung.

Innerhalb der ersten 4 h nach einem Arterienverschluss kann man mit speziellen Medikamenten die Auflösung des Verschlusses bewirken; Ärzte sprechen von einer Lyse.

> Beim frischen Zentralarterienverschluss kann man durch Bulbusmassage versuchen, den Gefäßverschluss zu lösen

> Für die Auflösung (Lyse) von Arterienverschlüssen hat man ein Zeitfenster von 4 h

Diese wird in sogenannten Stroke-Units auch bei Schlaganfällen durchgeführt.

- **Was muss beim Augeninfarkt untersucht werden?**
- Kopfschmerzen (Untersuchung beim Neurologen)
- Untersuchung des Herzens (Echokardiografie, Langzeit-EKG, Langzeit-Blutdruckmessung)
- Ultraschalluntersuchung der Halsschlagadern (Carotis-Doppler-Sonografie)
- Untersuchung der Blutgerinnung
- Untersuchung des Blutes auf Entzündungszeichen

- **Was kann man zur Vorbeugung gegen Infarkte tun?**

Patienten mit Herzrhythmusstörungen sollten vorbeugend Medikamente (beispielsweise Aspirin oder Marumar) erhalten, die die Bildung von Blutklumpen verringern. Patienten mit einer ausgeprägten Verengung im Bereich der Halsschlagader (Carotisstenose) sollten vom Gefäßchirurgen operiert werden.

- **Wie kann ein Sehnervinfarkt entstehen?**

> Ein Arterienverschluss im Bereich des Sehnervs führt zum Sehnervinfarkt

Ein Arterienverschluss im Bereich des Sehnervs führt zum Sehnervinfarkt (◘ Abb. 4.3). Genau wie beim Herzinfarkt oder Schlaganfall sind mögliche Ursachen: Arteriosklerose, Bluthochdruck, Zuckerkrankheit, erhöhte Blutfettwerte. Ein Sehnervinfarkt kann aber auch im Rahmen einer Gefäßent-

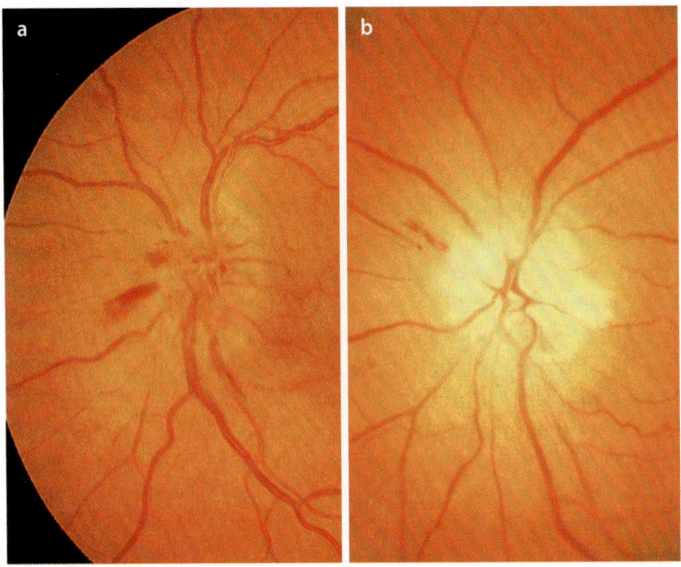

◘ **Abb. 4.3** Sehnervinfarkt. (**a**) Sehnervkopfschwellung und Blutungen am Rand des Sehnervkopfes, (**b**) blasse Papillenschwellung. (Aus Grehn 2012, S. 298)

4.1 · Plötzliche Sehverschlechterung – wenn ein Augeninfarkt die Ursache…

zündung entstehen; Ärzte sprechen dann von Arteriits temporalis (Morbus Horton).

■ Hortonsche Erkrankung – wenn eine Gefäßentzündung den Sehnerv schädigt

Beim Morbus Horton können entzündete Blutgefäße zu einem Sehnervinfarkt führen. Er tritt meist im höheren Lebensalter auf. Die Symptome: Schläfenkopfschmerz, Kauschmerz, Leistungsschwäche, Fieber, Gewichtsverlust. Eine verhärtete, knotige, druckschmerzhafte Schläfenarterie fällt auf. Kommt es zum Sehnervinfarkt, ist eine plötzliche, massive Sehverschlechterung auf dem betroffenen Auge die Folge.

Bei der Blutuntersuchung sind die Entzündungswerte (Blutsenkungsgeschwindigkeit, C-reaktives Protein) meist deutlich erhöht. Die Therapie: Kortison in hoher Dosis. Das betroffene Auge ist meist bleibend geschädigt. Ziel der Behandlung ist es, die Erblindung des anderen Auges zu verhindern. 25 % der Betroffenen erkranken trotz Kortisontherapie auch auf dem anderen Auge. Eine Probeentnahme aus der Schläfenarterie (Temporalisbiopsie) kann die Diagnose feingeweblich sichern.

> Beim Morbus Horton können entzündete Blutgefäße zu einem Sehnervinfarkt führen

■ Was geschieht beim Venenverschluss im Gewebe genau?

Blutklumpen, die am Ort ihrer Entstehung zum Gefäßverschluss führen, nennt man Thromben. Gefäßwandveränderungen durch Arteriosklerose, Bluthochdruck und Zuckerkrankheit sind die häufigsten Ursachen. Auch schlechte Blutflusseigenschaften („zu dickes Blut") oder ein zu hoher Augeninnendruck – beispielsweise beim Glaukomanfall – können die Auslöser sein. Die Folgen: Der Blutfluss kommt zum Stillstand, der Druck in den Gefäßen steigt, im Gewebe entsteht Sauerstoffmangel.

Prall gefüllte Venen und streifige Blutungen sind beim Venenverschluss am Augenhintergrund zu sehen (◘ Abb. 4.4). Auch der Verschluss einer Netzhautvene kann zu einer akuten Sehverschlechterung führen, wenn die Netzhautmitte (Makula) beteiligt ist. Es kommt zur Schwellung der Makula; man spricht vom Makulaödem.

> Kommt es zur Schwellung der Makula, spricht man vom Makulaödem

■ Welche Risikofaktoren gibt es?

Arteriosklerose, Bluthochdruck (Hypertonie), Zuckerkrankheit (Diabetes mellitus), erhöhte Blutfettwerte und Gerinnungsstörungen sind die Hauptursachen eines Venenverschlusses. Besonders gefährdet sind Patientinnen, die rauchen und „die Pille" (Ovulationshemmer) nehmen.

> Arteriosklerose, Bluthochdruck, Zuckerkrankheit, erhöhte Blutfette und Gerinnungsstörungen sind die Hauptursachen eines Venenverschlusses

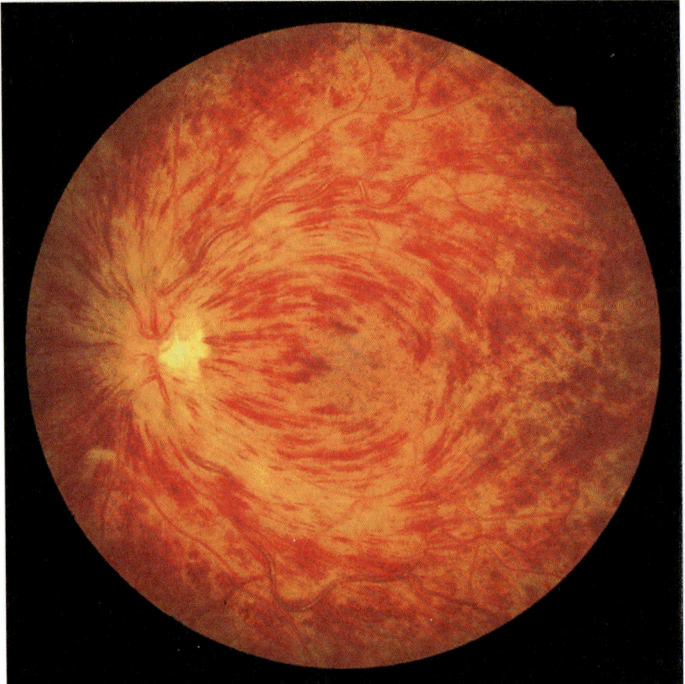

Abb. 4.4 Zentralvenenverschluss mit prall gefüllten Venen und streifigen Blutungen. Die Netzhaut ist geschwollen. (Aus Augustin und Collins 2001, S. 345)

■ Wie wird der Verschluss einer Netzhautvene behandelt?

Stellt der Augenarzt bei einem Venenverschluss mithilfe einer Fluoreszenzangiografie fest, dass eine mangelnde Durchblutung (Ischämie) vorliegt, so muss die Netzhaut vorbeugend gelasert werden, um der Bildung krankhafter Blutgefäße (Proliferationen) vorzubeugen.

Eine Makulaschwellung im Rahmen eines Venenverschlusses kann mit Kortison behandelt werden. Auch die sogenannten Anti-VEGF-Medikamente werden hier erfolgreich eingesetzt: Aflibercept (Handelsname Eylea), Bevacizumab (Handelsname Avastin), Brolucizumab (Handelsname Beovu), Faricimab (Handelsname Vabysmo), Ranibizumab (Handelsname Lucentis) beispielsweise hemmen die Bildung von krankhaften Blutgefäßen und werden in den Glaskörper des Auges gespritzt (▶ Kap. 2).

4.2 Diagnose: Sehnerventzündung

Auch bei der Sehnerventzündung (Neuritis nervi optici) kommt es zu einer einseitigen plötzlichen Sehverschlechterung. Man unterscheidet Retrobulbärneuritis und Papillitis.

Bei der Sehnerventzündung kommt es zu einer einseitigen plötzlichen Sehverschlechterung.

Bei der Papillitis ist der vordere Bereich des Sehnervs entzündet. Der Sehnervkopf ist geschwollen, unscharf begrenzt und weiß-gelblich verfärbt. Bei der Retrobulbärneuritis ist der hintere Bereich des Sehnervs entzündet. Es kommt ebenfalls zur Sehverschlechterung, der Augenarzt findet aber keine erkennbare Ursache. Die Folge: Im schlimmsten Fall kommt es durch Schwund des Sehnervs (Optikusatrophie) zur Erblindung.

- **Wie kommt es zur Sehnerventzündung?**

Mögliche Ursachen der Sehnerventzündung sind multiple Sklerose (MS), Autoimmunerkrankungen, Infektionen der oberen Luftwege, Toxoplasmose, Syphilis und Borreliose (nach Zeckenbiss). Internist, Neurologe, HNO-Arzt und Augenarzt sollten bei Diagnostik und Therapie zusammenarbeiten.

- **Was passiert bei der multiplen Sklerose (MS)?**

Bei der multiplen Sklerose führen Entmarkungsherde in Gehirn und Rückenmark zu Schwäche und Taubheitsgefühl in den Beinen und zu Sehstörungen. Bei einem Drittel der Betroffenen kommt es früher oder später zur Sehnerventzündung. Doppelbilder entstehen bei Störungen der Augenbeweglichkeit.

4.3 Glaskörpereinblutung und Netzhautablösung

- **Wie macht sich eine Einblutung in den Glaskörper bemerkbar?**

Rußregen und schwarze Spinnweben sind typische Symptome einer Glaskörpereinblutung (◘ Abb. 4.5). Blut, welches sich im Glaskörperraum befindet, wird von Betroffenen nicht – wie man meinen könnte – rot gesehen, es erscheint schwarz.

> Rußregen und schwarze Spinnweben sind die typischen Symptome einer Glaskörpereinblutung

- **Welche Ursachen kann eine Glaskörpereinblutung haben?**

Netzhautriss, Gefäßneubildungen (Proliferationen) im Rahmen von Gefäßerkrankungen oder Tumoren, beispielsweise das Aderhautmelanom, sind mögliche Blutungsquellen. Starke Einblutungen in den Glaskörperraum führen zu einer plötzlichen Sehverschlechterung.

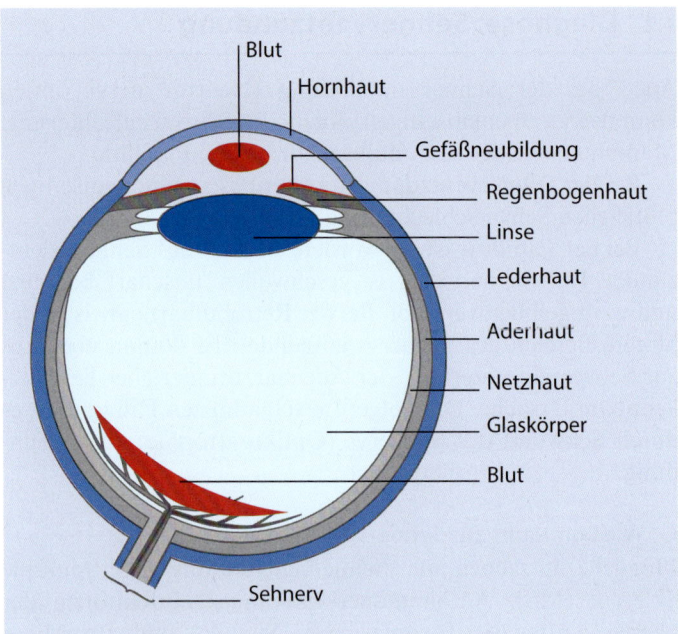

Abb. 4.5 Einblutung in Vorderkammer und Glaskörper durch Gefäßneubildungen. (Aus Hartmann und Goertz 2013, S. 33)

■ Welche Symptome weisen auf eine Netzhautablösung hin?

„Zuerst hat es geblitzt, dann fiel Rußregen, und ich sah dicke Spinnweben, die sich nicht wegputzen ließen. Anschließend schob sich ein schwarzer Schatten wie ein Vorhang vor mein Blickfeld, und das Sehen wurde schlecht."

So schildern Betroffene manchmal die Symptome einer Netzhautablösung. Ein Gesichtsfelddefekt, ein „schwarzer Schatten" entsteht im Bereich der Netzhautablösung. Hebt sich die Netzhaut im Bereich der Makula ab, führt dies zu einer massiven Sehverschlechterung.

> Hebt sich die Netzhaut im Bereich der Makula ab, führt dies zu einer massiven Sehverschlechterung

■ Wie entsteht eine Netzhautablösung genau?

Man unterscheidet, je nach Ursache, verschiedene Formen der Netzhautablösung (Abb. 4.6): Bei der sog. rhegmatogenen Ablatio ist ein Netzhautriss die Ursache.

Von einer Traktionsablatio spricht man, wenn im Inneren des Auges Gewebestränge zu einer Schrumpfung und Hebung der Netzhaut führen. Sie kommen bei der diabetischen Retinopathie, bei Gefäßverschlüssen, nach komplizierten Kataraktoperationen und nach Augenverletzungen vor.

> Von einer Traktionsablatio spricht man, wenn im Inneren des Auges Gewebsstränge zu einer Schrumpfung und Hebung der Netzhaut führen

Exsudativ nennt man die tumorbedingte Netzhautablösung, sie kann beispielsweise beim Aderhautmelanom entstehen.

4.3 · Glaskörpereinblutung und Netzhautablösung

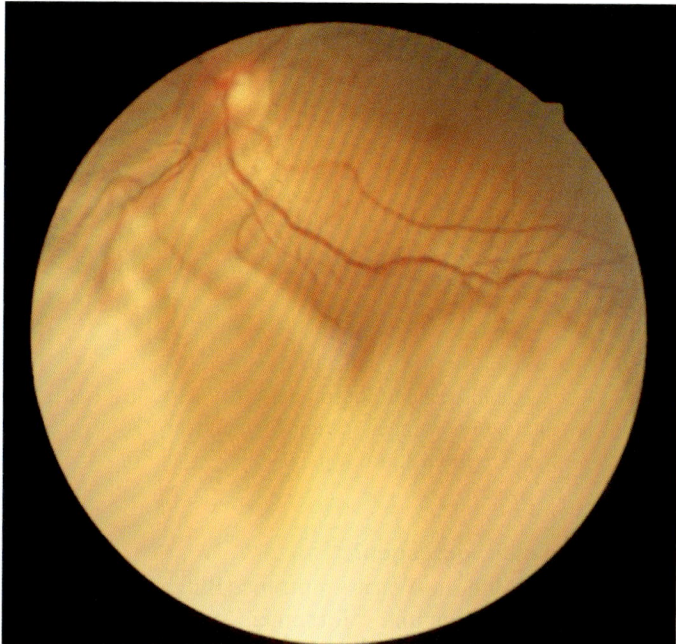

Abb. 4.6 Netzhautablösung. Die Netzhaut ist im unteren Bereich wellig abgehoben. (Aus Grehn 2012, S. 223)

> **Ursachen einer Netzhautablösung**
> - Netzhautriss (rhegmatogene Ablatio)
> - Glaskörperstränge (Traktionsablatio)
> - Tumorbildung (exsudative Ablatio)

Wie behandelt man eine Netzhautablösung?

Netzhautlöcher werden mit dem Netzhautlaser abgeriegelt. Dabei werden die Laserherde rund um den Netzhautriss in 2 Reihen auf die noch anliegende Netzhaut gesetzt.

Sieht man schon pigmentierte Netzhautrisse, so sind diese meist älter als 3 Monate. Auch ältere, schon pigmentierte Netzhautrisse können noch zu einer Netzhautablösung führen und sollten vorsichtshalber gelasert werden.

Ist die Netzhaut schon abgehoben, so muss sie operativ angelegt werden. Dabei wird meist die Entfernung des Glaskörpers (Vitrektomie) erforderlich. Anschließend wird das Auge mit Gas oder Silikonöl gefüllt und ein Kälteherd (−70 °C) wird auf den Netzhautriss gesetzt. Die so entstehende Netzhautnarbe dichtet den Riss ab. So lässt sich eine erneute Netzhautablösung meist verhindern.

> Netzhautlöcher werden mit dem Laser abgeriegelt

Früher hat man die Lederhaut mit einer Plombe aus Silikonkautschuk eingedellt. Aderhaut, Netzhaut und Pigmentepithel wurde so zusammengebracht. Reichte die Plombenaufnähung bei ausgedehnten Netzhautablösungen mit mehreren Rissen nicht aus, so wurde eine Art Gürtel (Cerclage) um den Augapfel gelegt.

> **Patienten mit erhöhtem Risiko für eine Netzhautablösung**
> — Kurzsichtigkeit (Myopie)
> — Netzhautablösung am anderen Auge
> — Netzhautablösung bei Eltern oder Geschwistern
> — Netzhautveränderungen (dünne Stellen oder Risse)
> — Vorangegangene Kataraktoperation

■ Wie kann man vorbeugen?

Jeder Patient sollte die Warnsymptome kennen und bei Beschwerden sofort einen Augenarzt aufsuchen

Jeder Patient sollte die Warnsymptome (Blitzen, Rußwolken, Schattensehen) kennen und sofort einen Augenarzt aufsuchen, wenn solche Beschwerden auftreten. Durch eine rechtzeitige Laserbehandlung oder Kältebehandlung (Kryotherapie) lässt sich eine Netzhautablösung meist verhindern.

> **Warnsymptome für eine Netzhautablösung**
> — Blitze (Fotopsien)
> — Rußwolken
> — Schattensehen

4.4 Glaukomanfall – wenn die Erblindung droht

■ Wie entsteht ein Glaukomanfall?

Unser Auge ist ein geschlossenes System. Kammerwasser füllt den vorderen Augenabschnitt (Vorderkammer) zwischen Hornhaut und Augenlinse aus. Es wird von den Ziliarkörperzellen gebildet und fließt im Kammerwinkel durch das Trabekelwerk ab (◨ Abb. 4.7). Bei sehr engem Kammerwinkel kann es plötzlich zum vollständigen Verschluss des Kammerwasserabflusses kommen; man spricht vom Glaukomanfall. Die Folge: Der Augeninnendruck steigt massiv an. Augeninnendruckwerte von 60 mm Quecksilbersäule (mm Hg) kommen vor (normal: 14–21 mm Hg).

4.4 · Glaukomanfall – wenn die Erblindung droht

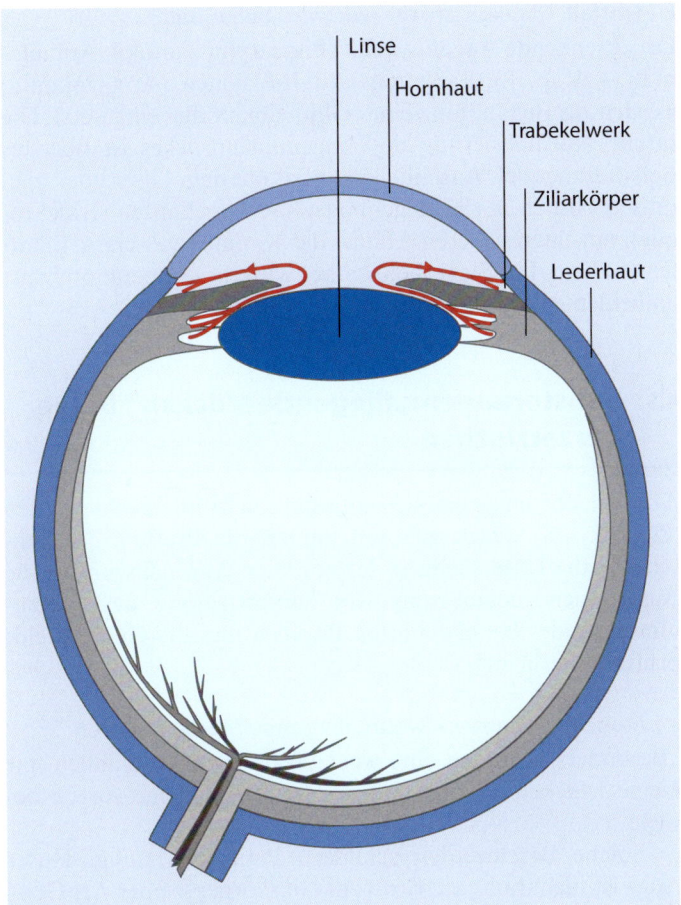

Abb. 4.7 Kammerwasser füllt den vorderen Augenabschnitt aus. Es wird hauptsächlich vom Ziliarkörper gebildet und fließt überwiegend durch das Trabekelwerk im Kammerwinkel ab. (Aus Hartmann und Goertz 2013, S. 8)

Welche Symptome sind für den Glaukomanfall typisch?

Rotes Auge, Augenschmerz, Sehverschlechterung, Übelkeit und Kopfschmerz sind Symptome, die auf einen Glaukomanfall hinweisen. Beim Glaukomanfall steigt der Augeninnendruck rasant, die Hornhaut schwillt an (Hornhautödem), was zur Sehverschlechterung führt. Betroffene Patienten müssen unverzüglich in die nächste Augenklinik. Unbehandelt führt der extrem hohe Augeninnendruck zu massiven Schäden am Sehnerv und zur Erblindung. Wir müssen beim „roten Auge" daher immer an einen möglichen Glaukomanfall denken und diesen durch eine zeitnahe Augenuntersuchung sicher ausschließen.

> Rotes Auge, Augenschmerz, Sehverschlechterung, Übelkeit und Kopfschmerz sind die Symptome, die auf einen Glaukomanfall hinweisen

- **Notfall: Glaukomanfall – wie wird behandelt?**

Drucksenkende Augentropfen (Pilocarpin, Timolol, Apraclonid) (▶ Kap. 8), Tabletten und Infusionen (Acetazolamid) werden zur Behandlung eines Glaukomanfalles eingesetzt. Die rasche Normalisierung des Augeninnendruckes ist oberstes Behandlungsziel. Anschließend wird mit dem Laser oder operativ ein Loch in die Regenbogenhaut geschnitten (Iridektomie), um einen sicheren Abfluss des Kammerwassers zu schaffen (▶ Kap. 10). Sicherheitshalber wird diese Operation meist an beiden Augen durchgeführt.

4.5 Sehstörungen: „fliegende Mücken", Blitze, Verzerrtsehen

Alle Sehstörungen müssen augenärztlich untersucht werden (◘ Abb. 4.8). Dazu gehören immer: die Prüfung der Sehschärfe, die Untersuchung der vorderen Augenabschnitte, die Augeninnendruckmessung, die Untersuchung des Augenhintergrundes bei erweiterten Pupillen und die Gesichtsfeldprüfung (Perimetrie).

- **Mouches volantes – wenn „fliegende Mücken" stören**

„Besonders wenn ich eine weiße Wand betrachte, fallen mir kleine Mücken auf, die tanzen, wenn ich meine Augen bewege."

Solche Beschwerden schildern Patienten häufig. Unser Auge ist nicht hohl, es wird vom Glaskörper – einer Art Gel –

> Unser Auge ist nicht hohl, es wird vom Glaskörper ausgefüllt

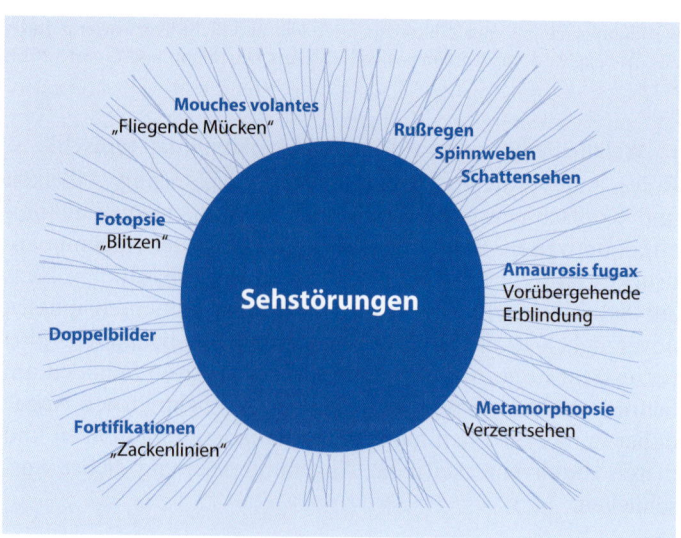

◘ Abb. 4.8 Sehstörungen

ausgefüllt. Im Laufe des Lebens bilden sich in diesem Gel kleine Flöckchen; man spricht von Glaskörpertrübungen. Sie sind meist harmlos, werfen aber kleine Schatten auf die Netzhaut. Betroffene sehen sie als „fliegende Mücken" („Mouches volantes").

- **Fotopsie – wenn Lichtblitze entstehen**

Manchmal bilden sich im Inneren des Auges – dem Glaskörper – Stränge, die sich an die Netzhaut anheften. Augenbewegungen können dann dazu führen, dass diese Glaskörperstränge an der Netzhaut ziehen. Die Folge: Betroffene nehmen Lichtblitze oder einen Lichtbogen wahr. Im schlimmsten Fall kann die Netzhaut einreißen. Ohne Therapie kann sich aus einem Netzhautriss eine Netzhautablösung entwickeln.

> Ohne Therapie kann sich aus einem Netzhautriss eine Netzhautablösung entwickeln

- **Metamorphopsie – wenn der Blick sich verzerrt**

„Mir ist aufgefallen, dass ich die Fugen der Kacheln in meiner Küche mit dem linken Auge wellig sehe."

Patienten mit diesen Beschwerden haben häufig eine Erkrankung der Netzhautmitte (Makula). Auch mit dem Amsler-Gitter-Test (◘ Abb. 4.9) kann man prüfen, ob Augen verzerrt sehen. Werden gerade Linien wellig gesehen, spricht man von Metamorphopsie.

> Werden gerade Linien wellig gesehen, spricht man von Metamorphopsie

Ursachen fürs Verzerrtsehen
– Makulaerkrankung
– Fehlsichtigkeit
– Hornhauterkrankung

- **Warum sehen die Betroffenen verzerrt?**

In der Netzhautmitte (Makula) befindet sich die Netzhautgrube (Fovea), die empfindlichste Stelle unserer Augen. Hier liegen unsere Sehzellen, die Zapfen, dicht nebeneinander. Flüssigkeitseinlagerungen (Ödeme) oder Netzhautfalten durch Häutchenbildung können diese Zellen in Unordnung bringen. Die Folge: Verzerrtsehen; man spricht von Metamorphopsie.

Makulaerkrankungen sind die häufigste Ursache der Metamorphopsie. Sie kann ausgelöst werden durch Zuckerkrankheit (Diabetes), Bluthochdruck, altersabhängige Veränderungen, Medikamente, Operationen, Lasereingriffe, Verletzungen und Stress (▶ Kap. 2).

> Makulaerkrankungen sind die häufigste Ursache der Metamorphopsie

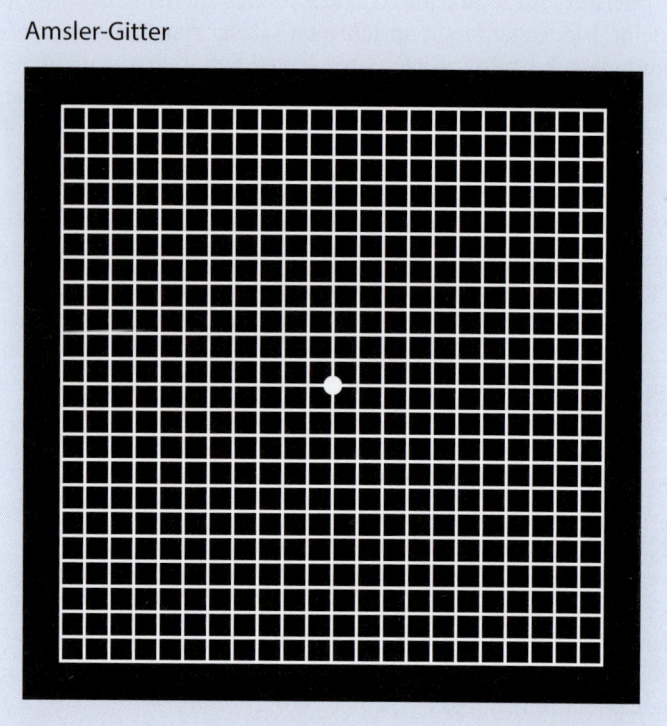

Abb. 4.9 Dieser Test dient zur Prüfung von Verzerrtsehen. Zuerst sollte man seine Lesebrille aufsetzen. Anschließend wird ein Auge abgedeckt, mit dem anderen Auge fixiert man den weißen Punkt im Zentrum des Amsler-Gitters und prüft, ob bestimmte Linien wellig oder verschwommen erscheinen. Das andere Auge wird in gleicher Weise geprüft. (Aus Küllenberg und Goertz 2011, S. 141)

- **Amaurosis fugax – wenn ein Auge vorübergehend erblin det**

„Ich habe für 3 min auf dem rechten Auge schwarz gesehen." So schildern Betroffene eine Amaurosis fugax.

Eine vorübergehende Erblindung kann Vorbote von einem Schlaganfall sein

Die vorübergehende Erblindung ist meist einseitig und dauert nur wenige Minuten. Herzrhythmusstörungen und die Einengung der Halsschlagader (Carotisstenose) sind mögliche Ursachen dieser vorübergehenden Durchblutungsstörung. Kleine Blutgerinnsel können sich bei Vorhofflimmern oder in Blutgefäßen mit Arteriosklerose bilden. Manchmal werden sie über den Blutfluss in Augenarterien geschwemmt. Hier können sie kurz zu einem Verschluss führen, der sich nach wenigen Minuten wieder öffnet. Die Betroffenen bemerken eine vorübergehende Erblindung, die Amaurosis fugax.

Eine Amaurosis fugax kann auch Vorbote eines bleibenden Gefäßverschlusses sein. Im schlimmsten Fall kann ein Schlaganfall (Apoplex) folgen, daher werden die betroffenen Patienten stationär eingewiesen. Bei jedem Patienten mit Amaurosis fugax müssen neben der Augenuntersuchung auch zeitnah Untersuchungen beim Neurologen, Internisten, Kardiologen und Gefäßchirurgen erfolgen. Auch eine Echokardiografie und Carotis-Doppler-Sonografie sollten veranlasst werden. Zusätzlich sollte das Blut der Betroffenen auf Gerinnungsstörungen und erhöhte Entzündungswerte (CRP, BSG) untersucht werden.

4.6 Plötzlich Doppelbilder – wenn Augenmuskeln ausfallen

Doppelbilder entstehen durch Fehlstellung eines Auges beim beidäugigen Sehen.

Hirnnerven steuern unsere äußeren Augenmuskeln. Sie sind für die Augenbewegung zuständig und arbeiten synchron; beide Augäpfel werden in die gleiche Richtung bewegt. Wird ein Hirnnerv geschädigt, beispielsweise durch einwachsendes Tumorgewebe, so ist eine Muskellähmung die Folge. Fällt ein Augenmuskel einseitig aus, so sind Doppelbilder die Folge.

Bei der Schädigung des 3. Hirnnervs (Okulomotorius) hängt das Oberlid (Ptosis), und das betroffene Auge weicht nach außen ab. Findet man zusätzlich eine weite Pupille, dann besteht Lebensgefahr. Eine Hirnblutung oder eine Gefäßaussackung (Aneurysma) sind mögliche Ursachen. Ausfälle des Okulomotorius ohne Pupillenerweiterung sind hingegen häufig nur Folge einer harmlosen Durchblutungsstörung bei Zuckerkrankheit.

Bei der Schädigung des 4. Hirnnervs (Trochlearis) weicht das betroffene Auge nach oben ab. Betroffene neigen daher den Kopf bevorzugt zur Seite und vermeiden so Doppelbilder. Ursachen: Schädelverletzung, Hirntumor, Gefäßaussackung (Aneurysma).

Bei der Abduzenslähmung fällt der 6. Hirnnerv aus. Das betroffene Auge kann nur noch wenig nach außen bewegt werden. Häufigste Ursachen: Durchblutungsstörung bei Zuckerkrankheit oder Hirntumor.

Bei der Fazialislähmung ist der 7. Hirnnerv betroffen. Sie tritt beispielsweise im Zusammenhang mit einem Schlaganfall (Apoplex) auf. Die Folge: eine Gesichtslähmung mit unvollständigem Lidschluss (Lagophthalmus). Doppelbilder kommen hier nicht vor, da dieser Hirnnerv keinen Augenmuskel versorgt.

> Die Fehlstellung eines Auges kann beim beidäugigen Sehen zu Doppelbildern führen

▪ Wie werden Doppelbilder behandelt?

Je nach Lage eines Tumors treten zusätzlich zu den oben genannten Augenmuskellähmungen viele andere Ausfälle auf. Erfahrene Augenärzte und Neurologen können anhand der Ausfälle auf die genaue Lage eines Tumors schließen. Bildgebende Verfahren (Kernspin- oder Computertomografie) bringen Klarheit. Durchblutungsstörungen bilden sich meist von allein wieder zurück. Hirntumoren werden je nach Art, Lage und Größe operativ behandelt oder bestrahlt. Zur Überbrückung kann man Doppelbilder mit prismatischen Brillengläsern ausgleichen. In schweren Fällen hat sich das Abdecken eines Auges bewährt.

> Zur Überbrückung kann man Doppelbilder mit prismatischen Brillengläsern ausgleichen

4.7 Gesichtsfeldausfall – was sind mögliche Ursachen?

Das Gesichtsfeld ist der Teil des Raumes, den man in Ruhe, ohne Blickbewegungen, sieht. Das zentrale Gesichtsfeld ist für scharfes Sehen wichtig. Mit den Randbereichen sehen wir unscharf; sie ermöglichen uns aber die Orientierung im Raum.

Mit der Gesichtsfelduntersuchung (Perimetrie) kann man das Gesichtsfeld prüfen (► Kap. 5). Lage und Größe eines Gesichtsfeldausfalles (Skotom) lassen sich so genau feststellen.

> Das Gesichtsfeld ist der Teil des Raumes, den man in Ruhe, ohne Blickbewegungen, sieht

▪ Welche Gesichtsfeldausfälle kommen vor?

Langsam, schleichend kommt es beim fortgeschrittenen grünen Star (Glaukom) zum Gesichtsfeldausfall. Ein bogenförmiger Gesichtsfelddefekt, das sog. Bjerrum-Skotom, ist typisch für den grünen Star (Glaukom).

Erkrankungen der Netzhautmitte (Makula) führen zu einem zentralen Gesichtsfeldausfall, dem Zentralskotom. Bei der Prüfung mit dem Amsler-Gitter-Test werden diese deutlich.

Nachtblindheit und „Flintenrohr-Gesichtsfeld" (◘ Abb. 4.10) sind für die Retinopathia pigmentosa typisch. Im Verlauf dieser genetisch bedingten Netzhauterkrankung kommt es durch den Ausfall aller Sinneszellen (Stäbchen-Zapfen-Dystrophie) zu massiven Gesichtsfelddefekten im Randbereich (Peripherie).

Quadranten- oder Halbseitenausfall (Hemianopsie) können durch Schlaganfall (Apoplex), dessen Vorbotin, die TIA (transitorische ischämische Attacke), oder durch einen Hirntumor entstehen. Ein Tumor im Bereich der Hypophyse des Gehirns führt beispielsweise zu einem Gesichtsfeldausfall im Bereich beider Schläfen (bitemporale Hemianopsie).

> Ein bogenförmiger Gesichtsfeldausfall, das sogenannte Bjerrum-Skotom, ist typisch für den grünen Star (Glaukom)

> Nachtblindheit und Gesichtsfeldeinengung sind typisch für die Retinopathia pigmentosa

4.8 · Augenverletzungen

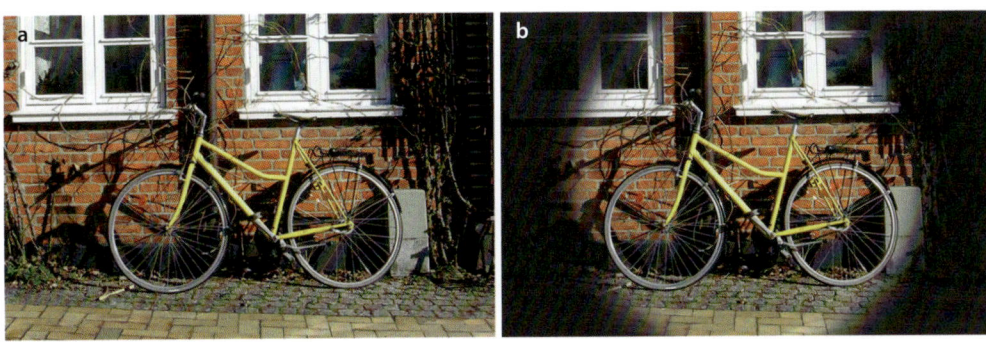

Abb. 4.10 Gesichtsfeldausfall: „Tunnelblick". (**a**) Normales Bild, (**b**) „Tunnelblick". (Aus Hartmann und Goertz 2013, S. 79)

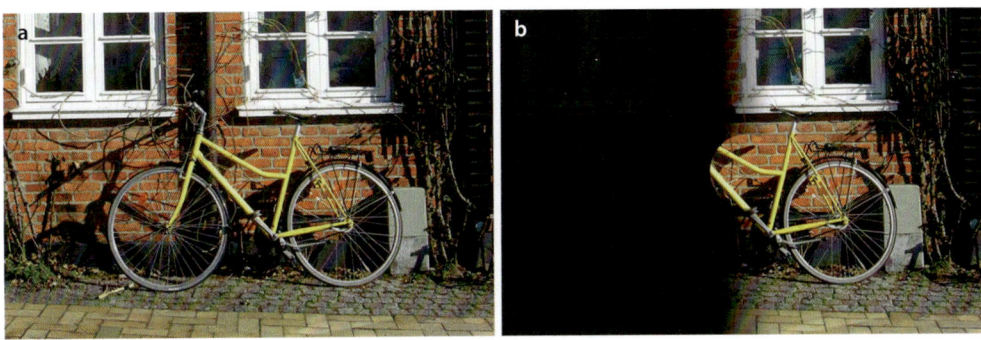

Abb. 4.11 Hemianopsie. (**a**) Normales Bild, (**b**) Halbseitenausfall. (Aus Hartmann und Goertz 2013, S. 82)

Kommt es im Rahmen eines Schlaganfalles zu einer Durchblutungsstörung im Bereich der Sehrinde, so ist ein Gesichtsfeldausfall der rechten oder der linken Gesichtsfeldhälfte (homonyme Hemianopsie, **Abb. 4.11**) auf beiden Augen möglich.

4.8 Augenverletzungen

Eine rasante Fahrt mit dem Fahrrad endet manchmal abrupt. Platzwunden im Augenbereich entstehen häufig beim Sturz auf die Lenkstange. Hier ist eine sorgfältige Wundversorgung wichtig. Besonders Lidkanten und Tränenwege müssen exakt wiederhergestellt werden. Geschieht dies nicht, so können sich Stufen in der Lidkante bilden. Fehlstellungen der Wimpern und ein unvollständiger Lidschluss sind dann mögliche Folgen.

Nach Verletzungen müssen Lidkanten und Tränenwege besonders exakt wiederhergestellt werden

> **Versorgung von Augenwunden**
> — Wundreinigung
> — Wiederherstellung und Wundverschluss durch Nähte
> — Tetanusimpfung
> — Nachbehandlung mit einer entzündungshemmenden Augensalbe
> — Entfernung der Hautfäden nach 5 Tagen
> — Entfernung von Lidkantenfäden nach 10 Tagen

Was ist ein Uhrglasverband?

Bei unvollständigem Lidschluss ist der Uhrglasverband die ideale Lösung

Ein unvollständiger Lidschluss kann die Folge einer Augenverletzung sein. Das betroffene Auge kann austrocknen. Dies gilt es zu verhindern: Der Uhrglasverband ist die ideale Lösung. Dabei wird eine uhrglasförmige Kunststoffkammer mit einem Pflaster auf dem Auge befestigt.

Bei der Gesichtslähmung (Fazialisparese) kann das betroffene Auge aufgrund einer Lähmung des Gesichtsnervs nicht mehr vollständig geschlossen werden; man spricht von Lagophthalmus. Patienten mit Fazialisparese bekommen ebenfalls einen Uhrglasverband, bis die Lähmung sich zurückgebildet hat.

Augenprellung – was kann passieren?

Ein „blaues Auge" kann viele Ursachen haben. Man spricht von einer Prellung der Augenhöhle (Orbitaprellung). Manchmal kommt es zusätzlich zum Bruch im Bereich der Augenhöhle, der Orbitabodenfraktur. Die Röntgendarstellung zeigt das genaue Ausmaß der Verletzung. Im schlimmsten Fall können ein Schädelbasisbruch und eine Beteiligung der Nasennebenhöhlen vorliegen. Die Zusammenarbeit von Radiologe, HNO-Arzt und Augenarzt ist hier wichtig.

Augenmuskeln, die im Bruchspalt eingeklemmt sind, verursachen Doppelbilder. Das eingeklemmte Gewebe muss vom Kieferchirurgen operativ befreit werden, anschließend kann der Bruchspalt geschlossen werden.

Orbitaphlegmone – wenn eine Entzündung die Augenhöhle erfasst

Harmlose Verletzungen können gefährlich werden, wenn Bakterien in die Augenhöhle eindringen und sich hier ausbreiten; man spricht von einer Orbitaphlegmone

Harmlose Verletzungen können gefährlich werden, wenn Bakterien – beispielsweise aus den Nasennebenhöhlen – in die Augenhöhle (Orbita) eindringen und sich hier ausbreiten; man spricht von einer Orbitaphlegmone. Fieber, Schmerzen, Schüttelfrost, Lidschwellung sind die Symptome. Eine Entzündung der Augenmuskeln führt typischerweise zu einer Bewegungseinschränkung der Augen. Die Infektion kann sich bis ins Gehirn ausbreiten: Es besteht Lebensgefahr. Patienten mit Verdacht auf Orbitaphlegmone müssen daher ins Krankenhaus eingewiesen und mit entzündungshemmenden Infusionen (Antibiotika) behandelt werden.

- **Perforierende Augenverletzung – wenn der Verlust des Auges droht**

„Ich habe mit dem Hammer auf einen Meißel geschlagen, plötzlich spürte ich einen stechenden Schmerz im linken Auge".

Solch eine Schilderung sollte jede Mitarbeiterin einer Augenarztpraxis aufhorchen lassen. Bei Hammer-Meißel-Arbeiten können sich Metallsplitter lösen und den Augapfel durchdringen. Ein Fremdkörper im Augapfel (intraokulär) ist die Folge. Der Fremdkörper muss operativ entfernt werden. Zusätzlich wird das Auge mit einem entzündungshemmenden Medikament (Antibiotikum) vor Infektion geschützt. Bei jeder Eröffnung des Augapfels – egal, ob durch Verletzung oder durch eine Augenoperation – besteht die Gefahr einer Entzündung im Auge (Endophthalmitis). Schreitet sie fort, droht der Verlust des Auges. Operationen werden unter sterilen Bedingungen durchgeführt, daher ist hier die Gefahr einer Endophthalmitis viel geringer als beispielsweise bei einer perforierenden Verletzung.

> Bei Hammer-Meißel-Arbeiten können sich Metallsplitter lösen und den Augapfel durchdringen

- **Hornhautfremdkörper – mit Schutzbrille wäre das nicht passiert**

Schmerzen im Auge, Tränen, die über die Wange laufen, sind die Symptome. Bei Schleifarbeiten gelangen besonders häufig Fremdkörper in die Augen (◨ Abb. 4.12): Plötzlich steckt ein Teilchen in der Hornhaut oder unter dem Oberlid (subtarsal).

- **Wie entfernt der Augenarzt Bindehaut- oder Hornhautfremdkörper?**

Wattestäbchen, Fremdkörpernadel und Hornhautfräse sind das Wichtigste, was man braucht, um einen Bindehaut- oder Hornhautfremdkörper zu entfernen. Zuerst wird die Augenoberfläche mit Augentropfen betäubt, anschließend wird der Fremdkörper unter der Spaltlampe entfernt. Auch unter dem Oberlid wird nach Fremdkörpern gefahndet, dazu wird es umgestülpt (ektropioniert). Metallische Fremdkörper bilden Rosthöfe. Diese müssen mit der Hornhautfräse ausgebohrt werden. Anschließend wird ein entzündungshemmender Augensalbenverband angelegt.

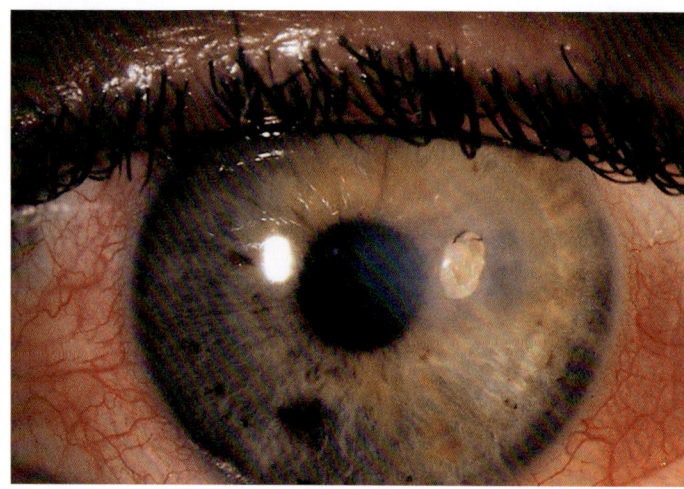

Abb. 4.12 Hornhautfremdkörper: kleines Steinchen. (Aus Augustin und Collins 2001, S. 37)

- **Yuccapalme, Fingernägel – wie entsteht die Hornhautschürfung (Erosio)?**

Spitze Fingernägel, Äste oder Stöcke können eine Hornhautschürfung (Erosio) verursachen. Dabei wird die äußere Hornhautschicht (Epithel) verletzt. Auch die schmerzhafte Erosio wird mit einem Augensalbenverband behandelt. Zum Glück erneuert sich das Epithel sehr schnell. Nach 2–3 Tagen ist diese oberflächliche Verletzung meist ohne Narbenbildung verheilt.

- **Verblitzung – was haben Schweißgerät und Solarium gemeinsam?**

> Die Verblitzung ist mit einem Sonnenbrand vergleichbar. Es kommt zur Entzündung der Hornhautoberfläche

Starkes UV-Licht ist bei beiden im Spiel. Wird beim Solariumbesuch oder bei Schweißarbeiten die Schutzbrille vergessen, dann ist eine Verblitzung die Folge. Dabei verursacht die Strahlung Schäden an den Augen. Vergleichbar mit einem Sonnenbrand kommt es zur Entzündung der Hornhautoberfläche, dem Epithel. Die Folge: starke Schmerzen, tränende und lichtscheue Augen. Kühlung, Augensalbe und Schmerzmittel schaffen Linderung. Nach etwa einem Tag klingt die Entzündung meist folgenlos ab.

- **Verätzung oder Verbrennung – wenn Augengewebe zerstört wird**

> Wird das Randschlingennetz verletzt, so sind bleibende Schäden die Folge

Kalk und Ammoniak sind Laugen. Sie dringen bei Verätzung besonders rasch tief ins Augengewebe ein und zerstören es. Aber auch Säure oder eine Verbrennung können zu erheblichen Verletzungen an den Augen führen. Gefährdet ist hierbei besonders unsere Hornhaut. Sie wird über ein Blutgefäßsystem, das Randschlingennetz, ernährt. Wird das Randschlingennetz verletzt, so sind bleibende Schäden die Folge. Hornhautschwellung (Ödem), Trübungen und Entzündungen treten auf. Narben, Lidfehlstellungen, grüner Star (Glaukom) sind mögliche Spätfolgen. Im schlimmsten Fall wird eine Hornhautverpflanzung (Keratoplastik) erforderlich.

- **Augenverätzung: Sofort spülen!**

Bei Verätzungen muss so schnell wie möglich mit Wasser oder anderen neutralen Flüssigkeiten gespült werden (▶ Kap. 8). Nur so kann die ätzende Wirkung von Säure oder Lauge gestoppt werden. Entzündungshemmende Augentropfen (Antibiotika und Kortison) sind anschließend das Mittel der Wahl.

Literatur

Augustin AJ, Collins JF (2001) Augenheilkunde, 2. Aufl. Springer, Heidelberg

Grehn F (2012) Augenheilkunde, 31. Aufl. Springer, Heidelberg

Hartmann B, Goertz W (2013) Augen-Sprechstunde. Springer, Berlin/Heidelberg

Küllenberg B, Goertz W (2011) Augen-Sprechstunde. Springer, Berlin/Heidelberg

Die Voruntersuchung: Tests und Messungen

Inhaltsverzeichnis

5.1 Visus – wie die Sehschärfe geprüft wird – 82

5.2 Autorefraktometer (AR) – was wird hier genau gemessen? – 84

5.3 Brillenmessung – was ist der Scheitelbrechwert? – 86

5.4 Messung am Non-Contact-Tonometer – 87

5.5 Perimetrie – wenn Gesichtsfeldausfälle sichtbar werden – 88

5.6 Amsler-Gitter-Test – wenn der Blick sich verzerrt – 90

5.7 Farbsehstörungen – 90

5.8 Nyktometer – wie wird das Dämmerungssehen geprüft? – 92

5.9 Schirmer-Test – wie man den Tränenfluss messen kann – 92

Literatur – 93

© Der/die Autor(en), exklusiv lizenziert an Springer-Verlag GmbH, DE, ein Teil von Springer Nature 2025
B. Hartmann, W. Goertz, *Arbeitsplatz Augenpraxis*, https://doi.org/10.1007/978-3-662-71298-6_5

Manche Fachangestellte packt der Ehrgeiz. Sie fasst Mut und stürzt sich hinein in die technische Flut.

> **Tests und Messungen bei der Voruntersuchung**
> — Prüfung der Sehschärfe
> — Messung am Autorefraktometer
> — Ausmessen von Brillen
> — Messung am Non-Contact-Tonometer
> — Perimetrie
> — Test zum Farbensehen (D15, Ishihara)
> — Nyktometrie

Patienten klagen beispielsweise über eine Sehverschlechterung oder Ausfälle im Gesichtsfeld. Mancher hat Probleme beim Fahren in Dämmerung und Dunkelheit. Dies sind subjektive Eindrücke. Unter standardisierten Bedingungen können wir objektiv prüfen, ob sich beispielsweise die Sehschärfe verschlechtert hat oder Ausfälle im Gesichtsfeld vorliegen.

5.1 Visus – wie die Sehschärfe geprüft wird

Nachdem wir die Krankengeschichte erfragt haben, prüfen wir den sog. Rohvisus, das Sehen ohne Brille (s.c. = sine correctione). Man testet zunächst jedes Auge einzeln, dann beide Augen gemeinsam. Abschließend prüft man noch den Visus mit Brille (c.c. = cum correctione).

Sehzeichen (◘ Abb. 5.1) werden in 5 m Abstand projiziert. Prüft man den Visus im Rahmen eines Gutachtens, muss man als Sehzeichen Landolt-Ringe verwenden.

Der Patient darf jedes Sehzeichen für etwa 1 s betrachten, dann sollte er antworten. Hilfestellungen sind nicht erlaubt. Der Patient wird gebeten, eindeutig zu antworten, dabei darf er raten. Eine Visusstufe gilt als erreicht, wenn der Patient mehr als die Hälfte der Sehzeichen richtig genannt hat.

Vor der Visusprüfung sollten keine Augentropfen angewendet werden. Auch sollte nicht in die Augen geleuchtet werden. Blendung oder Augentränen würden das Ergebnis verfälschen.

Bei der Visusprüfung werden die Sehzeichen in 5 m Abstand projiziert

■ **Metervisus**

Kann der Patient im Abstand von 5 m keine Sehzeichen erkennen, so wird die Sehschärfe in einem Abstand von 1 m geprüft; man spricht vom Metervisus. Man verwendet hierbei Metervisustafeln mit genormten Sehzeichen.

5.1 · Visus – wie die Sehschärfe geprüft wird

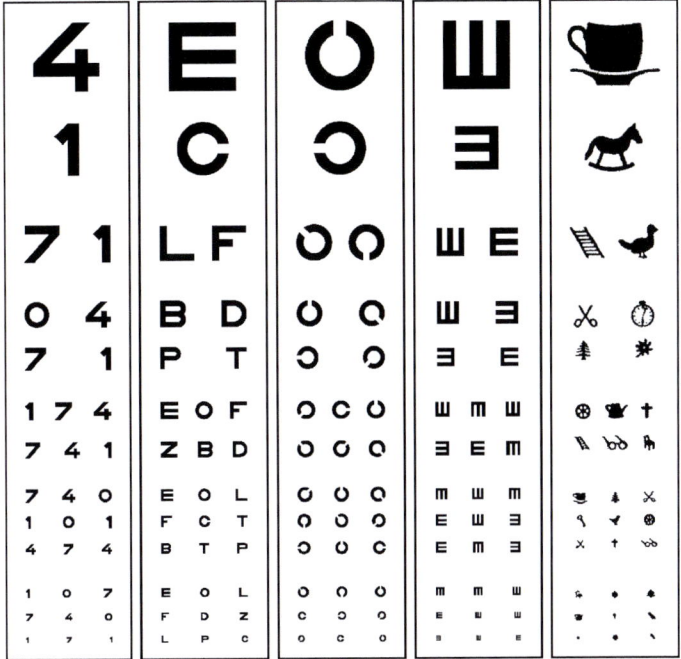

Abb. 5.1 Sehprobentafeln: Zahlen, Buchstaben, Landolt-Ringe, Snellen-Haken (E-Haken), Kinderbilder. (Aus Grehn 2012, S. 28)

> **Visusstufen unter dem Metervisus**
> - Fingerzählen: „Fz"
> - Handbewegungen: „Hbw"
> - Lichtscheinwahrnehmung: „Lichtprojektion intakt"
> - Lichtprojektion nicht intakt: „Lichtscheinwahrnehmung"
> - Fehlende Lichtscheinwahrnehmung „nulla lux"

- **Fingerzählen, Handbewegungen, Lichtscheinwahrnehmung**

Kann der Patient auch bei der Prüfung vom „Metervisus" keine Angaben machen, so lässt man ihn Finger zählen: „Wie viele Finger zeige ich Ihnen?"

Ist das Sehvermögen schlechter, so bietet man Handbewegungen an: „Sehen Sie meine Hand?"

Wird auch diese Visusstufe nicht erreicht, so prüft man mit einer Untersuchungslampe die Lichtprojektion: Dabei wird das Auge aus allen Richtungen beleuchtet. Man bittet den Patienten anzuzeigen, wo er die Lichtquelle sieht. Kann der Patient korrekte Angaben machen, dann notiert man „Lichtprojektion intakt". Kann er die Richtung des Lichteinfalles nicht genau angeben, so fragt man: „Sehen Sie das Licht?"

Wird das Licht nicht gesehen, spricht man von Blindheit (Amaurosis) oder „nulla lux".

- **Die richtige Sitzposition des Patienten – worauf man achten muss**

Die richtige Sitzposition ist bei allen Messungen extrem wichtig. Das Kinn sollte fest in der Kinnschale, die Stirn vorn an der Stirnhalterung liegen.

So bereitet man den Patienten auf die Messung vor: „Bitte, sitzen Sie ganz locker und entspannt vor dem Messgerät, versuchen Sie bei der Messung die Augen geöffnet zu lassen und nicht zu blinzeln."

5.2 Autorefraktometer (AR) – was wird hier genau gemessen?

Zu Beginn jeder Messung lässt man den Patienten die richtige Sitzposition einnehmen. Der Patient soll die Testfigur fixieren und ruhig in der richtigen Position zum Untersuchungsgerät sitzen.

- **Wie funktioniert das vollautomatische Autorefraktometer?**

Bei der Messung am Autorefraktometer wird eine Testfigur auf die Netzhaut projiziert. Die Bildschärfe dieser Testfigur wird von dem Gerät ausgewertet. Korrekturlinsen werden so lange zugegeben, bis die Abbildung von dem Gerät als scharf erkannt wird. Nachteil: Hornhautnarben oder Hornhautunebenheiten können zu falschen Ergebnissen führen.

- **Welche Fehlsichtigkeiten gibt es?**
- Kurzsichtigkeit (Myopie)
- Weitsichtigkeit (Hyperopie)
- Stabsichtigkeit (Astigmatismus)
- Alterssichtigkeit (Presbyopie)

Normalsichtig ist man, wenn die ins Auge einfallenden Lichtstrahlen exakt in einem Netzhautpunkt gebündelt werden. Bei Fehlsichtigkeit besteht ein Missverhältnis zwischen brechenden Medien und Achslänge des Auges. Man ist kurzsichtig (myop), wenn der Augapfel zu lang ist. Das einfallende Licht wird dann in einem Punkt vor der Netzhaut gebündelt. Von Weitsichtigkeit (Hyperopie) spricht man, wenn dieser Punkt hinter der Netzhaut liegt, weil das Auge zu kurz ist. Kurzsichtigkeit wird mit Minusgläsern, Weitsichtigkeit mit Plusgläsern korrigiert. Die Maßeinheit für die Brechkraft ist Dioptrien (dpt).

5.2 · Autorefraktometer (AR) – was wird hier genau gemessen?

Bei einer Hornhautverkrümmung (Astigmatismus) entsteht auf der Netzhaut statt eines scharfen Punktes eine Linie; man spricht auch von Stabsichtigkeit. Zylindergläser können dies ausgleichen. Sie lassen die Linie auf der Netzhaut zu einem scharfen Punkt werden. Die Größe des Zylinders und die genaue Achslage sind entscheidend.

▪ Was sind Akkommodation und Presbyopie?

Durch das Muskelspiel unserer Ziliarmuskeln werden unsere Augenlinsen mal kugeliger, mal flacher. Je nach Bedarf können wir Objekte in verschiedenen Entfernungen – fern und nah – scharf sehen; man spricht von Akkommodation. Im Laufe unseres Lebens nimmt diese Fähigkeit ab, wir werden presbyop, und ab Mitte 40 brauchen die meisten von uns eine Lesebrille. Kurzsichtige sind die Ausnahme: Sie können ihre Brille zum Lesen einfach absetzen.

▪ Welche Informationen geben uns die Messwerte vom Autorefraktometer?

Betrachtet man die Werte, die ein Autorefraktometer (AR) liefert, so erkennt man am 1. Wert, ob eine Kurz- oder Weitsichtigkeit vorliegt; man spricht von der Sphäre („sph."). Den 2. Wert nennt man Zylinder („cyl."). Er wird immer zusammen mit der Achslage (in Grad) angegeben, nur so ist die Schreibweise korrekt.

▪ Was ist ein manuelles Ophthalmometer, und was misst man damit?

Das manuelle Ophthalmometer wurde in den letzten Jahren zunehmend durch vollautomatische Geräte, sog. Autorefraktometer, ersetzt. Manuelle Ophthalmometer gibt es von verschiedenen Herstellern. „Zeiss-Bombe" und Javal-Ophthalmometer sind vermutlich die Bekanntesten. Mit dem Ophthalmometer misst man die Krümmungsradien der Hornhaut. Ein Projektor liefert eine Testmarke, durch einen Tubus beobachtet der Untersucher die Testfigur und bringt sie in die richtige Position. An einer Skala kann man dann den Messwert für die Krümmungsradien ablesen.

> Das manuelle Ophthalmometer wurde in den letzten Jahren zunehmend durch vollautomatische Geräte (Autorefraktometer) ersetzt

Beispiel 1
Werte: − 3,25 sph. − 1,25 cyl. A37
   Beurteilung: Das Auge ist kurzsichtig (− 3,25 dpt) und hat eine Hornhautverkrümmung (− 1,25 cyl. A37).

Beispiel 2
Werte: +0,50 sph.
   Beurteilung: Das Auge ist weitsichtig („+0,50") und hat keine Hornhautverkrümmung.

Beispiel 3
Werte: 0,00 – 4,75 cyl. A90

Beurteilung: Der sphärische Wert ist hier 0,00; man spricht von „plan". Das Auge ist also weder kurzsichtig (myop) noch weitsichtig (hyperop). Es hat aber eine Hornhautverkrümmung (– 4,75 cyl. A90).

5.3 Brillenmessung – was ist der Scheitelbrechwert?

> Der Scheitelbrechwert gibt die optische Wirkung von Brillengläsern an. Die Maßeinheit ist Dioptrien (dpt)

Der Scheitelbrechwert gibt die optische Wirkung von Brillengläsern an. Die Maßeinheit ist Dioptrien (dpt). Das genaue Ausmessen der Brille ist extrem wichtig. Oft besitzen Patienten mehrere Brillen. Mancher hat den Überblick verloren, welche Brille aktuell auf der Nase sitzt. Werte aus dem mitgebrachten Brillenpass dürfen daher nicht einfach übernommen werden.

Arten von Brillen
- Einfachgläser
- Bifokalbrille
- Trifokalbrille
- Gleitsichtbrille
- Bildschirmarbeitsplatzbrille

Vor der Messung müssen wir klären, welche Art von Brille wir vor uns haben. Gleitsichtbrillen beispielsweise haben oben einen Fernteil, unten den Nahteil und dazwischen die Übergangszone.

Die Bildschirmarbeitsplatzbrille ist zweigeteilt: Im oberen Teil sehen die Träger den Bildschirm (Bildschirmabstand 60–80 cm) scharf, im unteren Teil die Nähe (Leseabstand 40 cm).

Messung am Scheitelbrechwertmesser (◘ Abb. 5.2)
- Brille mit den Bügeln nach unten ins Gerät einlegen
- Messung im Fernteil (Durchblickpunkt beachten)
- Ggf. Brille unter dem Messkopf vom Fernteil zum Nahteil bewegen
- Nahteil ausmessen

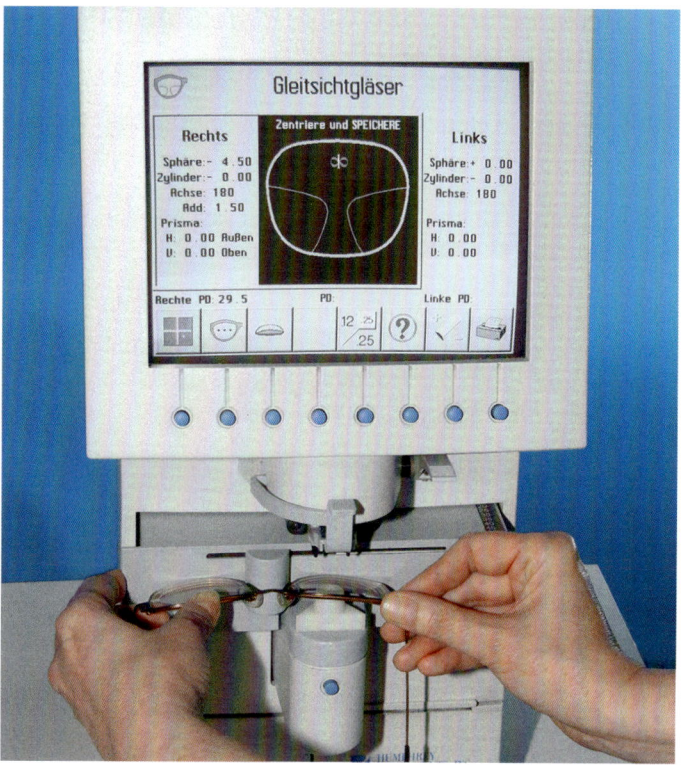

Abb. 5.2 Scheitelbrechwertmesser. (Aus Grehn 2012, S. 40)

> **Tipp**
>
> Gleitsichtbrillen haben meist eine Gravur (unten außen): Hier kann man den Nahzusatz ablesen, wenn man die Brille gegen das Licht hält.

5.4 Messung am Non-Contact-Tonometer

Non-Contact-Tonometer arbeiten mit einem Luftstoß; bei der Messung entsteht ein „Knall". Vor der Messung sollte man Patienten darüber informieren, damit sie nicht erschrecken. Um eine größere Messgenauigkeit zu erreichen, hat es sich bewährt, einen Mittelwert aus mehreren Messungen zu bilden.

Bei Patienten mit Hornhautnarben sollte man das Non-Contact-Tonometer nicht verwenden. Die Messwerte sind in diesen Fällen nicht aussagekräftig. Auch sollte man vor der Messung sicher sein, dass Patienten keine Kontaktlinsen tragen. Eine Augeninnendruckmessung ist nur ohne Kontaktlinsen verwertbar.

Non-Contact-Tonometer arbeiten mit einem Luftstoß

5.5 Perimetrie – wenn Gesichtsfeldausfälle sichtbar werden

Das Gesichtsfeld eines Auges ist der Teil des Raumes, den man in Ruheposition, ohne Kopf- und Blickbewegungen, wahrnimmt.

Der größte Teil unseres Sehens spielt sich im zentralen Gesichtsfeld ab (> Abb. 5.3). Die Randbereiche dienen der Orientierung im Raum. Patienten können Gesichtsfeldausfälle durch Kopf- und Augenbewegungen ausgleichen. Da man bei der Perimetrie nach Gesichtsfeldausfällen (Skotomen) sucht, ist es wichtig, dass die Patienten während der Untersuchung einen Punkt im Zentrum fixieren.

> Der größte Teil unseres Sehens spielt sich im zentralen Gesichtsfeld ab

▪ Die computergesteuerte Gesichtsfeldprüfung (Perimetrie)

Bei der computergesteuerten Perimetrie sitzt der Patient vor einer Halbkugel; ein Auge ist abgedeckt. Er blickt fest auf einen Punkt im Zentrum der Halbkugel. Das Perimeter bietet nun Lichtpunkte an verschiedenen Stellen der Halbkugel an. Erkennt der Prüfling sie, so signalisiert er dies durch Knopfdruck. Wird eine Prüfmarke nicht erkannt, steigert der Computer ihre Helligkeit so lange, bis sie erkannt wird. Man spricht von statischer Perimetrie. Die Mitarbeit des Patienten ist für das Ergebnis entscheidend.

> Bei der computergesteuerten Perimetrie steigert der Computer die Helligkeit so lange, bis die Prüfmarke erkannt wird

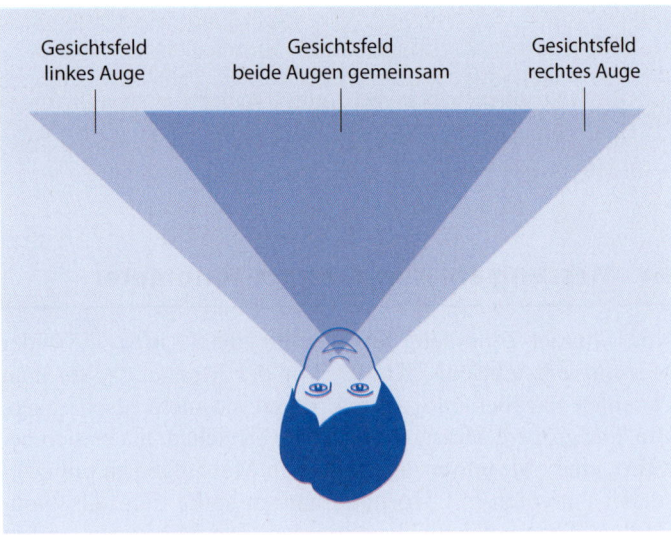

▪ Abb. 5.3 Gesichtsfeld. Alles, was wir mit unbewegten Augen und ruhiger Kopfhaltung sehen können, gehört zu unserem Gesichtsfeld. (Aus Hartmann und Goertz 2013, S. 77)

5.5 · Perimetrie – wenn Gesichtsfeldausfälle sichtbar werden

Bei der Perimetrie sollte man darauf achten, dass
- der Patient den Punkt im Zentrum richtig fixiert,
- der Patient nicht allein vor dem Perimeter sitzt,
- die Sitzposition des Prüflings entspannt ist,
- der Raum abgedunkelt ist und keine andere Lichtquelle stört,
- die Augenklappe richtig sitzt,
- der passende Nahzusatz vorgesteckt wird,
- Schmalrandgläser verwendet werden.

Der Untersucher beobachtet, ob der Patient richtig fixiert ist, und korrigiert den Prüfling, falls es erforderlich ist. Der Patient sollte nicht allein im Untersuchungsraum bleiben. Das Gesichtsfeld wird an jedem Auge einzeln geprüft (◘ Tab. 5.1).

Hinweis für den Patienten: „Seien Sie nicht beunruhigt, wenn längere Zeit kein Lichtpunkt erscheint, und achten Sie nicht auf Geräusche."

Die Gesichtsfeldprüfung mit dem Goldmann-Perimeter

Das Goldmann-Perimeter wird für Gutachten und Patienten eingesetzt, die mit dem computergesteuerten Perimeter nicht zurechtkommen. Der Patient blickt auch bei diesem Prüfverfahren auf einen Fixierpunkt in der Mitte einer Halbkugel. Der Lichtpunkt (Prüfmarke) bleibt bei einer Messung in Größe und Helligkeit gleich. Von außen nähert sich die Prüfmarke den Gesichtsfeldgrenzen und der Prüfling signalisiert, wenn er den Lichtpunkt gerade eben erkennt. Dabei ist es wichtig, dass die Prüfmarke bei dieser kinetischen Perimetrie mit gleichbleibender Geschwindigkeit bewegt wird (Winkelgeschwindigkeit etwa 4° pro Sekunde).

Man ermittelt diese Gesichtsfeldgrenze meist für 3 unterschiedliche Prüfmarken. Die römische Ziffer (I–V) gibt die Größe der Prüfmarke an. Mit der Leuchtdichte gibt man die Lichtstärke pro Fläche an. Sie wird bei der Goldmann-Perimetrie in arabischen Ziffern angegeben.

> Bei der Gesichtsfeldprüfung mit dem Goldmann-Perimeter bleibt die Prüfmarke während der Messung in Größe und Helligkeit gleich

◘ **Tab. 5.1** Benötigter Nahzusatz in Abhängigkeit vom Lebensalter

Alter (Jahre)	Addition (dpt)
45	0,75–1,0
50	1,50–2,0
55	2,25
Ab 60	2,25–3,0

Für Gutachten verwendet man die Marke „III 4"

Für Gutachten verwendet man die Marke „III 4". Der „blinde Fleck" ist die Stelle im Gesichtsfeld, in der sich normalerweise keine Lichtrezeptoren befinden; sie liegt schläfenwärts (temporal) und wird mit der Marke „I 2" geprüft (▶ Abschn. 1.6).

5.6 Amsler-Gitter-Test – wenn der Blick sich verzerrt

Beim Amsler-Gitter-Test kann man Ausfälle im zentralen Gesichtsfeld (zentrale Skotome) und ein Verzerrtsehen von Bildern (Metamorphopsie) feststellen (▶ Kap. 4).

Zuerst setzt der Prüfling seine Lesebrille auf, und ein Auge wird abgedeckt. Mit dem nicht abgedeckten Auge fixiert der Prüfling den weißen Punkt im Zentrum des Amsler-Gitters und beurteilt dabei, ob er alle Linien gerade sieht oder ob manche Linien wellig, unterbrochen oder verschwommen erscheinen.

5.7 Farbsehstörungen

— Rot-Fehlsichtigkeit (Protanopie)
— Grün-Fehlsichtigkeit (Deuteranopie)
— Blau-Fehlsichtigkeit (Tritanopie)

Für das Farbensehen sind die Sehzellen unserer Netzhautmitte, die Zapfen, wichtig

Für das Farbensehen sind die Sehzellen unserer Netzhautmitte, die Zapfen, wichtig. Eine Farbfehlsichtigkeit (Anopie) ist Folge einer genetisch bedingten Veränderung der Zapfen. Handelt es sich um eine abgeschwächte Form der Farbfehlsichtigkeit, so spricht man von Anomalie.

Auch Augenkrankheiten können unsere Farbwahrnehmung beeinträchtigen. Farbsehstörungen kann man mit Farbtafeln, Farbproben oder einem speziellen Messgerät, dem Anomaloskop, aufdecken.

Tests zur Farbwahrnehmung
— Farbtafeln (Ishihara-Tafeln, ◨ Abb. 5.4)
— Farnsworth-Panel-D15-Test
— Messgerät für Farbsehstörungen (Anomaloskop)

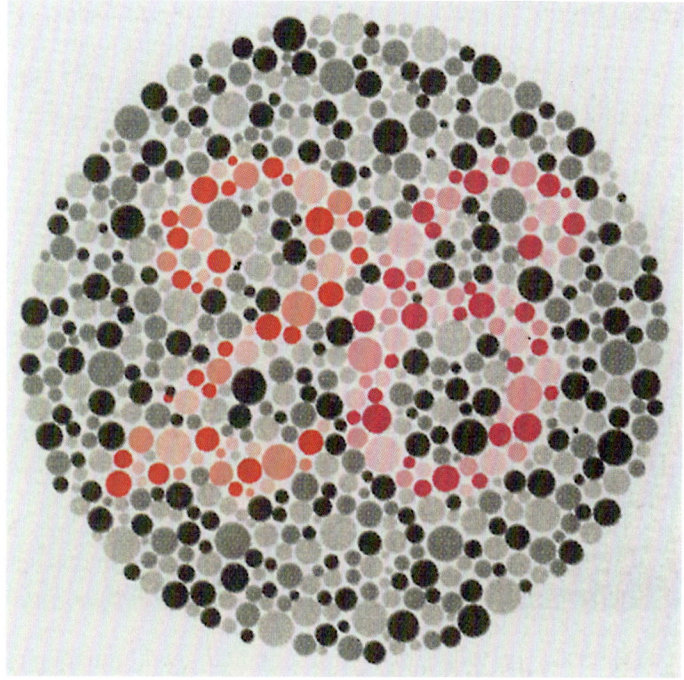

Abb. 5.4 Ishihara-Farbtafeln. (Aus Grehn 2012, S. 51)

- **Farbtafel und Farbproben**

Farbtafeln – beispielsweise die Ishihara-Tafeln – sind so angelegt, dass nur Patienten mit intaktem Farbensehen die Zahlen oder Linien erkennen können. Ausfälle weisen auf die Diagnose hin.

Beim Farnsworth-Panel-D15-Test muss der Prüfling Farbproben in einer bestimmten Reihenfolge anordnen. Liegt eine Farbsehstörung vor, so kommt es zu Verwechslungen und typischen Abweichungen.

> Farbtafeln sind so angelegt, dass nur Patienten mit intaktem Farbensehen die Zahlen und Linien erkennen können

- **Anomaloskop – Mischfarben machen den Grad der Ausprägung deutlich**

Mit dem Anomaloskop kann man genau den Grad der Ausprägung einer Farbsehstörung messen. Beide Augen werden einzeln vermessen. Besonders für die Beurteilung der Fahrtauglichkeit ist dieser Messwert wichtig. Mischfarben führen hier zur exakten Diagnose, dem Anomaliequotienten.

Bei der Untersuchung wird dem Prüfling eine Mischung aus Rot (666 nm) und Grün (548 nm) gezeigt. Er muss ein Vergleichsfeld so lange verändern, bis er eine Übereinstimmung der beiden Hälften wahrnimmt. Ein Patient mit einer Grünschwäche wird dem Vergleichsfeld mehr grüne Farbe beimischen, ein Patient mit einer Rotschwäche verwendet mehr rote

> Mit dem Anomaloskop kann man genau den Grad der Ausprägung einer Farbsehstörung messen

Farbe. Bei normalem Farbensehen beträgt der Anomaliequotient 0,7–1,4. Bei einer Rotschwäche (Protanomalie) ist der Wert kleiner als 0,7. Ist der Wert größer als 1,4, spricht man von einer Grünschwäche (Deuteranomalie).

5.8 Nyktometer – wie wird das Dämmerungssehen geprüft?

> Für unser Dämmerungssehen sind die Sehzellen in den Randbereichen unserer Netzhaut, die Stäbchen, entscheidend

Für unser Dämmerungssehen sind gut funktionierende Sehzellen in den Randbereichen unserer Netzhaut entscheidend. Die Stäbchen überwiegen in den äußeren Bereichen der Netzhaut. Sie enthalten das Sehpigment (Rhodopsin), das für das Dämmerungssehen wichtig ist.

Bei der genetisch bedingten Retinopathia pigmentosa kommt es zu Ausfällen in diesem Bereich. Die Folge: Gesichtsfeldausfälle und ein eingeschränktes Dämmerungssehen (▶ Kap. 2). Auch eine Sehnervschädigung durch Entzündungen, Verletzungen, Infektionen und Vergiftung kann zur Nachtblindheit führen.

Das Dämmerungssehen wird mit dem Nyktometer geprüft. Der Untersuchungsraum wird zur Untersuchung abgedunkelt. Vor Beginn der Messung muss sich der Prüfling zunächst an die Dunkelheit gewöhnen. Das Dämmerungssehen wird zuerst ohne Blendung, anschließend mit Blendung geprüft.

5.9 Schirmer-Test – wie man den Tränenfluss messen kann

Der Schirmer-Test (◘ Abb. 5.5) kann mit oder ohne vorherige Gabe von Betäubungstropfen durchgeführt werden. Teststreifen aus einer Art Filterpapier werden seitlich ins Unterlid eingehängt, dabei sollten sie die Hornhaut der Augen nicht berühren. Nach 5 min werden die Teststreifen entfernt und es wird ausgemessen, welche Strecke des Teststreifens befeuchtet wurde. Werden weniger als 10 mm erreicht, so gilt das Auge als trocken; man spricht vom Sicca-Syndrom.

Die Tränenfilmaufreißzeit („Break-up-time" = BUT) ist ein weiteres Messverfahren bei der Diagnostik von trockenen Augen (▶ Kap. 6).

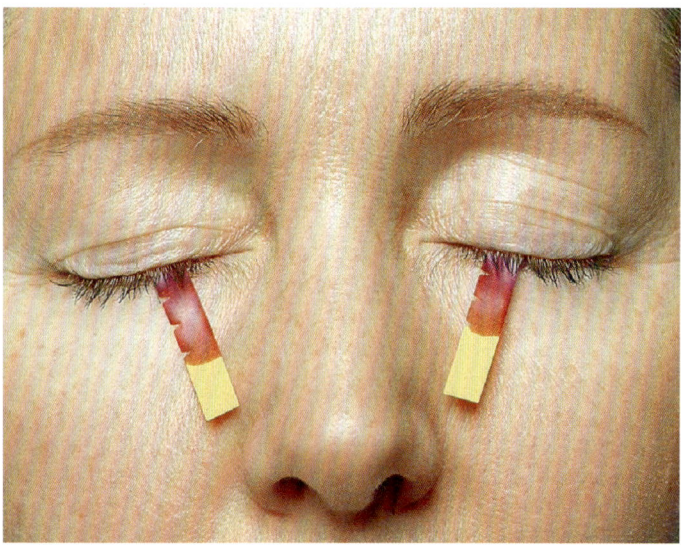

Abb. 5.5 Schirmer-Test. Die Menge der Tränensekretion wird mit Teststreifen gemessen. (Aus Grehn 2012, S. 79)

Literatur

Grehn F (2012) Augenheilkunde, 31. Aufl. Springer, Heidelberg
Hartmann B, Goertz W (2013) Augen-Sprechstunde. Springer, Berlin/Heidelberg

Die Augenuntersuchung

Inhaltsverzeichnis

6.1 Subjektive Refraktion oder Skiaskopie – der Weg zur richtigen Brille – 96

6.2 Inspektion der Augen – worauf muss man achten? – 98

6.3 Spaltlampenuntersuchung – Augen unter dem Mikroskop – 102

6.4 Augeninnendruckmessung: Non-Contact- oder Goldmann-Tonometer? – 105

6.5 Untersuchungen von Netzhaut und Sehnerv – 106

6.6 Bildgebende Untersuchungen – was man alles darstellen kann – 109

Literatur – 113

© Der/die Autor(en), exklusiv lizenziert an Springer-Verlag GmbH, DE, ein Teil von Springer Nature 2025
B. Hartmann, W. Goertz, *Arbeitsplatz Augenpraxis*, https://doi.org/10.1007/978-3-662-71298-6_6

Nachdem die Fragen zur Krankengeschichte gestellt und die Voruntersuchungen abgeschlossen sind, schließt sich nun die Untersuchung durch den Augenarzt an.

> **Schritte der Augenuntersuchung**
> - Subjektive Refraktion prüfen
> - Inspektion der Augen
>   - Äußere Auffälligkeiten (Größe und Stellung der Augen)
>   - Auffälligkeiten an den Augenlidern (hängende Lider, unvollständiger Lidschluss)
>   - Pupillenreaktion
>   - Hornhautlichtreflex
>   - Abdecktest (Covertest)
>   - Augenzittern (Nystagmus)
>   - Augenbeweglichkeit (Motilität)
> - Vordere Augenabschnitte an der Spaltlampe beurteilen
> - Augeninnendruck messen
> - Augenhintergrund untersuchen (Netzhaut, Makula, Sehnerv)

6.1 Subjektive Refraktion oder Skiaskopie – der Weg zur richtigen Brille

„Ist Glas 1 besser oder Glas 2?" – Bei der subjektiven Prüfung der Refraktion testet man, mit welchen Brillengläsern der Patient die beste Sehschärfe erreicht. Man lässt den Patienten immer wieder 2 verschiedene Probiergläser miteinander vergleichen. So kommt man Schritt für Schritt zum bestmöglichen Ergebnis. Diese subjektiven Refraktionswerte werden genau wie die der objektiven Refraktion in Sphäre und Zylinder mit Achslage angegeben (▶ Kap. 5). Zusätzlich wird auch hier die Sehschärfe geprüft.

Die Untersuchungsbedingungen sind standardisiert: Die Sehstrecke beträgt 5 m, ein Projektor liefert genormte Sehzeichen (▶ Kap. 5). Zunächst werden beide Augen einzeln geprüft, dann erfolgt ein Abgleich mit beiden Augen zusammen (binokular). Das Nahsehen wird dabei in einem Leseabstand von 40 cm mit Lesetafeln – beispielsweise Nieden-Tafeln – geprüft. Der Leseabstand für eine Bildschirmbrille beträgt meist ungefähr 60 cm und wird separat geprüft.

Bei der subjektiven Refraktion kommen Probiergestell und Brillenkasten oder ein Phoropter (◘ Abb. 6.1) zum Einsatz. Der Phoropter hat den Vorteil, dass Probiergläser immer im Gerät bereitstehen, nicht gesucht und auch nicht wegsortiert werden müssen.

Bei der subjektiven Refraktionsprüfung testet man, mit welchen Brillengläsern der Patient die beste Sehschärfe erreicht

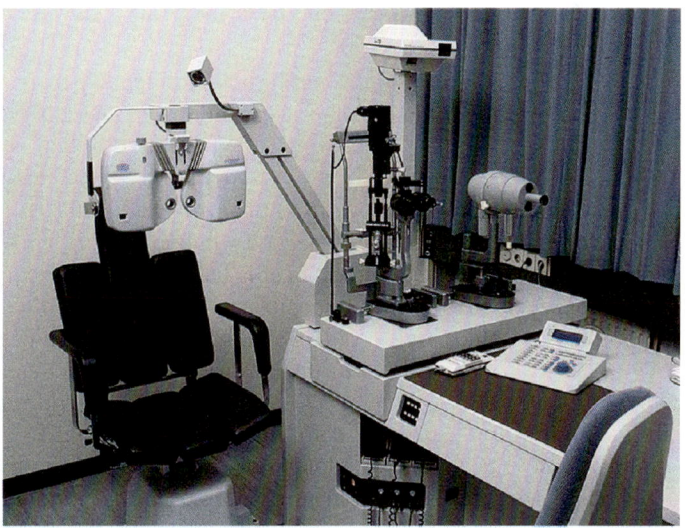

Abb. 6.1 Phoropter. (Aus Grehn 2012, S. 38)

Was wird bei der Skiaskopie gemessen?

Die Skiaskopie ist eine exzellente Alternative zur Messung am Autorefraktometer (▶ Kap. 5). Der Augenarzt projiziert bei der Skiaskopie ein Lichtband auf die Netzhaut des Patienten. Die Folge: Licht-Schattenveränderungen in der Pupille. Durch Beobachtung dieser Licht-Schattenveränderungen und mithilfe einer Skiaskopierleiste lassen sich genaue Refraktionswerte ermitteln. Die Skiaskopie ist besonders bei Kindern hilfreich, bei denen sich eine Messung am Autorefraktometer noch nicht durchführen lässt.

> Bei der Skiaskopie projiziert der Augenarzt ein Lichtband auf die Netzhaut des Patienten

Welche Arten von Brillen gibt es?

Es gibt Fernbrillen, Lesebrillen, Bifokal-, Trifokal- und Gleitsichtbrillen. Dazu kommen noch Spezialbrillen, beispielsweise die Bildschirmarbeitsplatzbrille oder Brillen zum Notenlesen. Wünscht sich ein Patient eine neue Brille, so muss man individuell klären, welche Funktionen diese Brille erfüllen soll.

Einstärkenbrillen sind reine Fern- oder Lesebrillen. Bifokalbrillen haben 2 Zonen: oben den Fernteil, unten den Leseteil. Trifokalbrillen sind sogar dreiteilig; hier gibt es zusätzlich eine Zone für die Korrektur mittlerer Entfernungen. Gleitsichtbrillen korrigieren alle Entfernungen. Der Übergang ist dabei fließend und nicht sichtbar.

> Gleitsichtbrillen korrigieren alle Entfernungen

Schließlich gibt es Spezialbrillen. Diese werden individuell auf die jeweiligen Bedürfnisse angepasst. Computerarbeitsplatzbrillen beispielsweise sind Bifokalbrillen: Durch ihren oberen Teil sieht man den Bildschirm scharf, gleichzeitig dient der untere Teil als Lesebrille.

- **Fertigbrillen aus dem Supermarkt – schaden sie unseren Augen?**

Fertigbrillen können eine Hornhautverkrümmung nicht korrigieren, da sie keine zylindrischen Gläser besitzen. Auch haben sie beidseits immer die gleichen Werte. Wirklich zufrieden ist man mit solch einer Fertigbrille nur, wenn man für beide Augen ungefähr die gleiche Gläserstärke braucht und keine Hornhautverkrümmung hat. Schaden kann solch eine „Supermarktbrille" den Augen nicht. Zur Überbrückung – beispielsweise nach Augenoperationen – kann man sie bedenkenlos verwenden.

Fazit: Fertigbrillen aus dem Supermarkt kann man probieren. Sie funktionieren, wenn man die passenden Augen hat.

> Fertigbrillen können zur Überbrückung bedenkenlos verwendet werden

6.2 Inspektion der Augen – worauf muss man achten?

Lidstellung, Stellung der Wimpern, Weite der Lidspalte, Lidschluss, Pupillenreaktion, Augenzittern (Nystagmus), Lage der Hornhautlichtreflexe, Größe, Stellung und Beweglichkeit der Augen (Motilität): Bei der Inspektion der Augen sucht man nach Auffälligkeiten.

Durch ein hängendes Oberlid (Ptosis) beispielsweise wird die Weite der Lidspalte reduziert. Man beurteilt und misst die Lidweite, während man die Augenbraue mit dem Daumen fixiert. So wird die Stirnmuskulatur blockiert, die sonst mithelfen würde, das Augenlid zu heben.

Ein vollständiger Lidschluss ist enorm wichtig. Lässt sich ein Auge beispielsweise bei einer Gesichtslähmung (Fazialisparese) nicht mehr vollständig schließen, so kann es zu Schäden an Hornhaut und Bindehaut kommen. Bei der Prüfung des Lidschlusses lässt man den Patienten die Augen fest zukneifen. Manchmal wird so ein Entropium sichtbar: Dann stülpt sich das Unterlid durch die Muskelanspannung nach innen um, und die Wimpern berühren den Augapfel (◘ Abb. 6.2, ▶ Kap. 2).

> Ein vollständiger Lidschluss ist enorm wichtig

- **Was misst man mit dem Exophthalmometer nach Hertel?**

Bei Verdacht auf vorstehende Augen (Exophthalmus) hat es sich bewährt, die Augenhöhlen und die Augen auch von der Seite zu betrachten.

Genau ausmessen kann man den Exophthalmus mit einer Art Lineal, dem Exophthalmometer (◘ Abb. 6.3). Auf einer Schiene befinden sich 2 Spiegel, mit deren Hilfe man den Abstand zwischen seitlichem Rand der Augenhöhle und Hornhautvorderfläche in Millimetern messen kann. Auch den

6.2 · Inspektion der Augen – worauf muss man achten?

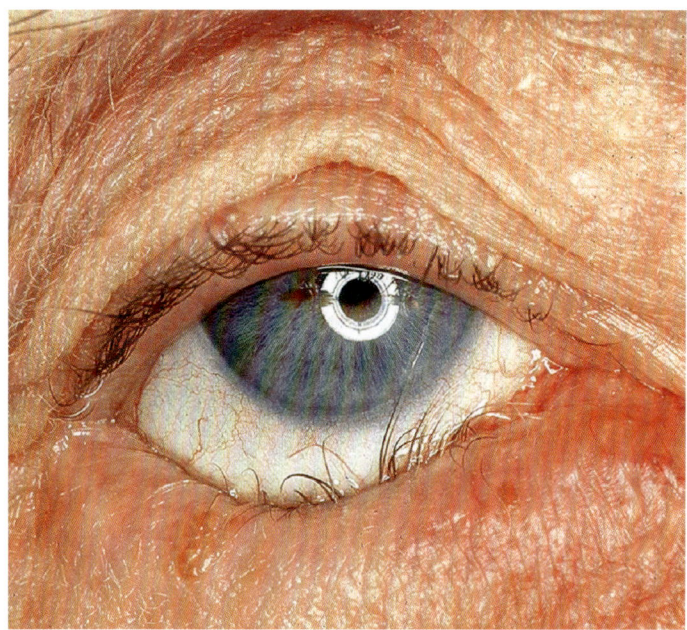

Abb. 6.2 Entropium des Lides. Das Unterlid ist nach innen umgestülpt, und die Wimpern berühren den Augapfel. (Aus Grehn 2012, S. 67)

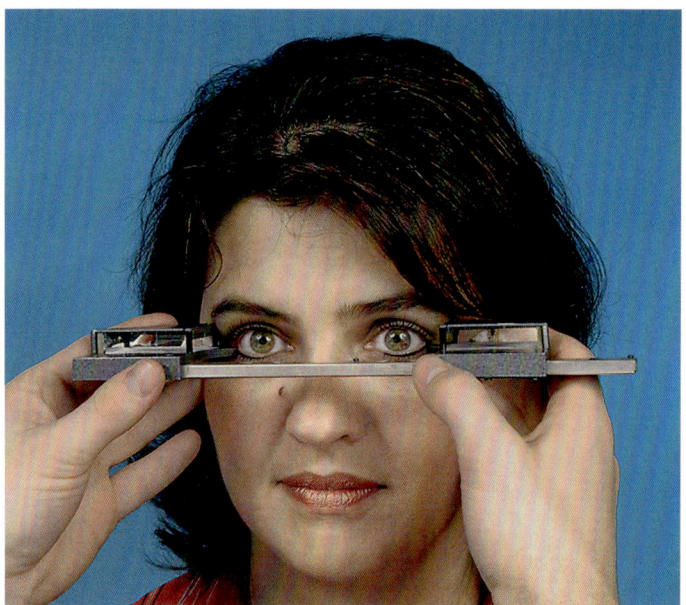

Abb. 6.3 Mit dem Exophthalmometer kann man den Exophthalmus genau ausmessen. (Aus Grehn 2012, S. 344)

Abstand zwischen beiden Spiegeln notiert man. Ein Seitenunterschied zwischen beiden Augen von mehr als 2 mm gilt als auffällig und muss weiter untersucht werden. Ein Tumor in der Augenhöhle kann beispielsweise die Ursache sein. Mithilfe von Computertomografie oder Kernspintomografie vom Kopf (CT, MRT) kann man dies ausschließen.

▪ Pupillen: direkte und indirekte Lichtreaktion

Durch die Verschaltung der Reizleitung im Gehirn ist die Pupillenreaktion beim gesunden Menschen seitengleich: Beleuchtet man die Pupille eines Auges, so verengt sie sich (direkte Lichtreaktion). Gleichzeitig verengt sich auch die nicht beleuchtete Pupille; man spricht von der indirekten Lichtreaktion.

▪ Anisokorie – wenn die Pupillen unterschiedlich weit sind

Krankhafte Veränderungen an der Regenbogenhaut, am Reizleitungssystem oder Ausfälle im Gehirn können zu unterschiedlich weiten Pupillen führen, zur Anisokorie.

Die Anisokorie kann harmlose oder schwerwiegende Ursachen haben. Die einseitige Pupillenlähmung (Pupillotonie) ist harmlos. Hierbei wird die Anisokorie durch eine Störung im Reizleitungssystem ausgelöst. Zuckerkrankheit (Diabetes), Alkoholkonsum und Virusinfekte können eine Pupillotonie auslösen.

Hirntumor, Blutung oder eine Entzündung im Gehirn können aber auch die Ursache für eine Anisokorie sein. Diese entsteht dann durch erhöhten Hirndruck und tritt meist plötzlich auf. Es besteht Lebensgefahr.

Mit dem Augenspiegel können Neurologe und Augenarzt den Sehnervkopf beurteilen. Eine Schwellung des Sehnervkopfes (Stauungspapille) erhärtet den Verdacht. Eine neu entstandene Stauungspapille verursacht meist weder eine Sehverschlechterung noch Ausfälle im Gesichtsfeld. Erst eine länger andauernde Stauung führt zu Schäden am Sehnerv und zu Gesichtsfeldausfällen.

▪ Miosis – wenn beide Pupillen auffällig eng sind

Beidseitig sehr enge Pupillen (Miosis) können Zeichen von Vergiftung oder Drogenkonsum (Heroin) sein. Auch Entzündungen von Gehirn oder Hirnhäuten können eine beidseitige Miosis auslösen.

▪ Was ist der Swinging-Flashlight-Test?

Zuerst dunkelt man den Raum etwas ab. Mit einer Untersuchungslampe als Lichtquelle beleuchtet man abwechselnd beide Augen für jeweils 3 s. Man wechselt 5- bis 6-mal hin und her. Dabei beobachtet man die beleuchtete Pupille und vergleicht die Pupillenweite beider Augen miteinander. Wird eine Pupille deutlich langsamer eng als die andere, so besteht der Verdacht auf eine Sehnerv- oder Netzhauterkrankung.

- **Weite lichtstarre Pupillen – welche Ursachen können sie haben?**

Weite lichtstarre Pupillen findet man bei Hirntumoren, Migräne, Epilepsie, Koma sowie als Nebenwirkungen von Kokain und Parkinsonmedikamenten.

Die Untersuchung der Pupillenreaktion ist besonders bei bewusstlosen Patienten wichtig. Ohne vorherige Rücksprache mit dem behandelnden Neurologen dürfen bewusstlose Patienten nicht mit erweiternden Augentropfen untersucht werden. Eine Beurteilung der Pupillenreaktion ist dann nicht mehr möglich.

> Weite lichtstarre Pupillen findet man bei Hirntumoren, Migräne, Epilepsie, Koma sowie als Nebenwirkung von Kokain und Parkinson-Medikamenten

> **Tipp**
>
> Augentropfen zur Pupillenerweiterung sollten bei bewusstlosen Patienten nur nach Rücksprache mit dem behandelnden Neurologen eingesetzt werden.

- **Abdecktest (Covertest) – was sind Einstellbewegungen?**

Beim Schielen wird ein Objekt nur mit dem nicht schielenden Auge fixiert, da beide Augen nicht gleichzeitig ein Objekt betrachten können. Beim Abdecktest deckt man das nicht schielende Auge ab. Die Folge: Das schielende Auge macht eine kurze Korrekturbewegung (Einstellbewegung), um das Objekt zu fixieren.

- **Augenbeweglichkeit (Motilität) – warum die Augenmuskeln wichtig sind**

Bei der Prüfung der Augenbeweglichkeit bittet man den Patienten, seine Augen in 6 Blickrichtungen zu bewegen. So prüft man, ob beide Augen allen Blickrichtungen folgen können. Lähmungen, Narben oder Tumoren können die Ursachen für Auffälligkeiten sein.

> Bei der Prüfung der Augenbeweglichkeit wird untersucht, ob beide Augen allen Blickrichtungen folgen können

> **Prüfung der Motilität: 6 Blickrichtungen**
> - Nach rechts oben
> - Nach rechts
> - Nach rechts unten
> - Nach links oben
> - Nach links
> - Nach links unten

Tränende Augen sind das Hauptsymptom einer Tränenwegverengung

■ **Tränenwegspülung – wie spült man Tränenwege?**

Tränende Augen (Epiphora) sind das Hauptsymptom einer Tränenwegverengung (Stenose). Bei Verdacht auf eine Stenose muss man den Tränenweg spülen und damit die Durchgängigkeit prüfen.

> **Material für die Tränenwegspülung**
> — Augentropfen zur örtlichen Betäubung
> — Tupfer
> — Sonde zur Erweiterung des Tränenpünktchens (Dilatator)
> — Tränenweghohlkanüle
> — 2-ml-Spritze mit physiologischer Kochsalzlösung

Zunächst betäubt man das Auge mit Augentropfen. Anschließend wird das Tränenpünktchen mit der Sonde vorsichtig erweitert; man nennt das Dilatation. Nun spült man mit Hohlkanüle und Kochsalz den Tränenweg durch das Tränenpünktchen. Bei glattem Durchfluss spürt der Patient die Kochsalzlösung im Rachenraum, weil sie über den unteren Nasengang in den Rachen läuft. Von einem Tränenwegverschluss spricht man, wenn die Spüllösung nicht abfließen kann, sondern überläuft. Bei nicht durchgängigem Tränenweg sind weitere Untersuchungen (Tränenwegdarstellung, Endoskopie), eine Tränenwegsondierung oder manchmal sogar eine Tränenwegoperation erforderlich (▶ Kap. 10).

6.3 Spaltlampenuntersuchung – Augen unter dem Mikroskop

Die Spaltlampenuntersuchung ist wichtig: Der vordere Augenabschnitt wird beurteilt

Die Spaltlampe (◘ Abb. 6.4) ist ein wichtiges Instrument des Augenarztes. Augenlid, Bindehaut (Konjunktiva), Lederhaut (Sklera), Hornhaut (Kornea), Vorderkammer, Regenbogenhaut (Iris), Augenlinse und Teile des Glaskörpers kann man mit ihr vergrößert betrachten. Man beurteilt auch die Bindehaut unter dem Oberlid. Dazu klappt man dieses nach außen um: Man ektropioniert es.

Auch das Tränenpünktchen verdient besondere Aufmerksamkeit: Es pumpt die Tränenflüssigkeit in den Tränenkanal ab. Um diese Funktion zu erfüllen, muss das Tränenpünktchen in den Tränensee des Auges eintauchen, also anliegen. Steht das Tränenpünktchen ab (Eversio puncti lacrimalis), so kann es seine Pumpfunktion nicht erfüllen.

6.3 · Spaltlampenuntersuchung – Augen unter dem Mikroskop

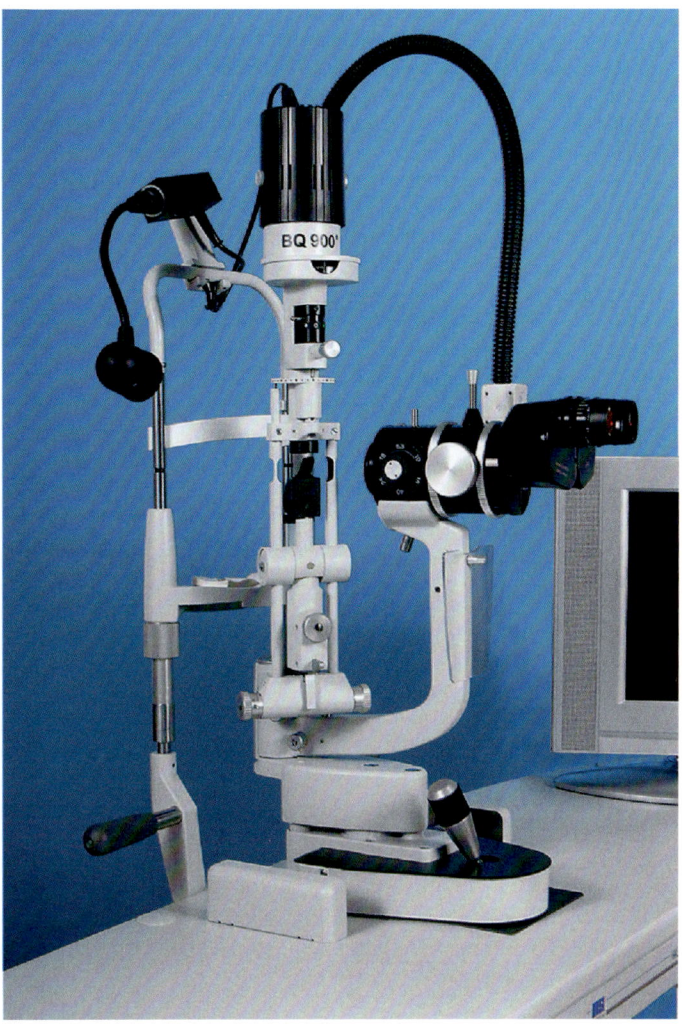

Abb. 6.4 Spaltlampe. (Aus Grehn 2012, S. 42)

Wie funktioniert die Spaltlampe?

Die Spaltlampe besteht aus Lichtquelle und Stereomikroskop. Der Lichtstrahl lässt sich in Richtung, Höhe, Breite und Farbe verändern, und auch der Grad der Vergrößerung ist wählbar. Bei diffuser Beleuchtung verschafft sich der Augenarzt einen Überblick. Mit maximaler Vergrößerung kann er einzelne Auffälligkeiten ganz genau betrachten. An der Spaltlampe lassen sich Vorderkammer, Tränenfilm, Hornhautdicke, Hornhautdurchmesser und Hornhautsensibilität beurteilen. Nimmt man ein Dreispiegelkontaktglas hinzu, so kann man zusätzlich Kammerwinkel, Netzhaut und Sehnervkopf untersuchen.

> An der Spaltlampe lassen sich Vorderkammer, Tränenfilm, Hornhautdicke, Hornhautdurchmesser und Hornhautsensibilität beurteilen

Was ist der Tyndall-Effekt?

Der Tyndall-Effekt lässt sich mit einem Lichtstrahl im Nebel vergleichen. Die Vorderkammer ist beim gesunden Auge optisch klar. Manchmal – beispielsweise bei einer Entzündung der Regenbogenhaut (Iritis) – schwitzt die Iris Proteine aus. Die Folge: In der Vorderkammer wird es „neblig", der Lichtstrahl der Spaltlampe wird in der Vorderkammer erkennbar; man spricht vom Tyndall-Effekt.

Hornhautsensibilität – wie wird sie geprüft?

Entzündungen, Verletzungen, Operationen und Tumoren können zu einer reduzierten Hornhautsensibilität führen.

Man kann eine Hornhautsensibilitätsprüfung mit Reizhaaren oder einem standardisierten Nylonfaden (Ästhesiometer) einfach durchführen. Für alle Verfahren gilt: Natürlich darf man vor Prüfung der Empfindlichkeit die Hornhaut nicht mit Augentropfen betäuben.

Eine reduzierte Hornhautempfindlichkeit kann beispielsweise ein Hinweis für eine Herpesinfektion sein. Mögliche Folgen einer herabgesetzten Empfindlichkeit der Hornhaut: verminderte Tränensekretion, verminderte Lidschlagfrequenz, Benetzungsstörungen.

Vitalfärbung – was man mit Fluoreszein erkennt

Vitalfärbung nennt man das Anfärben von lebendem Gewebe. Fluoreszein wird in der Augenheilkunde meist als Farbstoff verwendet. Man bekommt ihn in Form von Teststreifen oder als Augentropfen. Untersucht man an der Spaltlampe mit Fluoreszein, so wird ein Blaufilter in den Strahlengang geschwenkt, da Fluoreszein nur bei Beleuchtung mit blauem Licht grün leuchtet.

Defekte im Hornhautepithel – beispielsweise bei einer Hornhautschürfung (Erosio) – lassen sich mit Fluoreszein anfärben und so leichter erkennen. Auch der Tränenfilm lässt sich angefärbt besser beurteilen. Die Tränenfilmaufreißzeit (Break-up-time = BUT) liefert einen genauen Messwert: Sie beträgt normalerweise mindestens 10 s. Beim trockenen Auge ist sie deutlich verkürzt.

Der Sitz formstabiler Kontaktlinsen auf der Hornhaut kann nur bei angefärbtem Tränenfilm richtig beurteilen werden.

Was ist der Seidel-Test?

Mit dem Seidel-Test kann man prüfen, ob eine Undichtigkeit im Schnittbereich nach Kataraktoperationen oder eine Perforation nach Verletzung vorliegt. Man färbt den Tränenfilm an und prüft, ob Kammerwasser austritt: Kammerwasser verdünnt das Fluoreszein an undichten Stellen und der Tränenfilm leuchtet hell auf.

- **Was kann man bei der Inspektion des Kammerwinkels (Gonioskopie) sehen?**

Mithilfe eines Kontaktglases, welches auf das Auge gesetzt wird, ist eine genaue Untersuchung des Kammerwinkels möglich. Bei weitem Kammerwinkel kann der Augenarzt Schwalbe-Linie, Trabekelwerk, Skleralsporn und Ziliarkörper sehen. Ein sehr enger Kammerwinkel liegt vor, wenn nur die Schwalbe-Linie erkennbar ist. Es besteht die Gefahr eines Winkelblocks.

> Mithilfe eines Kontaktglases, welches auf das Auge gesetzt wird, ist eine genaue Inspektion des Kammerwinkels möglich

6.4 Augeninnendruckmessung: Non-Contact- oder Goldmann-Tonometer?

- **Goldmann-Tonometer – wie misst man den Augeninnendruck?**

Bei der Messung mit dem Goldmann-Tonometer (◘ Abb. 6.5) wird ein Messköpfchen vorsichtig auf die Mitte der Hornhaut aufgesetzt; man spricht von Applanation. Sichtbar werden 2 Fluoreszeinringe. Der Untersucher bringt die Fluoreszeinringe mit einer Stellschraube in die richtige Position zueinander und liest den Augeninnendruck seitlich ab. Der Normalwert beträgt 14–21 mm Quecksilbersäule (mm Hg). Vor der Messung des Augeninnendrucks muss man die Augen mit Augentropfen betäuben und den Tränenfilm mit Farbstoff (Fluoreszein) anfärben.

> Bei der Messung mit dem Goldmann-Tonometer wird ein Messköpfchen vorsichtig auf die Mitte der Hornhaut gesetzt; man spricht von Applanation

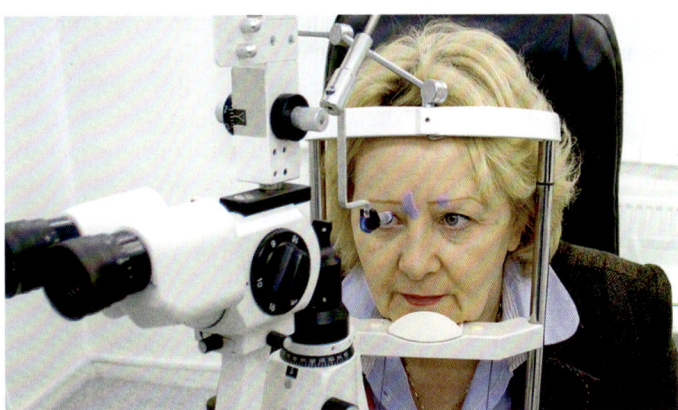

◘ **Abb. 6.5** Goldmann-Tonometer. (© Remzi/▸ shutterstock.com)

> **Tipp**
>
> Goldmann-Tonometer müssen regelmäßig geeicht werden.

Wie misst das Non-Contact-Tonometer?

Das Non-Contact-Tonometer misst mit einem Luftstoß den Augeninnendruck

Das Non-Contact-Tonometer misst mit einem Luftstoß den Augeninnendruck. Man sollte Patienten vor der Messung darauf vorbereiten, damit sie nicht erschrecken. Die Messung lässt sich im Rahmen der Voruntersuchungen von der medizinischen Fachangestellten durchführen (▶ Kap. 5).

6.5 Untersuchungen von Netzhaut und Sehnerv

> **Bewährte Methoden zur Untersuchung von Netzhaut und Sehnerv**
> - Dreispiegelkontaktglas an der Spaltlampe
> - Lupe an der Spaltlampe
> - Augenspiegel – direkte Ophthalmoskopie
> - Kopfophthalmoskop und Lupe – indirekte Ophthalmoskopie

Dreispiegelkontaktglas – warum haben manche Kontaktgläser 3 Spiegel?

Durch das Kontaktglas wird die Brechkraft der Hornhaut aufgehoben; eine Untersuchung des Augenhintergrundes wird so möglich

Das Dreispiegelkontaktglas ermöglicht eine direkte Spaltlampenmikroskopie der Netzhaut. Durch das Kontaktglas wird die Brechkraft der Hornhaut aufgehoben; eine Untersuchung des Augenhintergrundes wird so möglich.

Kontaktgläser haben meist eine zentrale Zone, hier ist der Durchblick gerade auf die dahinterliegende Netzhaut gerichtet. Das Dreispiegelkontaktglas hat zusätzlich Spiegel, die schräg im Winkel von 120 ° zueinander stehen. Sie sind so angeordnet, dass man die Netzhautmitte, Randbereiche der Netzhaut und sogar den Kammerwinkel 10-fach vergrößert betrachten kann. Untersucht man mit dem Dreispiegelkontaktglas, so muss man den Spiegel an die gegenüberliegende Seite der Stelle setzen, die man betrachten möchte. Besonders die Randbereiche der Netzhaut (Peripherie) lassen sich auf diese Weise gut untersuchen.

6.5 · Untersuchungen von Netzhaut und Sehnerv

Vorbereitung zur Kontaktglasuntersuchung
- Betäubungstropfen geben
- Kontaktglas mit Methylzellulosegel füllen
- Ggf. Luftblasen aus dem Gel entfernen

Tipp

Bei der Vorbereitung gibt man etwas Gel auf das Kontaktglas. Dabei sollte man darauf achten, dass sich keine Luftblasen im Gel befinden. Geltuben verhalten sich übrigens ähnlich wie Ketchupflaschen, daher sollten sie auf dem Deckel stehend aufbewahrt werden.

- **Was lässt sich mit der Lupe an der Spaltlampe untersuchen?**

Netzhautmitte und Sehnervkopf lassen sich an der Spaltlampe mithilfe einer 90-dpt-Lupe – sogar bei enger Pupille – beurteilen. Kriterien für die Beurteilung des Sehnervkopfes sind: Farbe, Größe, Randschärfe und Größe der Mulde (Exkavation).

> Netzhautmitte und Sehnervkopf lassen sich an der Spaltlampe mithilfe einer 90-dpt-Lupe – sogar bei enger Pupille – beurteilen

- **Direkte und indirekte Netzhautuntersuchung – wo liegt der Unterschied?**

Am Anfang war der Augenspiegel (◘ Abb. 6.6). Er liefert ein aufrechtes, seitengleiches, 15-fach vergrößertes Bild; man spricht von direkter Ophthalmoskopie. Arzt und Patient sitzen sich gegenüber. Damit die Nasen nicht stören, untersucht der

> Der Augenspiegel liefert ein aufrechtes, seitengleiches Bild; man spricht von direkter Ophthalmoskopie

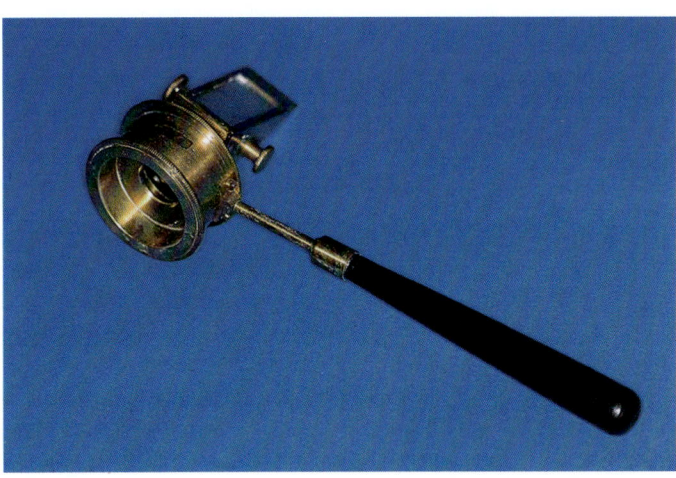

◘ **Abb. 6.6** Augenspiegel nach Helmholtz aus dem Jahr 1850. (Aus Grehn 2012, S. 25)

Arzt mit seinem rechten Auge das rechte Auge des Patienten und mit seinem linken Auge das linke Auge des Patienten.

Der Sehnervkopf (Papille) rückt ins Bild, wenn der Patienten auf das Ohr des Arztes schaut. Blickt der Patienten direkt ins Licht, so wird die Netzhautmitte (Makula) sichtbar. Abschließend lässt man den Patienten in alle Richtungen blicken: Netzhautgefäße und die mittlere Netzhaut zeigen sich.

Verwendet der Augenarzt zur Untersuchung des Augenhintergrundes eine Lupe, so spricht man von indirekter Ophthalmoskopie. Mit dieser Untersuchungsmethode kann man sich einen Überblick über den gesamten Augenhintergrund verschaffen. Sie hat den Nachteil, dass man ein umgekehrtes, seitenverkehrtes Bild betrachtet.

Patient und Untersucher sitzen sich meist im Abstand von einer Armlänge gegenüber. Während der Augenarzt das Patientenauge mit dem Kopfophthalmoskop (Abb. 6.7) beleuchtet, hält er eine Lupe in den Strahlengang und untersucht so den Augenhintergrund. Dabei lässt er den Patienten im Uhrzeigersinn in alle Richtungen blicken. Diese Untersuchungsmethode erfordert viel Übung. Optimal weit getropfte Pupillen und Patienten, die gut mitarbeiten, erleichtern die Untersuchung erheblich.

Vorsatzlupen haben eine Brechkraft von + 16 bis + 30 dpt und liefern eine 2- bis 4-fache Vergrößerung.

> Verwendet der Augenarzt zur Untersuchung des Augenhintergrundes eine Lupe, so spricht man von indirekter Ophthalmoskopie. Sie liefert ein umgekehrtes, seitenverkehrtes Bild der Netzhaut

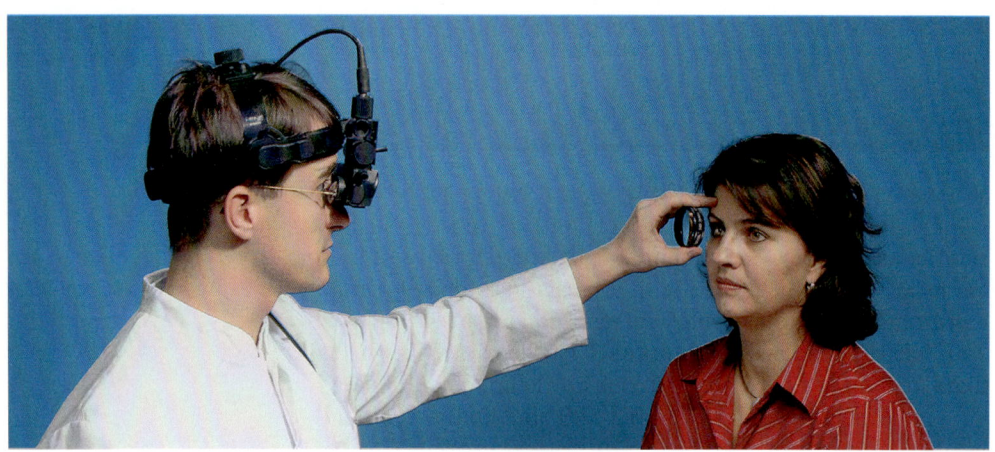

Abb. 6.7 Kopfophthalmoskop. (Aus Grehn 2012, S. 26)

6.6 Bildgebende Untersuchungen – was man alles darstellen kann

Bildgebende Untersuchungsverfahren
- Optische Kohärenztomografie der Makula (Makula-OCT)
- Optische Kohärenztomografie des Sehnervkopfes (Papillen-OCT)
- OCT-Angiografie
- Fluoreszenzangiografie (FLA)
- Tomografie des Sehnervkopfes (HRT)
- Pachymetrie
- Fundusfotografie
- Ultraschalluntersuchung (SonografieUltraschalluntersuchung)
- Biometrie
- IOL-Master
- Elektrookulografie (EOG)
- Elektroretinogramm (ERG)
- Visuell evozierte Potenziale (VEP)

■ **Wichtig für alle Messungen: Tränenfilm, Pupillenweite, Sitzposition**

Damit der Tränenfilm stabil ist, hat es sich bewährt, vor der Messung einmalig ein Tränenersatzmittel zu tropfen.

Der Untersuchungsraum sollte etwas abgedunkelt werden, damit die Pupillen des Patienten bei der Messung ausreichend weit sind. Bei sehr engen Pupillen kann die Erweiterung der Pupillen durch Augentropfen hilfreich sein.

Vor der Messung bringt man den Patienten nun noch in die richtige Sitzposition: Kinn und Stirn des Patienten sollten fest anliegen.

„Bitte schließen Sie die Augen jetzt noch einmal. Anschließend lassen Sie die Augen bitte weit geöffnet und schauen auf das Fixierlicht, bis die Messung vorüber ist."

> Der Untersuchungsraum sollte etwas abgedunkelt werden, damit die Pupillen des Patienten bei der Messung ausreichend weit sind

Ablauf einer bildgebenden Untersuchung
- Ggf. Refraktionswerte einstellen
- Tränenersatzmittel tropfen
- Sitzposition des Patienten optimieren
- Untersuchungsraum abdunkeln
- Messung durchführen

Wie misst der Heidelberg Retina Tomograf (HRT)?

Der Heidelberg Retina Tomograf arbeitet mit einer konfokalen Laser-Scanner-Technik. Dabei tastet ein Diodenlaser (670 nm) die Oberfläche des Sehnervkopfes und die angrenzende Netzhaut schichtweise ab. Die Intensität der reflektierten Strahlen wird gemessen und anschließend wird aus den Messwerten ein dreidimensionales Bild erstellt. Die Untersuchung ist für den Patienten schmerzlos und unschädlich.

Vor Beginn der Messung müssen die Refraktionswerte des Patienten berücksichtigt werden: Sphärische Werte stellt man vorn am Gerät an einer Stellschraube ein. Zylindrische Gläser steckt man in der korrekten Achslage vor (siehe Markierung). Kontaktlinsenträger werden ohne zusätzliche optische Korrektur untersucht.

Bei einer Erstmessung musste früher eine Konturlinie auf den Rand des Sehnervkopfes gezeichnet werden, bevor die Auswertung beginnen konnte. Neue Geräte werten die Messdaten eigenständig aus. Kontrollmessungen zeigen Veränderungen auf, indem die aktuellen Messwerte mit Vorbefunden verglichen werden.

Der HRT tastet mit einem Messlaser die Oberfläche des Sehnervkopfes und der angrenzenden Netzhaut schichtweise ab und erstellt ein dreidimensionales Bild

Wie beurteilt man die Qualität einer Messung?

Die Standardabweichung sagt viel aus über Qualität und Verwertbarkeit einer Messung.

▶ **Beispiel**

Tomografie des Sehnervkopfes: Ist die Standardabweichung größer als 25 μm, sollte man die Aufnahme wiederholen. Ein Wert unter 10 μm ist exzellent. ◀

Was wird bei der Tomografie des Sehnervkopfes untersucht?

Sehnervköpfe sind auch bei gesunden Augen im Hinblick auf Farbe, Größe und Form der Mulde (Exkavation) verschieden. Manchmal ist eine Beurteilung allein mit dem bloßen Auge schwierig. Besonders in diesen Fällen, bei grenzwertigem Augeninnendruck und zur Verlaufskontrolle bei bestehendem Glaukom liefert die Tomografie des Sehnervkopfes wertvolle Messwerte. Bei der Untersuchung mit dem Heidelberg Retina Tomograf (HRT) wird der Sehnervkopf dreidimensional vermessen. Ein anfänglicher Krankheitsverdacht lässt sich so manchmal sogar ausräumen.

Die Tomografie ist für den Patienten schmerzlos und unschädlich

6.6 · Bildgebende Untersuchungen – was man alles darstellen kann

■ **Wie arbeitet die optische Kohärenztomografie (OCT)?**

Die optische Kohärenztomografie ist vergleichbar mit einer Ultraschalluntersuchung. Auch sie bietet die Möglichkeit, einzelne Gewebeschichten genau darzustellen. Dazu wird bei der OCT-Messung Licht anstelle von Schall verwendet. Eine Vielzahl von Scans führen zu einem vollständigen 3D-Bild. Die Eindringtiefe beträgt 1 bis 3 mm. Die Lichtquelle ist vollkommen unschädlich. Netzhautmitte (Makula), Sehnervkopf (Papille), Kammerwinkel und Hornhaut lassen sich so Schicht für Schicht untersuchen und vermessen. Krankhafte Veränderungen kann man genau erkennen: „Zugbänder" zeigen sich beim Traktionssyndrom, kleine Bläschen werden beispielsweise beim zystoiden Makulaödem sichtbar.

> Die OCT bietet die Möglichkeit, Makula, Papille, Kammerwinkel und Hornhaut genau zu untersuchen und zu vermessen

■ **Wie entstehen die Bilder bei einer OCT-Angiografie?**

Die OCT-Angiografie hat sich aus der optischen Kohärenztomografie entwickelt. Sie bildet den Blutfluss im Gewebe ab. Dabei werden viele Scans an exakt den gleichen Positionen gemessen, Unterschiede werden analysiert und so wird der Blutfluss dargestellt. Die OCT-Angiografie stellt eine wichtige Ergänzung bei der Diagnostik von Augenerkrankungen dar.

■ **Was genau wird bei der Fluoreszenzangiografie (FLA) untersucht?**

Bei der Fluoreszenzangiografie wird ein Farbstoff (Fluoreszein) in die Armvene gespritzt. Anschließend wird mit einer Fotoserie vom Augenhintergrund die Verteilung des Farbstoffes dokumentiert. Kranke Gefäße, aus denen Flüssigkeit ins umliegende Gewebe austritt (Leckagen), und Gefäßverschlüsse mit verminderter Durchblutung (Füllungsdefekte) lassen sich so erkennen.

■ **Was ist die Pachymetrie?**

Die Hornhautdicke wird mit dem Pachymeter gemessen. Die Maßeinheit der Hornhautdicke ist Mikrometer. Die durchschnittliche Hornhautdicke beträgt von 550 μm. Hornhautdicke und Grad der Fehlsichtigkeit sind bei der Korrektur von Fehlsichtigkeiten mit dem Excimerlaser entscheidend. Mithilfe dieser Werte kann man berechnen, ob die Hornhaut eines Patienten für solch einen Eingriff dick genug ist (► Kap. 11).

■ **Welchen Vorteil bietet die Fundusfotografie bei enger Pupille?**

Einige Funduskameras können heute große Teile der Netzhaut ohne vorherige Pupillenerweiterung darstellen. Dieses Fundusfoto bietet den Vorteil gegenüber einer Untersuchung bei erweiterten Pupillen: Der Patient kann anschließend direkt

> Einige Funduskameras können große Teile der Netzhaut auch ohne Pupillenerweiterung darstellen

einen PKW führen und muss nicht abwarten, bis die Pupillen wieder eng sind. Veränderungen, die im äußeren Randbereich der Netzhaut liegen, kann man so allerdings nicht erkennen.

▪ Ultraschalluntersuchung – wie entstehen A-Bild und B-Bild?

Die Tatsache, dass verschiedene Gewebe einen unterschiedlichen Schallwiderstand haben, führt zu Echos an den Grenzflächen. Der Schallkopf wandelt sie in Lichtpunkte auf dem Bildschirm um.

Im A-Bild (A = Amplitude) wird das Echo von der Nulllinie ausgehend dargestellt. Beim B-Bild (B = Brightness) werden die Echos mit unterschiedlicher Helligkeit dargestellt. Man erhält einen echografischen Schnitt durch verschiedene Gewebearten.

> Biometrie nennt man die Messung der Längsachse des Auges mittels A-Bild

Biometrie nennt man die Messung der Längsachse des Auges mittels A-Bild. Aus dem Wert der Längsachse und den Krümmungsradien der Hornhaut lässt sich genau berechnen, welche Brechkraft eine Kunstlinse haben muss, um später – beispielsweise nach einer Kataraktoperation – das zu operierende Auge optimal zu korrigieren.

> Das B-Bild ist besonders wichtig bei fehlendem Einblick ins Auge

Das B-Bild ist besonders wichtig bei fehlendem Einblick ins Auge. Bei einer massiven Linsentrübung kann man beispielsweise nur mithilfe der Sonografie ausschließen, dass die Netzhaut abgelöst ist oder sich ein Tumor hinter der Linsentrübung befindet. Auch die Augenhöhle lässt sich sonografisch auf Tumorbildung oder Muskelverdickungen untersuchen. Verdickte Augenmuskeln kommen im Zusammenhang mit Schilddrüsenerkrankungen vor; man spricht von endokriner Orbitopathie (▶ Kap. 2).

▪ Was misst man mit dem IOL-Master?

Mit dem IOL-Master führt man eine optische Laser-Biometrie durch. Mit einem Mess-Laser werden Achslänge, Hornhautradien und Vorderkammertiefe gemessen. Die Messung erfolgt berührungslos, hochpräzise und völlig schmerzfrei. Mit dem IOL-Master kann man die Intraokularlinse genau berechnen. Dazu stehen verschiedene Formeln und Konstanten zur Verfügung.

▪ Was geschieht bei der Elektrookulografie (EOG)?

> Mit der Elektrookulografie prüft man die Funktion der Farbzellschicht

Mit der Elektrookulografie prüft man die Funktion der Farbzellschicht. Dazu werden 2 Hautelektroden an der Schläfe befestigt und der Patient wird gebeten, 2 Lichtpunkte abwechselnd zu fixieren. Die Messergebnisse bei hellem und dunklem Umfeld führen zu einer Bewertung der Farbzellschichtfunktion. Auch Medikamentenschäden lassen sich frühzeitig feststellen, noch bevor sie für den Augenarzt am Augenhintergrund sichtbar werden.

- **Was prüft man mit dem Elektroretinogramm (ERG)?**

Das Elektroretinogramm prüft die Netzhautfunktion. Mit dieser Untersuchung kann man Veränderungen der Netzhautfunktion frühzeitig feststellen, noch bevor der Patient Beschwerden hat.

Bei dieser Untersuchung wird gezielt die Funktion der Sinneszellen geprüft. Über eine Hornhautelektrode wird die Wirkung von Lichtreizen auf die Netzhaut gemessen. Mithilfe dieser Methode lässt sich erkennen, welche Sinneszellen – Zapfen oder Stäbchen – von einer Erkrankung betroffen sind.

> Das Elektroretinogramm prüft die Netzhautfunktion

- **Was sind visuell evozierte Potenziale (VEP)?**

Sehnerverkrankungen lassen sich mit der VEP-Untersuchung feststellen. Optische Signale lösen eine Reizantwort aus. Diese kann mit Elektroden am Hinterkopf über der Sehrinde des Gehirns gemessen werden. Eine Sehnerventzündung führt beispielsweise zu einer verringerten Nervenleitgeschwindigkeit.

> Sehnerverkrankungen lassen sich mit der VEP-Untersuchung feststellen

Literatur

Grehn F (2012) Augenheilkunde, 31. Aufl. Springer, Heidelberg

Patient Kind

Inhaltsverzeichnis

7.1 Visusprüfung – wie prüft man die Sehschärfe bei Kindern richtig? – 117

7.2 Fehlbildungen – wie angeborene Augenkrankheiten entstehen – 120

7.3 Augenentzündung beim Kind – was sind die Ursachen? – 125

7.4 Kinderbrillen – was muss man beachten? – 127

7.5 Sehschule – welche Aufgaben hat die Orthoptistin? – 128

7.6 Patient „Frühchen" – was ist die Retinopathia praematurorum? – 130

Literatur – 132

© Der/die Autor(en), exklusiv lizenziert an Springer-Verlag GmbH, DE, ein Teil von Springer Nature 2025
B. Hartmann, W. Goertz, *Arbeitsplatz Augenpraxis*, https://doi.org/10.1007/978-3-662-71298-6_7

Es kann eine Herausforderung sein, Kinder zu untersuchen. Sie können krakeelen, heulen, schluchzen und schreien. Manchmal findet man nichts, um den Unmut des Kindes zu stillen. Bei solch übellaunigen Patienten muss man die Untersuchung abbrechen, einen neuen Termin vereinbaren und auf bessere Stimmung hoffen. Denn auch unter schwierigen Untersuchungsbedingungen dürfen wir nichts übersehen.

■ Früherkennung beim Kleinkind – warum die U7 so wichtig ist

Vorsorgeuntersuchungen zur Früherkennung von Krankheiten sind besonders bei Kindern wichtig. Eine lebenslange Sehminderung lässt sich in manchen Fällen so verhindern. Nur die Untersuchung beim Augenarzt bringt letzte Klarheit. Eltern, die die Vorsorgeuntersuchung im 2. oder 3. Lebensjahr verpassen, bekommen zuweilen die betrübliche Nachricht, dass ihr Kind durch das Schielen eine Sehschwäche entwickelt hat. Dann ist wichtige Zeit vergangen.

Die Vorsorgeuntersuchung U7 wird im Idealfall im Alter von 2 Jahren durchgeführt

Die Vorsorgeuntersuchung U7 wird im Idealfall im Alter von 2 Jahren durchgeführt. Eine Sehschwäche (Amblyopie-Sehschwäche) lässt sich bereits in diesem Alter feststellen und behandeln. Hier gilt: Je früher man mit der Behandlung beginnt, desto größer sind die Erfolgsaussichten.

Warnsymptome liefern wichtige Hinweise auf mögliche Augenerkrankungen

Die Befragung der Eltern nach Vorgeschichte (Anamnese) und aktuellen Auffälligkeiten liefert uns wichtige Hinweise auf mögliche Augenerkrankungen.

> **Warnsymptome für Augenerkrankungen bei Kindern**
> - Schielen
> - Auffällige Kopfhaltung
> - Weiße Pupillen
> - Augenzittern
> - Extrem große Augen
> - Heftiges Augenreiben
> - Fehlende Zeichen des Erkennens
> - Eine schlechte Hand-Augen-Koordination (das Kind greift daneben)
> - Fehlender Tag-Nacht-Rhythmus

Aufmerksame Eltern und die Vorsorgeuntersuchung im 2. oder 3. Lebensjahr beim Augenarzt sind das Wichtigste, um Augenkrankheiten bei Kindern rechtzeitig zu erkennen.

Unsere ersten Lebensjahre – wenn sich die Sehschärfe entwickelt

Wir werden nicht mit voller Sehschärfe geboren. Sie entwickelt sich erst mit der Zeit: In den ersten 2 Monaten unseres Lebens sehen wir nur schemenhaft, erkennen aber schon Gesichter und können mit einem Lächeln antworten. Ab dem 3. Monat verbessert sich unsere Sehschärfe. Wir werden neugierig, führen Gegenstände zum Mund und „begreifen" sie. Wir drehen den Kopf, wenn unser Interesse beispielsweise durch ein Geräusch geweckt wird. Unser räumliches Sehen und die Farbwahrnehmung sind im Normalfall jetzt schon vorhanden. Mit ½ Jahr werden wir mobil. Wir beginnen mit dem Krabbeln und erkunden unsere Umgebung.

Endlich, mit 9 Monaten, erreichen wir die volle Sehschärfe: Kleinste Krümel werden beim Krabbeln entdeckt und freudig bejubelt. Wir erkennen Dinge wieder und fangen an, sie zu benennen. Ab dem 2. Lebensjahr kommt die Feinmotorik hinzu: Wir bauen Türme, spielen Ball und blättern in Bilderbüchern.

> Wir erreichen erst im Alter von 9 Monaten die volle Sehschärfe

7.1 Visusprüfung – wie prüft man die Sehschärfe bei Kindern richtig?

Jeder, der mit Kindern „Memory" gespielt hat, weiß, wie exzellent sie sich erinnern können. Beim Sehtest ist diese Fähigkeit gefährlich. Kinder können beispielsweise eine einseitige Sehschwäche tarnen, indem sie Sehzeichen erraten oder heimlich zwischen den Fingern hindurch mit beiden Augen gucken. Kinder halten den Sehtest für ein Spiel, sie könnten versuchen, uns zu überlisten.

> **Vorgehensweise beim Sehtest mit Kindern**
> – Die Sehschärfe für jedes Auge getrennt testen
> – Das schielende oder schwächere Auge zuerst prüfen
> – Das jeweils andere Auge mit einem Augenpflaster abkleben (◘ Abb. 7.1)

Warum ist das Augenpflaster bei Kindern für die Visusprüfung wichtig?

Unzureichendes Abdecken ist die häufigste Fehlerquelle bei der Prüfung der Sehschärfe von Kindern. Die Folge: Nicht das Sehen eines Auges, sondern das beidäugige Sehen wird geprüft. Eine einseitige Sehschwäche bleibt so unerkannt. Vermeiden kann man dies nur, indem man das jeweils andere

> Unzureichendes Abdecken ist die häufigste Fehlerquelle bei der Prüfung der Sehschärfe von Kindern

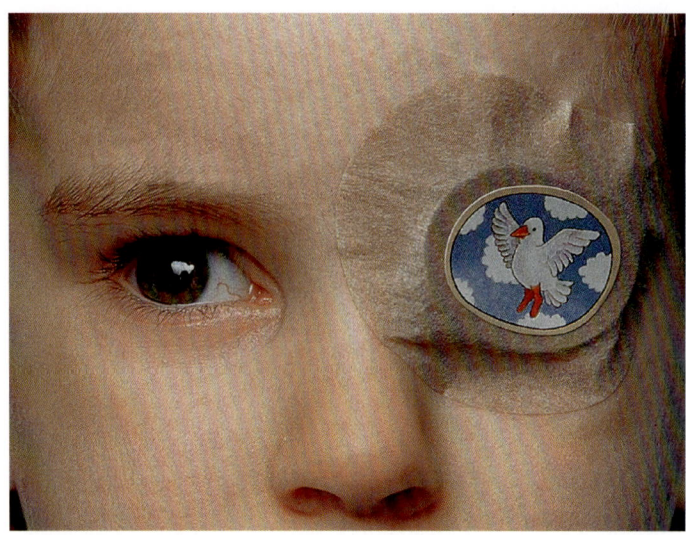

Abb. 7.1 Augenpflaster. (Aus Grehn 2012, S. 397)

Auge mit einem Augenpflaster vollständig abklebt. Dies wird leider vom kleinen Prüfling nicht immer toleriert.

In Ausnahmefällen kann man zum Abdecken eine Augenklappe aus Kunststoff verwenden. Sie muss dann aber fest sitzen, und man sollte mehrfach und sorgfältig überprüfen, ob der kleine „Pirat" nicht doch an irgendeiner Stelle an der Augenklappe vorbeiguckt.

Hygiene ist auch hier wichtig. Die Kunststoffklappe sollte unbedingt nach jedem Patienten desinfiziert werden. Textile Augenklappen kann man schlecht reinigen, daher sind diese ungeeignet; die „Augengrippe" lauert überall (▶ Kap. 2).

- **Welche Sehzeichen sind die Richtigen?**

Als Sehzeichen können E-Haken (◘ Abb. 7.2) oder Landolt-Ringe verwendet werden. Das Symbol „E-Haken" kann man dem kleinen Patienten zu Trainingszwecken mitgeben. Beim nächsten Termin brennt er dann darauf, sein Können zu demonstrieren, die Visusprüfung gelingt dann meist aus dem Effeff. „Kinderbilder" werden zu leicht erraten und sind als Sehzeichen daher ungeeignet.

Als Sehzeichen können E-Haken und Landolt-Ringe verwendet werden

> **Tipp**
>
> „Kinderbilder" sind zur Sehschärfenprüfung ungeeignet.

7.1 · Visusprüfung – wie prüft man die Sehschärfe bei Kindern richtig?

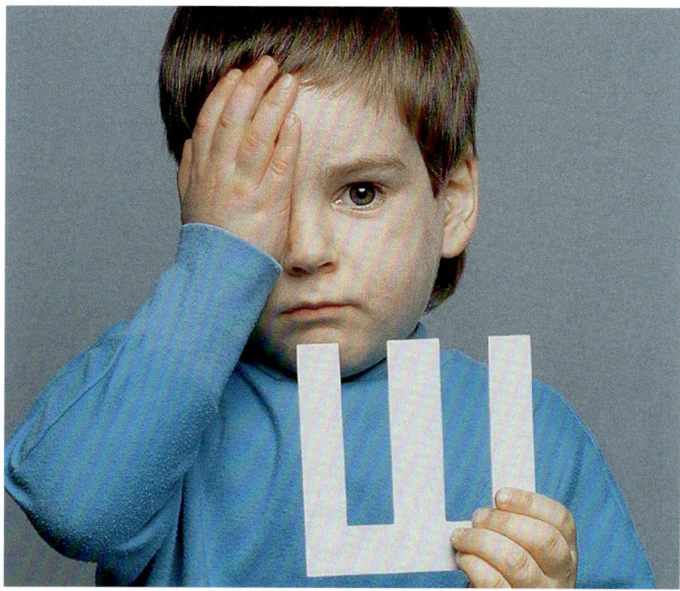

Abb. 7.2 Kind mit E-Haken in der Hand. (Aus Grehn 2012, S. 388)

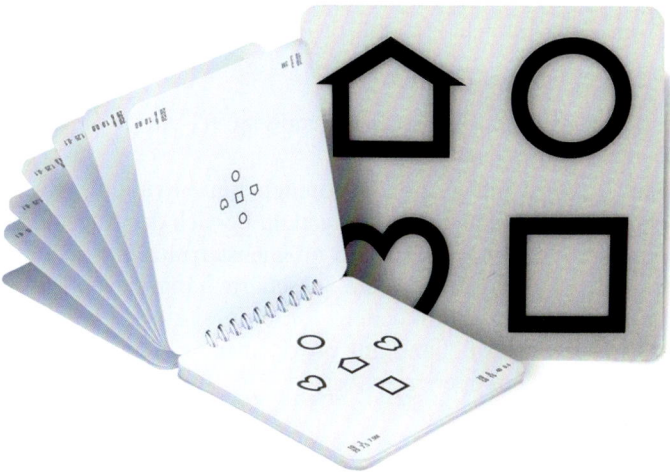

Abb. 7.3 Lea-Sehtest. (Mit freundliche Genehmigung der LEA Test Intl, LLC™)

„Haus, Kreis, Viereck und Apfel" sind die Symbole, die beim Lea-Test erkannt werden müssen. Er stammt aus Finnland und wurde von Frau Professor Lea Hyvärinen entwickelt. Der Vorteil: Kinder aller Entwicklungsstufen und Sprachen können beim Lea-Test mitmachen. Antwortkarten bieten sogar Kindern, die noch nicht sprechen können, die Möglichkeit zum Erfolg (Abb. 7.3).

Haus, Kreis, Viereck und Apfel sind die Symbole, die beim Lea-Test erkannt werden müssen

Lea-Sehtests gibt es als Ferntest (Prüfabstand: 3 m) und als Nahtest (Prüfabstand: 40 cm). Eine Reihe gilt als erkannt, wenn die Hälfte der Sehzeichen erkannt wird. Wird eine Reihe nicht vollständig benannt, so vermerkt man „p" (partiell) hinter der Visusangabe.

Bei sehr jungen Kindern, die noch nicht sprechen können, beginnt man den Lea-Test ausnahmsweise beidäugig. So gibt man dem Kind die Möglichkeit, die Symbole schneller zu erlernen.

> **Tipp**
>
> Bei Kleinkindern hat sich der Lea-Test besonders bewährt.

7.2 Fehlbildungen – wie angeborene Augenkrankheiten entstehen

Angeborene Fehlbildungen können genetisch bedingt, aber auch Folge einer Infektion sein

Angeborene Fehlbildungen können genetisch bedingt, aber auch Folge einer Infektion sein. Röteln, Windpocken, Gürtelrose, Syphilis und Toxoplasmose sind beispielsweise Infektionskrankheiten, die eine Linsentrübung beim ungeborenen Kind verursachen können. Hier gilt: Je früher es beim Ungeborenen zur Schädigung kommt, desto massiver sind die Auswirkungen.

▪ Kindliche Katarakt (Cataracta congenita) – was muss man wissen?

Jedes 2. Kind mit einer angeborenen Linsentrübung (Katarakt) hat zusätzliche Fehlbildungen im Bereich der Augen. Ein angeborener grauer Star sollte möglichst frühzeitig operativ behandelt werden. Die spätere Sehschärfe hängt davon ab, ob zusätzliche Augenkrankheiten vorliegen. Leider kommt es trotz rechtzeitiger Behandlung oft zu einer Sehschwäche (Amblyopie) auf dem operierten Auge.

▪ Angeborene Ptosis – wenn das Oberlid hängt

Ein hängendes Oberlid (Ptosis) oder verengte Lidspalten (Blepharophimose) können angeborene Lidfehlstellungen sein. Bedeckt das Oberlid die Pupille, so besteht auch hier die Gefahr, dass sich eine Sehschwäche (Amblyopie) entwickelt. Eine operative Therapie sollte daher rechtzeitig erfolgen.

▪ Das kindliche Glaukom – wenn hoher Augeninnendruck sichtbar wird

Erhöhter Augeninnendruck löst beim Kinderauge vor dem dritten Lebensjahr einen Wachstumsreiz aus. Die Folge: riesige Augen

Erhöhter Augeninnendruck löst beim Kinderauge vor dem 3. Lebensjahr einen Wachstumsreiz aus. Riesige Augen sind die Folge; man spricht vom Buphthalmus (◘ Abb. 7.4).

7.2 · Fehlbildungen – wie angeborene Augenkrankheiten entstehen

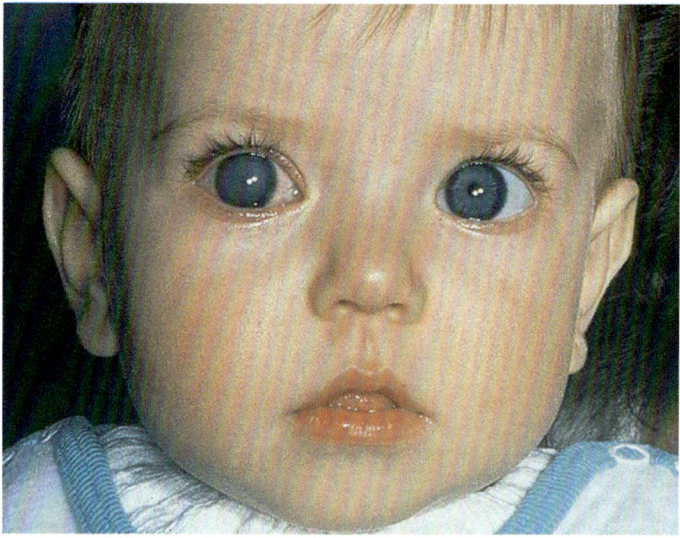

Abb. 7.4 Buphthalmus. Das rechte Auge ist aufgrund des angeborenen grünen Stares größer als das linke Auge. Die Hornhaut ist rechts getrübt. (Aus Grehn 2012, S. 334)

Die Ursache: Eine genetisch bedingte Fehlbildung des Kammerwinkels behindert den Abfluss des Kammerwassers, der Augeninnendruck steigt. Beim kindlichen Glaukom wird frühzeitig eine Glaukomoperation durchgeführt. Man versucht so den Augeninnendruck rasch zu senken, um eine Schädigung der Sehnerven zu verhindern.

Ursache Gendefekt: Anophthalmus, Mikrophthalmus, Aniridie, Kolobom und Optikusatrophie

Beim Anophthalmus ist ein Auge gar nicht vorhanden. Extrem kleine Augen findet man beim Mikrophthalmus. Fehlt die Regenbogenhaut, spricht man von Aniridie. Gewebelücken, sog. Kolobome, können in allen Bereichen des Auges vorkommen: Aderhaut-, Netzhaut, Sehnerv-, Linsen- und Iriskolobom (Abb. 7.5). Der Gewebedefekt ist wie eine Art Fenster. Man kann darunterliegende Strukturen erkennen, die sonst nicht sichtbar wären.

Bei der Mikropapille ist der Sehnervkopf sehr klein. Einen großen Sehnervkopf findet man beispielsweise bei einer Form von Sehnervkopfkolobom, der Morning-Glory-Anomalie (Abb. 7.6). Auch die angeborene Optikusatrophie ist genetisch bedingt. Diese Sehnerverkrankung ist die häufigste Ursache einer Sehbehinderung bei Kindern. Meist tritt sie direkt bei der Geburt auf. Geringe Sehschärfe, Farbsinnstörungen, erhöhte Blendempfindlichkeit, reduziertes Kontrastsehen und Gesichtsfeldausfälle sind die Symptome.

> Die Morning-Glory-Anomalie ist eine Form des Sehnervkopfkoloboms

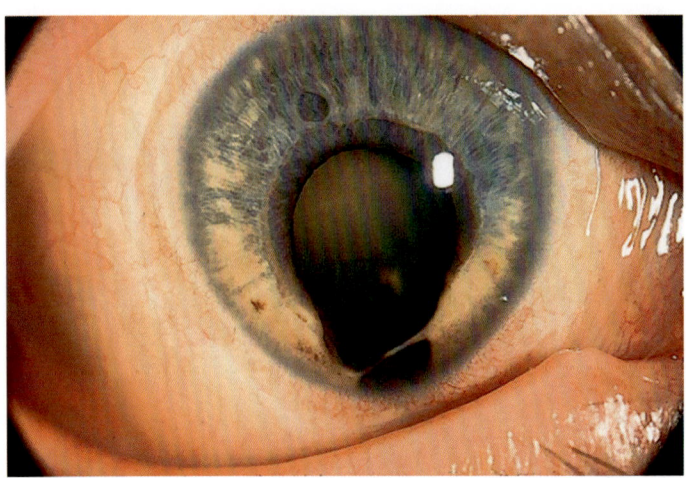

Abb. 7.5 Iriskolobom. Die Regenbogenhaut hat eine Gewebelücke. Man blickt durch die Lücke auf darunterliegende Strukturen, die sonst nicht sichtbar wären. (Aus Grehn 2012, S. 425)

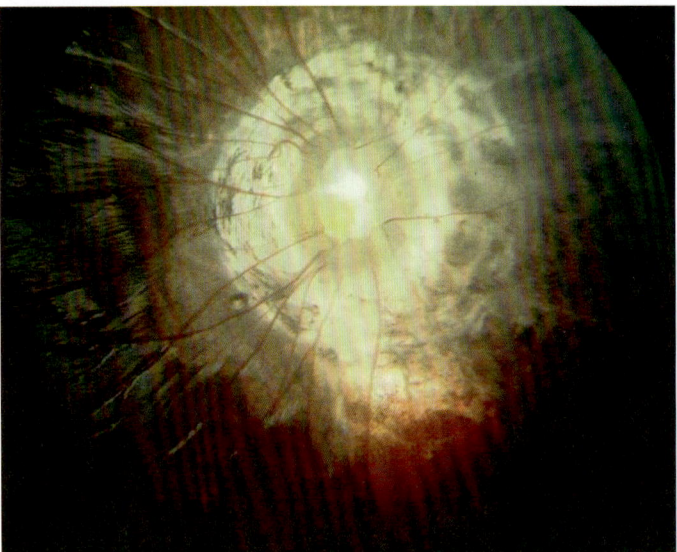

Abb. 7.6 Papillenkolobom. Man sieht einen großen Sehnervkopf mit einem eindrucksvollen Kolobom. (Aus: Papageorgiou et al. 2007)

Sehbehinderung – wenn sonderpädagogische Frühförderung wichtig wird

Eine Sehbehinderung liegt vor, wenn das Sehen beidseitig eingeschränkt ist und auch mit einer Brille nicht verbessert werden kann. Wichtige Maßnahme: frühzeitige sonderpädagogische Förderung. Zudem bieten Selbsthilfegruppen eine wertvolle Unterstützung.

> Eine Sehbehinderung liegt vor, wenn das Sehen beidseitig eingeschränkt ist und auch mit einer Brille nicht verbessert werden kann

Wann spricht man von einem Syndrom?

Syndrom nennt man eine genetische Veränderung, die zu einem typischen Erkrankungsbild an mehreren Organen führt. In diesen Fällen ist die Zusammenarbeit zwischen Kinderarzt, Neurologe, Radiologe und Augenarzt besonders wichtig.

Aniridie – warum die Ultraschalluntersuchung der Nieren wichtig ist

Bei der Aniridie fehlt die Regenbogenhaut (◘ Abb. 7.7). Zusätzlich findet man Fehlbildungen im Kammerwinkel. Die Folgen: grauer Star (Katarakt), grüner Star (Glaukom) und Hornhauttrübungen. Die Sehschärfe ist meist erheblich reduziert; es liegt eine Sehbehinderung vor. Bei Kindern mit Aniridie bildet sich manchmal ein Nierentumor. Zur Sicherheit sollten die Nieren dieser Kinder alle 3 Monate per Ultraschall untersucht werden.

Albinismus – wenn die Pigmentierung gestört ist

Auch Albinismus führt zur Sehbehinderung. Genetisch bedingt kommt es zu einer gestörten Pigmentierung von Haut, Haaren, Augen. Augenzittern (Nystagmus) tritt oft zusätzlich auf. Solche Pigmentierungsstörungen sind nicht immer auf den ersten Blick zu erkennen. Es gibt auch dunkelblonde Kin-

> Beim Albinismus kommt es genetisch bedingt zu einer gestörten Pigmentierung von Haut, Haaren und Augen

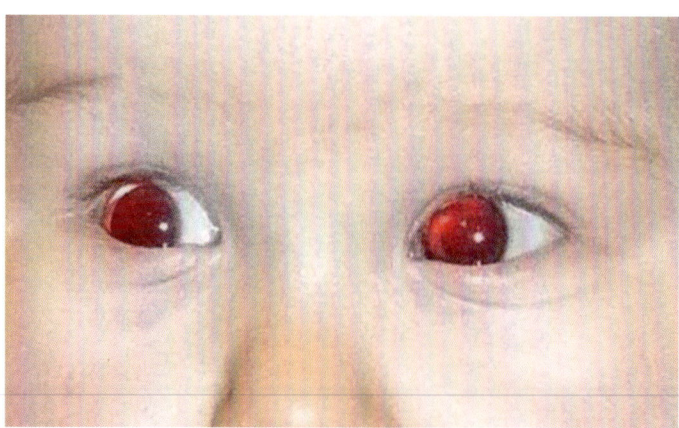

◘ **Abb. 7.7** Aniridie. Die Regenbogenhaut fehlt. (Aus Käsmann-Kellner und Seitz 2012, S. 187)

der mit Albinismus der Augen. Albinismus ist eine Erkrankung, die mit einer Entwicklungsstörung am Sehnerv, der Optikushypoplasie, einhergehen kann. Hier gilt: Je ausgeprägter die Sehnervkopfanomalie, desto schlechter ist die spätere Sehschärfe der Betroffenen.

▪ Was ist typisch für genetisch bedingte Makulopathien?

Morbus Best und Morbus Stargardt sind genetisch bedingt

Nicht nur der Sehnerv, auch die Stelle des schärfsten Sehens, die Makula, kann genetisch bedingt erkranken: Morbus Best und Morbus Stargardt (◘ Abb. 7.8) kommen vor. Veränderungen des Pigmentepithels führen dann zum typischen Aussehen der Makula: Beim Morbus Stargardt sieht man kleine gelbe Flecken in der Makula, für Morbus Best ist die Dotterform der Makula charakteristisch (▶ Kap. 2). Ausprägungsgrad und Sehschärfe können sehr variieren. Eine genetische Beratung ist für betroffene Familien sinnvoll. Der Genetiker kann sagen, mit welcher Wahrscheinlichkeit erkrankte Gene an die nächste Generation weitergegeben werden.

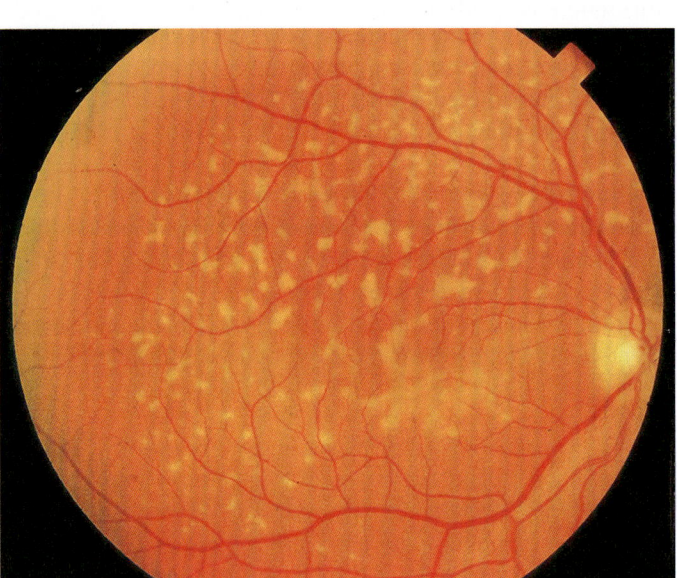

◘ **Abb. 7.8** Stargardtsche Makulopathie. Man sieht kleine gelbe Flecken in der Makula. (Aus Augustin und Collins 2001, S. 408)

7.3 Augenentzündung beim Kind – was sind die Ursachen?

Rote, verklebte, tränende, juckende Augen sind Zeichen einer Bindehautentzündung, auch beim Kind. Häufige Ursachen: Allergien (	 Abb. 7.9), Infektionen durch Bakterien oder Viren, aber auch Fremdkörper, die beim Spielen ins Auge gelangt sind. Manchmal entzündet sich die Tränendrüse; man spricht von Dakryoadenitis. Typische Symptome sind Schmerzen und die Schwellung des Oberlides im äußeren Bereich. Die Augenuntersuchung bringt Klarheit über die genaue Ursache.

▪ Juckende Augen – wenn eine Allergie die Ursache ist

Heuschnupfen ist die Immunantwort unseres Körpers auf Eiweißstoffe, die in Pollen oder Gräsern vorkommen; man nennt sie Allergene. Sie aktivieren das Gewebshormon Histamin. Die Folge: Schleimhäute schwellen an und bilden Sekret. Juckreiz, Brennen und Tränen der Augen, Niesreiz und Kratzen im Hals können auftreten. Auch Hausstaub und Tierhaare können allergische Reaktionen auslösen.

> Heuschnupfen ist die Immunantwort unseres Körpers auf Eiweißstoffe, die in Pollen oder Gräsern vorkommen; man nennt sie Allergene

▪ Was hilft bei einer Allergie?

Wichtigste Maßnahme: Allergene meiden! Antiallergische Augentropfen enthalten Cromoglicinsäure, Antihistaminika oder Kortison. Cromoglicinsäure hat einen verzögerten Wirkungseintritt und muss daher frühzeitig und regelmäßig getropft werden. Antihistaminika und Kortison sollte man nur im Bedarfsfall anwenden.

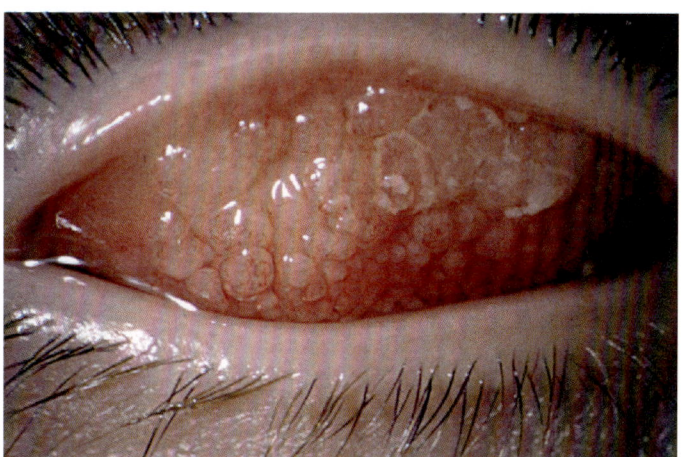

Abb. 7.9 Allergische Bindehautentzündung. Die Bindehaut ist geschwollen und gerötet. (Aus Grehn 2012, S. 94)

> **Hilfreich bei Heuschnupfen**
> – Kleidung täglich wechseln
> – Haare abends waschen
> – Lidränder reinigen (Wimpern sind Pollenträger)
> – Augen mit kaltem Wasser ausspülen und kühlen
> – Sonnenbrille tragen
> – Honig essen (natürliche Desensibilisierung)

Was ist die „Augengrippe"?

Die „Augengrippe" ist hochgradig ansteckend

Die „Augengrippe" wird durch Viren hervorgerufen. Sie ist hochgradig ansteckend und daher in Kindergärten, Schulen und Arztpraxen gefürchtet. So manche Einrichtung musste schon vorübergehend geschlossen werden, um Ansteckung zu vermeiden.

In der Praxis sollte man „verdächtige" Patienten möglichst schnell untersuchen und nicht ins Wartezimmer setzen, sie könnten dort andere Patienten anstecken.

> **Hygiene bei der „Augengrippe"**
> – Regelmäßiges Händewaschen
> – Desinfektion von Oberflächen, besonders Türkliniken
> – Waschlappen und Handtücher nur einmal verwenden
> – Täglicher Wechsel der Bettwäsche

Verkrustete Augenlider beim Baby – wie entsteht die Tränenwegstenose?

Eiter hängt in Krusten an verklebten Augenlidern, Tränen laufen aus roten Augen: So sehen Babys aus, die eine Tränenwegverengung haben.

Die Ursache ist ein kleines Häutchen (Hasnersche Klappe), das den natürlichen Tränenabfluss verhindert, indem es den Übergang vom Tränenkanal zum unteren Nasengang verschließt. Normalerweise bildet es sich bis zur 10. Lebenswoche zurück. Geschieht dies nicht, so können die Tränen nicht abfließen und laufen über. Bakterien können sich in diesem Tränensee leicht vermehren, eitriges Sekret entsteht. Die Folge: verklebte Augen. Im schlimmsten Fall kommt es zu Tränensackentzündung (Dakryozystitis).

Bei den meisten Kindern bildet sich das Häutchen innerhalb des 1. Lebensjahres von allein zurück

Bei 95 % der Kinder bildet sich das Häutchen innerhalb des 1. Lebensjahres zurück. Geschieht dies nicht, so muss der Tränenkanal in Narkose sondiert werden. Eltern können die Rückbildung des Häutchens von außen unterstützen, indem sie den inneren Lidwinkel massieren. Bei der Tränenwegmassage drückt man den inneren Lidwinkel vorsichtig mit dem kleinen Finger gegen die Nase des Babys. Wichtig: kurze Fingernägel! Zusätzlich sollten die betroffenen Babyaugen mehrmals täglich gründlich mit klarem Wasser gereinigt werden. Bei stark entzündeten Augen werden zusätzlich entzündungshemmende Augentropfen verordnet.

> **Lidhygiene bei verkrusteten Babyaugen**
> — Tränenwegmassage im inneren Lidwinkel
> — Gründliche Reinigung der Augen mit klarem Wasser
> — Entzündungshemmende Augentropfen (bei schweren Entzündungen)

■ **Welche Untersuchungs- und Behandlungsmethoden für Tränenwege gibt es?**
— Tränenwegspülung
— Kontrastmitteldarstellung
— Tränenwegendoskopie
— Tränenwegoperation

Tränenwege kann man spülen. Bei einer Verengung (Stenose) kann die Spülflüssigkeit nicht über den unteren Nasengang in den Rachen abfließen. Es kommt es zum Rückfluss.

Auch eine Kontrastmitteldarstellung ist möglich. Bei der Tränenwegendoskopie wird der Tränenweg mit einer extrem feinen Optik betrachtet. Abflusshindernisse, beispielsweise Schleimhautverklebungen oder Gewebsneubildungen (Tumoren) werden sichtbar.

Manchmal muss operiert werden. Dabei wird ein Abfluss in den unteren Nasengang angelegt (▶ Kap. 10). Anschließend soll ein Silikonschlauch, der für 6 Monate den Tränenweg offenhält, erneute Verklebungen in der Heilungsphase verhindern.

Bei einer Verengung (Stenose) kann die Spülflüssigkeit nicht in den Rachen abfließen.

7.4 Kinderbrillen – was muss man beachten?

Fehlsichtigkeit lässt sich mit einer Brille korrigieren. Zur Brillenglasbestimmung muss man Kinderaugen mit Augentropfen entspannen. Zuerst bekommen die Kinder Augentropfen (Cyclopentolat: 2-mal im Abstand von 10 min), nach 30 min sind die Pupillen weit, dann werden die Augenwerte am Autorefraktometer (AR) gemessen. Auch sollte man die Eltern über mögliche Nebenwirkungen von Cyclopentolat Augentropfen aufklären. Gesichtsrötung, ein trockener Mund, Herzrasen und Verwirrtheit können auftreten (▶ Kap. 8).

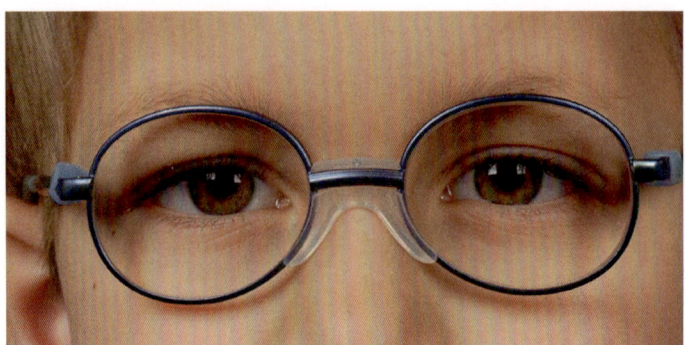

Abb. 7.10 Kinderbrille. (Aus Ehrt 2011, S. 314)

Kinderbrillen sollten leicht und stabil auf der Nase sitzen. Verkratze Gläser sollten erneuert werden

Falls erforderlich, wird eine neue Brille verordnet. Natürlich spielt auch bei Kindern das Brillengestell eine große Rolle (Abb. 7.10). Die Brille sollte leicht sein und stabil auf der Nase sitzen. Kunststoffgläser schützen vor Bruch. Entspiegelte oder getönte Gläser sind nicht erforderlich. Verkratzte Gläser sollten erneuert werden.

7.5 Sehschule – welche Aufgaben hat die Orthoptistin?

In den meisten Augenarztpraxen und Augenkliniken gibt es eine Sehschule. Hier arbeitet die Orthoptistin: eine Mitarbeiterin mit einer Spezialausbildung, die Sehschuluntersuchungen durchführt. Sie testet die Sehschärfe, prüft die Augenbewegung, misst einen eventuell vorhandenen Schielwinkel aus. Auch das räumliche Sehen wird mit verschiedenen Tests überprüft. In der Sehschule wird auch – falls erforderlich – eine Behandlung mit dem Augenpflaster (Amblyopietherapie) verordnet und der Therapieverlauf kontrolliert.

In der Sehschule arbeitet die Orthoptistin. Störungen des beidäugigen Sehens, Augenzittern und Augenmuskellähmungen werden hier genau untersucht.

Die Schielheilkunde (Strabologie) beschäftigt sich mit Störungen des beidäugigen Sehens (Binokularsehens). Neben Schielen werden auch Augenzittern (Nystagmus) und Augenmuskellähmungen untersucht.

- **Simultansehen und Stereosehen – wo liegt der Unterschied?**

Von Simultansehen spricht man, wenn beide Augen gleich gute Bilder ans Gehirn liefern. Räumliches Sehen hat man aber erst dann, wenn diese beiden Bilder vom Gehirn zu einem Bild mit räumlicher Tiefe verschmolzen werden, man hat Stereosehen.

Stereosehen entwickelt sich – genau wie die Sehschärfe – in unseren ersten Lebensjahren. Störungen in dieser Phase führen zu einem eingeschränkten räumlichen Sehen. Als Erwachsener kann man räumliches Sehen nicht mehr erlernen.

> Stereosehen entwickelt sich – genau wie die Sehschärfe – in unseren ersten Lebensjahren

■ Was ist eine Amblyopie?

Von einer Sehschwäche (Amblyopie) spricht man, wenn ein Auge in den ersten Lebensjahren nicht die volle Sehschärfe ausbilden kann, weil eine einseitige Fehlsichtigkeit, ein Schielen oder eine einseitige Augenerkrankung dieses Auge benachteiligen. Die Folge: Dieses Auge liefert schlechtere Bilder an das Gehirn, kann sich nicht ausreichend entwickeln; es wird amblyop.

Eine Amblyopie kann auch von Augenerkrankungen, die die Sicht behindern, verursacht werden, z. B. von Hornhauttrübung, grauem Star, hängendem Oberlid, einseitiger Netzhaut- oder Sehnerverkrankung.

■ Was wird mit dem Augenpflaster behandelt?

Mit dem Augenpflaster kann man in den ersten Lebensjahren eine einseitige Sehschwäche (Amblyopie) behandeln, man spricht von Okklusionstherapie. Hierbei klebt man das bessere Auge stundenweise ab und trainiert so das schlechtere Auge. Behandlungsziel ist die volle Sehschärfe beidseits. Voraussetzungen der Behandlung sind eine Untersuchung, um andere Augenkrankheiten auszuschließen, und die richtige Brille zur Korrektur einer Fehlsichtigkeit.

> Eine einseitige Sehschwäche kann man in den ersten Lebensjahren mit dem Augenpflaster behandeln

■ Schielen – welche Formen gibt es?

Schielen liegt vor, wenn ein Auge auf ein Objekt blickt, während das andere von der Zielrichtung abweicht. Von Konvergenz spricht man, wenn das schielende Auge nach innen blickt. Eine Abweichung nach außen nennt man Divergenz.

Babys schielen gelegentlich. „Babyschielen" ist in den ersten 6 Lebensmonaten normal. Manchmal ist es auch ein breiter Nasenrücken, der Probleme verursacht – er kann vortäuschen, dass ein Kind schielt.

> „Babyschielen" ist in den ersten 6 Lebensmonaten normal

■■ Lähmungsschielen

Schielen kann verschiedene Ursachen haben. Beim Lähmungsschielen sind die Doppelbilder Folge einer plötzlich aufgetretenen Augenmuskellähmung. Hierbei wechselt der Grad der Abweichung je nach Blickrichtung. Krankhafte Veränderungen an den Augenmuskeln, aber auch Gehirnerkrankungen – beispielsweise Tumoren oder Durchblutungsstörungen – sind mögliche Ursachen.

▪▪ Begleitschielen

Beim frühkindlichen Begleitschielen tut das Gehirn alles, um störende Doppelbilder zu vermeiden: Die nicht passende Bildinformation des schielenden Auges wird vom Gehirn „abgeschaltet", das Auge wird sehschwach (amblyop). Der Grad der Abweichung bleibt beim Begleitschielen in allen Blickrichtungen gleich.

▪▪ Mikroschielen

Mikroschielen liegt vor, wenn die Abweichung zum Parallelstand nur sehr gering ist

Es liegt vor, wenn die Abweichung zum Parallelstand nur sehr gering ist. Ohne Augenuntersuchung ist dieses Mikroschielen meist nicht erkennbar, daher wird es häufig zu spät – oft erst bei der Einschulung – festgestellt.

▪▪ Folgeschielen

Vom Folgeschielen spricht man, wenn eine Augenerkrankung die Ursache für das Schielen ist. Bedingt durch eine einseitige Sehverschlechterung, weicht das kranke Auge meist nach außen ab. Augentumor, grauer Star, Netzhautablösung, Entzündung, Gefäßerkrankung sind mögliche Ursachen. Die gründliche Augenuntersuchung ist bei schielenden Kindern daher besonders wichtig.

▪ Wann ist der richtige Zeitpunkt für die Schieloperation?

Der richtige Zeitpunkt für die Schieloperation ist meist das 5. Lebensjahr

Manchmal ist eine Schieloperation erforderlich. Der richtige Zeitpunkt für diesen Eingriff ist meist das 5. Lebensjahr. Vorausgehen sollten: Brillenkorrektur und Behandlung mit dem Augenpflaster.

Ziel der Schieloperation (in Vollnarkose) ist es, die Augen geradezustellen. Das erreicht man durch die Verlagerung der Augenmuskeln (▶ Kap. 10). Wichtig: Nach der Operation muss weiter eine Brille getragen werden, und auch die Augenpflasterbehandlung muss nach solch einer Operation weitergeführt werden. Eine zu frühe Beendigung der Pflasterbehandlung gefährdet den Therapieerfolg.

7.6 Patient „Frühchen" – was ist die Retinopathia praematurorum?

„Frühchen" sind Säuglinge, die vor der 36. Schwangerschaftswoche geboren werden

In den letzten Jahren hat die Medizin gewaltige Fortschritte gemacht. Sogar Babys mit einem Geburtsgewicht von 500–600 g können heute überleben. Eine normale Schwangerschaft dauert 40 Wochen. „Frühchen" sind Säuglinge, die vor der 36. Schwangerschaftswoche geboren werden. Die sorgfältige Überwachung der Augen solcher „Frühchen" ist für Augenärzte eine besondere Herausforderung.

- **Warum die Netzhaut beim „Frühchen" erkranken kann**

Die Erkrankung der Netzhaut verläuft beim Frühgeborenen in 2 Phasen:

Bei der Geburt macht der Säugling seinen ersten Atemzug. Mit der Lungenatmung steigt der Sauerstoffgehalt des Blutes an, die Netzhaut wird mit diesen erhöhten Sauerstoffwerten konfrontiert. Die Folge: Ein Entwicklungsstopp führt im Randbereich der Netzhaut zu Gebieten ohne Gefäßversorgung; man spricht von „avaskulären" Zonen (Abb. 7.11).

In der Folgezeit reift die Netzhaut Monat für Monat weiter, ihr Sauerstoffbedarf steigt an. Nun sind die „avaskulären" Areale überfordert. Sauerstoffmangel im Gewebe führt zur Ausschüttung von Botenstoffen, die die Gefäßneubildung anregen. Krankhafte, brüchige Gefäße entstehen, die nicht leistungsfähig sind; man nennt sie Neovaskularisationen. Sie können bluten und im schlimmsten Fall sogar zur Netzhautablösung führen. Therapiemöglichkeiten bieten die Augenlaserbehandlung, die Augenoperation (Vitrektomie) und neuerdings auch Medikamente, die in den Glaskörper gespritzt wer-

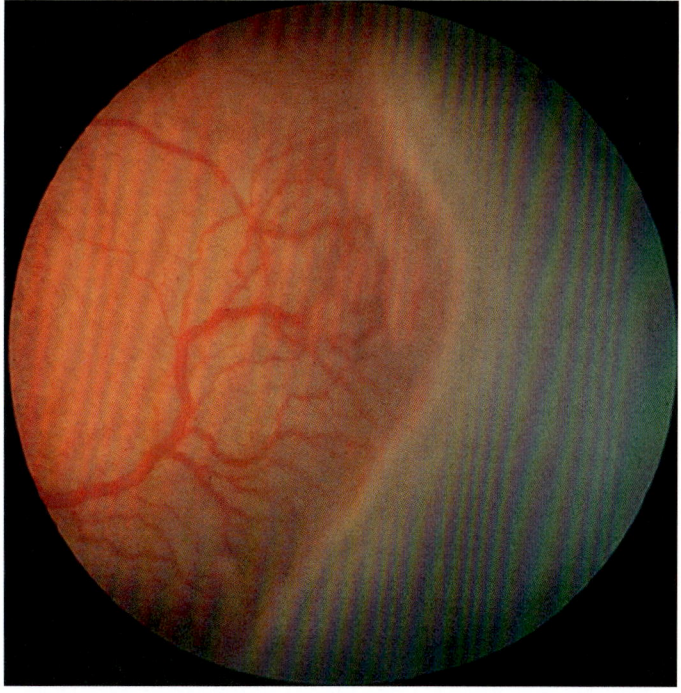

Abb. 7.11 Frühgeborenennetzhaut. Die gefäßfreie Netzhautzone erscheint grau. (Aus Grehn 2012, S. 244)

den und in der Netzhaut den Wachstumsreiz für kranke Blutgefäße hemmen (sog. Anti-VEGF: „anti-vascular endothelial growth factor").

Literatur

Augustin AJ, Collins JF (2001) Augenheilkunde, 2. Aufl. Springer, Heidelberg

Ehrt O (2011) Brillenverordnung bei Kindern. Ophthalmologe 108(4):311–317

Grehn F (2012) Augenheilkunde, 31. Aufl. Springer, Heidelberg

Käsmann-Kellner B, Seitz B (2012) Ausgewahlte Aspekte der Kinderophthalmologie für Nichtkinderophthalmologen. Teil 1: Grundlagen zum Erkennen kinderophthalmologischen Handlungsbedarfs. Ophthalmologe 109(2):171–189

Papageorgiou E, Schiefer U, Warmuth-Metz M, Weckerl P (2007) Morning-glory-Papille und frontonasale Dysplasie. Ophthalmologe 104(8):709–712

Augenmedikamente in der Praxis

Inhaltsverzeichnis

8.1 Lokalanästhetika – Augentropfen zur örtlichen Betäubung – 134

8.2 Mydriatika – Augentropfen zur Erweiterung der Pupillen – 134

8.3 Glaukomtropfen – wenn der Augeninnendruck zu hoch ist – 135

8.4 Antibiotika und Kortison – entzündungshemmende Augentropfen – 137

8.5 Tränenersatzmittel – künstliche Tränen – 138

8.6 Augentropfen – die richtige Anwendung – 138

8.7 Augensalbenverband – so sollte er aussehen – 139

8.8 Notfall: Verätzung – so spült man Augen effektiv – 141

Literatur – 142

© Der/die Autor(en), exklusiv lizenziert an Springer-Verlag GmbH, DE, ein Teil von Springer Nature 2025
B. Hartmann, W. Goertz, *Arbeitsplatz Augenpraxis*, https://doi.org/10.1007/978-3-662-71298-6_8

8.1 Lokalanästhetika – Augentropfen zur örtlichen Betäubung

> **Wirkstoffe von Augentropfen zur oberflächlichen Betäubung**
> - Oxybuprocain
> - Proxymetacain
> - Tetracain

Betäubungstropfen (Lokalanästhetika) sind besonders bei Augenverletzungen, Augenoperationen und auch für die Messung des Augeninnendrucks in der Praxis hilfreich. Sie gehören niemals in die Hände von Patienten. Eine unkontrollierte Anwendung von Lokalanästhetika kann gefährlich werden, weil der Patient durch diese Augentropfen schmerzfrei wird und eine mögliche Verschlimmerung zunächst nicht bemerkt; im schlimmsten Fall kann es später zum Verlust des Auges kommen.

8.2 Mydriatika – Augentropfen zur Erweiterung der Pupillen

Tropicamid und Phenylephrin verwendet man zur Pupillenerweiterung bei Untersuchungen des Augenhintergrundes oder für eine Augenlaserbehandlung

Tropicamid und Phenylephrin verwendet man zur Pupillenerweiterung bei Untersuchungen des Augenhintergrundes oder für eine Augenlaserbehandlung. Bevor man Augentropfen zur Pupillenerweiterung tropft, sollte der Augenarzt die vorderen Augenabschnitte untersuchen und prüfen, ob ein Risiko für einen Glaukomanfall besteht. Zusätzlich muss der Patient darüber informiert werden, dass er nach Anwendung von Tropicamid oder Phenylephrin für ungefähr 5 h keinen PKW führen darf.

> **Wirkstoffe von Augentropfen zur Pupillenerweiterung**
> - Atropin
> - Cyclopentolat
> - Phenylephrin
> - Scopolamin
> - Tropicamid

Atropin und Cyclopentolat entspannen den Ziliarmuskel unserer Augen; man nennt das Zykloplegie. Brillengläser von Kindern und Jugendlichen müssen bei entspanntem Ziliarmuskel bestimmt werden, nur so kommt man zur richtigen Brille. Bei älteren Kindern und Jugendlichen ist Cyclopentolat das Mittel der Wahl. Cyclopentolat hat eine Wirkdauer von etwa 2 Tagen. In diesem Zeitraum sehen die betroffenen Patienten unscharf. Atropin hat sogar eine Wirkdauer von 1 Woche und wird daher meist nur noch in Ausnahmefällen verwendet.

Mögliche Nebenwirkungen von Atropin und Cyclopentolat sind Gesichtsrötung, ein trockener Mund, Herzrasen und Verwirrtheit. Eltern müssen über mögliche Nebenwirkungen aufgeklärt werden. Studien haben festgestellt, dass diese Nebenwirkungen in der dunkleren Jahreszeit deutlich seltener vorkommen. Man sollte Messungen in Zykloplegie daher nach Möglichkeit in die Herbst- und Wintermonate legen, wenn es sich um die jährliche Kontrollmessung handelt. Bei Kindern unter 2 Jahren kann man die beiden Augen auch in zeitlichem Abstand in Zykloplegie untersuchen und die Dosis von Cyclopentolat so halbieren, um Nebenwirkungen zu vermeiden.

> **Cave**
>
> Atropin ist giftig! Es darf nicht in Kinderhände gelangen.

8.3 Glaukomtropfen – wenn der Augeninnendruck zu hoch ist

Patienten klagen häufig über Beschwerden, die sie mit Augentropfen in Zusammenhang bringen. Wir sollten daher Wirkmechanismen und die häufigsten Nebenwirkungen unserer Glaukommedikamente kennen. Nur so können wir Beschwerden richtig einordnen.

- **Wie wird der Augeninnendruck durch Glaukommedikamente gesenkt?**

Wirkmechanismen zur Augeninnendrucksenkung (◘ Abb. 8.1).
– Senkung der Kammerwasserproduktion
– Verbesserung des Kammerwasserabflusses

Atropin und Cyclopentolat entspannen die Ziliarmuskeln unserer Augen; man nennt das Zykloplegie

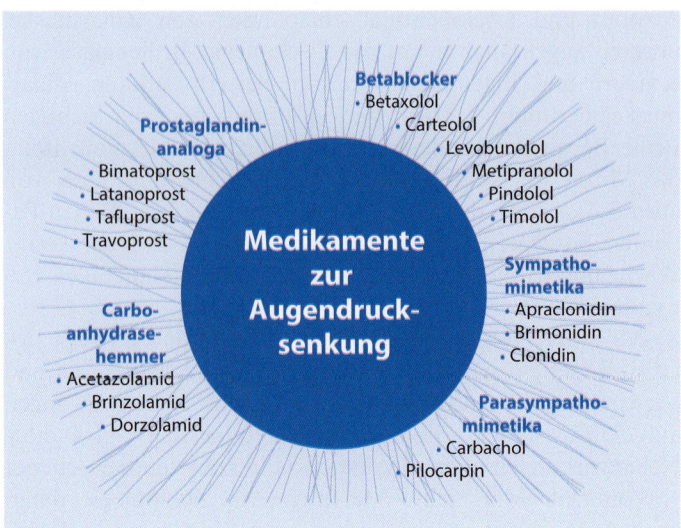

Abb. 8.1 Medikamente zur Augeninnendrucksenkung

Betablocker und Karboanhydrasehemmer verringern die Kammerwasserproduktion. Prostaglandinanaloga und Parasympathomimetika verbessern den Kammerwasserabfluss. Sympathomimetika wirken über beide Mechanismen.

■ Lokal oder systemisch – welche Nebenwirkungen können Augentropfen haben?

Lokale Nebenwirkungen sind solche, die direkt an den Augen auftreten. Beispielsweise können rote, juckende Augen durch eine allergische Reaktion auf Augentropfen hervorgerufen werden. Sie sind die häufigste lokale Nebenwirkung. Betablocker können zu einer verminderten Tränensekretion und zu trockenen Augen führen. Bei Anwendung von Prostaglandinderivaten werden eine Braunfärbung der Regenbogenhaut (Iris) und verstärktes Wimpernwachstum bemerkt.

Systemische Nebenwirkungen machen sich an anderer Stelle des Körpers bemerkbar.

Systemische Nebenwirkungen von Glaukomtropfen
- Niedriger Blutdruck
- Luftnot
- Schlafstörungen
- Depressionen
- Müdigkeit
- Kopfschmerz

- Mundtrockenheit
- Übelkeit
- Geschmacksstörungen
- Kribbeln in den Fingern

8.4 Antibiotika und Kortison – entzündungshemmende Augentropfen

Antibiotika haben verschiedene Wirkmechanismen: Sie hemmen die Vermehrung von Bakterien oder töten Bakterien ab. Bei Virusinfektionen sind sie unwirksam.

Vor Therapiebeginn ist ein Bindehautabstrich sinnvoll, nur so lässt sich der „Übeltäter" genau ermitteln. Antibiotika (◘ Abb. 8.2) sollten nicht unkritisch verordnet werden, da sie bei zu häufigem Gebrauch unwirksam werden, Bakterien werden resistent.

Kortison ist das stärkste entzündungshemmende Medikament. Es wird zur Behandlung von Entzündungen und zur Infektionsprophylaxe nach Augenoperationen eingesetzt. Mögliche Nebenwirkungen: grüner Star (Glaukom) und – bei längerer Anwendung – grauer Star (Katarakt). Kortisonhaltige Medikamente sollten nicht ohne regelmäßige Kontrolle durch den Augenarzt angewendet werden.

> Vor Therapiebeginn ist ein Bindehautabstrich sinnvoll; nur so lässt sich der Erreger genau ermitteln

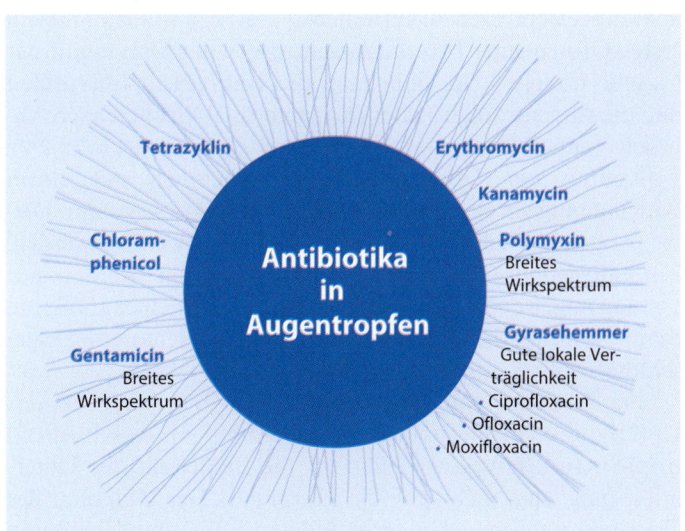

◘ Abb. 8.2 Antibiotika in Augentropfen

- **Welche Nebenwirkungen haben Antibiotika?**

Antibiotika können lokale allergische Nebenwirkungen hervorrufen. Eine mögliche Folge: rote, juckende Augen. Bei Kindern und Schwangeren ist besondere Vorsicht geboten. Hier sollte man vor der Anwendung besonders streng Risiko und Nutzen abwägen.

8.5 Tränenersatzmittel – künstliche Tränen

Tränenersatzmittel gibt es als Augentropfen oder als Gel

Methylzellulose, Dexpanthenol, Povidon und Hyaluronsäure sind Wirkstoffe in Tränenersatzmitteln. Es gibt sie als Augentropfen oder als Gel. Unkonservierte Augentropfen sind besonders zu empfehlen. Sie werden als Einzeldosisophtiolen (EDO) oder in Tropfflaschen mit Ventilmechanismus angeboten.

Tränenersatzmittel wirken bei Patienten unterschiedlich. Nur durch die Anwendung verschiedener Präparate lässt sich feststellen, welches Tränenersatzmittel für den jeweiligen Patienten das richtige ist. Es sollte wirksam und gut verträglich sein.

8.6 Augentropfen – die richtige Anwendung

Es hat sich bewährt, Tropffläschchen sorgfältig zu öffnen und dabei beispielsweise auch den Kunststoffring unter den Schraubverschlüssen zu entfernen. Zusätzlich sollte man beim ersten Öffnen einer Flasche Augentropfen das Datum auf der Flasche notieren. So kann man die Haltbarkeit überprüfen und die Augentropfen später fristgerecht – 4 Wochen nach Anbruch – entsorgen.

Einzeldosisophtiolen (EDO) haben sich bewährt

Kommt ein Tropffläschchen versehentlich mit einem Patientenauge in Berührung, so besteht Infektionsgefahr. Dieses Augenfläschchen darf nicht weiter verwendet werden. Einzeldosisophtiolen haben sich bewährt. Sie werden nur 1-malig angewendet. Dadurch wird die Gefahr einer Infektion durch versehentliche Berührung des Patientenauges ausgeschlossen.

Bei der Gabe von Augentropfen zieht man zunächst das Unterlid mit einem Tupfer herab (◘ Abb. 8.3). Anschließend tropft man die Augentropfen auf die Bindehaut des Unterlides, möglichst nicht auf die Hornhaut. Das Zuhalten des Tränenpünktchens im inneren Lidwinkel für ungefähr 2 min ist zu empfehlen. Damit lassen sich die Verweildauer von Augentropfen im Auge und die Wirksamkeit erhöhen.

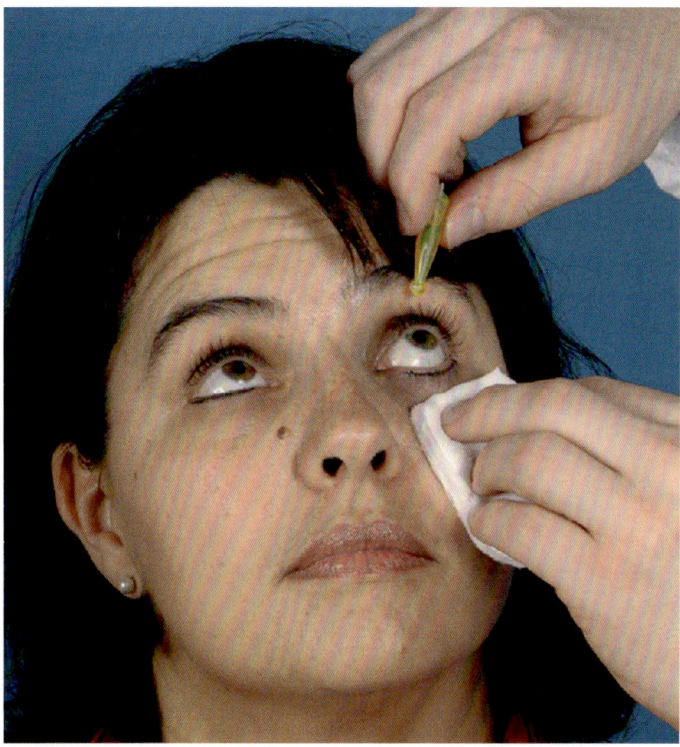

Abb. 8.3 Die richtige Anwendung von Augentropfen. (Aus Grehn 2012, S. 22)

8.7 Augensalbenverband – so sollte er aussehen

Material für den Augensalbenverband
- Augensalbe
- Glasstäbchen oder Wattestäbchen
- Tupfer
- Ovale Augenkompresse
- Pflasterstreifen in passender Länge

Zuerst wird das Unterlid mit einem Tupfer nach unten gezogen. Anschließend wird ein ca. 0,5 cm langer Salbenstrang mit einem Wattestäbchen vorsichtig auf die Bindehaut gestrichen. Nun lässt man den Patienten die Augen schließen und zieht dabei das Unterlid etwas nach vorn, damit möglichst viel Augensalbe im Auge verbleibt und nicht herausquillt. Anschließend wird der Verband angelegt (a ◘ Abb. 8.4).

Das Patientenauge unter einem Verband muss immer geschlossen sein, sonst besteht die Gefahr einer Hornhautschürfung

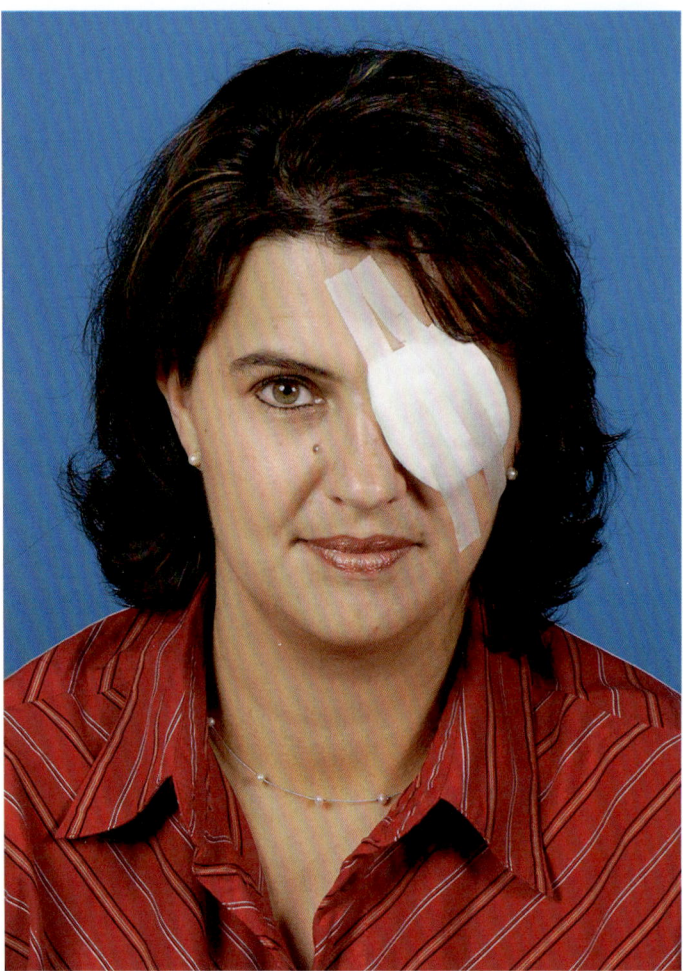

Abb. 8.4 Augenverband. (Aus Grehn 2012, S. 30)

Wichtig: Das Patientenauge unter einem Augenverband muss immer geschlossen sein.

Mit Pflasterstreifen klebt man eine ovale Augenkompresse – auf möglichst trockener Haut und mit leichtem Druck – fest. Diese sollten parallel von der Stirn zur Wange verlaufen; kreuz und quer verlaufende Pflasterstreifen sind zu vermeiden.

> **Tipp**
>
> Bei Kindern sollte man nach Möglichkeit auf den Augenverband verzichten, da das Abkleben eines Auges zu einer einseitigen Sehschwäche (Amblyopie) führen kann.

8.8 Notfall: Verätzung – so spült man Augen effektiv

Unsere Aufgabe bei einer Verätzung ist es, das betroffene Auge so schnell wie möglich und gründlich zu spülen (Abb. 8.5). Bevor man mit der Augenspülung beginnt, kann man Augentropfen zur örtlichen Betäubung tropfen.

Anschließend muss man mindestens 15 min lang spülen und dabei auch das Oberlid umstülpen (ektropionieren). Wasser ist für eine Augenspülung bei Verätzung völlig ausreichend. Man kann aber auch spezielle Augenspüllösungen, sog. Pufferlösungen, verwenden.

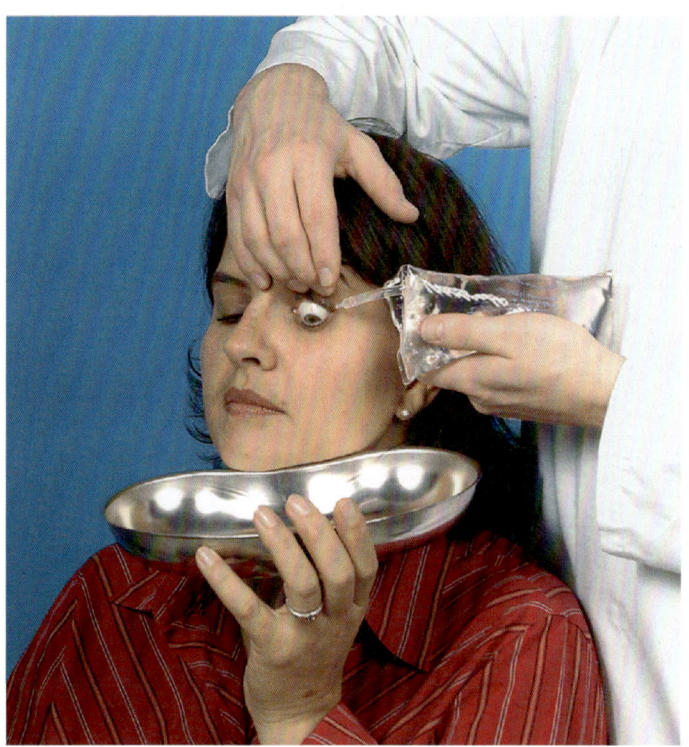

Abb. 8.5 Augenspülung. (Aus Grehn 2012, S. 118)

Literatur

Grehn F (2012) Augenheilkunde, 31. Aufl. Springer, Heidelberg

Vorsorgeuntersuchungen in der Augenheilkunde

Inhaltsverzeichnis

9.1 Brillenberatung – wenn individuelle Beratung zur idealen Brille führt – 144

9.2 Glaukomvorsorge – Früherkennung des grünen Stars – 145

9.3 Netzhautcheck – was kurzsichtige Patienten wissen sollten – 145

9.4 Früherkennung der Amblyopie (Sehschwäche) im Kindesalter – 145

9.5 Sehnervkopf – Sicherheit durch Schichtaufnahmen (HRT und Papillen-OCT) – 146

9.6 Makulaschichtaufnahmen – optische Kohärenztomografie (OCT) – 146

© Der/die Autor(en), exklusiv lizenziert an Springer-Verlag GmbH, DE, ein Teil von Springer Nature 2025
B. Hartmann, W. Goertz, *Arbeitsplatz Augenpraxis*, https://doi.org/10.1007/978-3-662-71298-6_9

Patienten müssen die Kosten für Vorsorgeuntersuchungen selbst tragen. Krankenkassen übernehmen Kosten erst, wenn eine Erkrankung festgestellt und Untersuchungen, Medikamente, Laserbehandlungen oder Operationen medizinisch notwendig sind. Ausnahme: die Netzhautvorsorge bei Diabetikern (▶ Informatives: Augenuntersuchung bei Zuckerkrankheit).

> **Tipp**
>
> Der Berufsverband der Augenärzte (BVA) bietet umfangreiches Informationsmaterial und Formularvordrucke im „IGeL-Ordner" an (Anschrift Anhang).

Der Begriff „IGeL " (individuelle Gesundheitsleistungen) ist bei Patienten negativ besetzt und sollte daher im Patientengespräch vermieden werden. Es ist besser, beispielsweise von „Glaukomvorsorge" oder „Netzhautcheck" zu sprechen.

Augenärzte sollten ihre Patienten beraten, welche Vorsorgeuntersuchung im Einzelfall sinnvoll ist. Wahlleistungen dürfen erst erbracht werden, wenn ein privater Behandlungsvertrag mit dem Patienten geschlossen wurde.

Vorsorgeuntersuchungen werden nach der Gebührenordnung für Ärzte (GOÄ) abgerechnet. Die Steigerungssätze, mit denen Ärzte abrechnen, variieren zwischen dem 1,0- und 3,5-fachen Steigerungssatz; der 2,3-fache Steigerungssatz ist üblich.

> **Beispiele für Vorsorgeuntersuchungen**
> - Früherkennung des grünen Stars (Glaukom)
> - Netzhautvorsorgeuntersuchung für Kurzsichtige
> - Früherkennung der Amblyopie (Sehschwäche) im Kindesalter
> - Optische Kohärenztomografie der Makula (Makula-OCT)
> - Optische Kohärenztomografie des Sehnervkopfes (Papillen-OCT)
> - Tomografie vom Sehnervkopf (HRT)

9.1 Brillenberatung – wenn individuelle Beratung zur idealen Brille führt

Spezialbrillen für Hobby und Freizeit, beispielsweise zum Notenlesen oder für die Computerarbeit, werden individuell angepasst. Eine besondere Beratung ist hier erforderlich.

9.2 Glaukomvorsorge – Früherkennung des grünen Stars

Der grüne Star (Glaukom) ist die häufigste Erblindungsursache weltweit. Die Betroffenen sind im Frühstadium der Erkrankung beschwerdefrei. Unentdeckt und unbehandelt kommt es schleichend zu krankhaften Veränderungen am Sehnervkopf und im schlimmsten Fall zur Erblindung. Die Wahrscheinlichkeit, an einem grünen Star zu erkranken, steigt mit dem Lebensalter. 15 % aller Menschen, die älter als 80 Jahre sind, haben ein Glaukom. Viele wissen es leider nur nicht.

Bei der „Glaukomvorsorge" beurteilt der Augenarzt den Sehnervkopf und misst den Augeninnendruck. Diese Vorsorgeuntersuchung wird ab dem 40. Lebensjahr alle 2 Jahre empfohlen, nach dem 60. Lebensjahr sind jährliche Kontrollen ratsam.

> Der grüne Star macht im Frühstadium keine Beschwerden. Die Glaukomvorsorge ist daher besonders wichtig

9.3 Netzhautcheck – was kurzsichtige Patienten wissen sollten

Kurzsichtige haben ein erhöhtes Risiko, an einer Netzhautablösung zu erkranken. Dünne Stellen und Netzhautlöcher stellen ein Risiko für eine Netzhautablösung dar. Bei der Netzhautuntersuchung wird gezielt nach solchen Veränderungen gesucht, vorbeugend gelasert oder regelmäßig kontrolliert. Häufig kann man so eine Netzhautablösung verhindern.

Der Netzhautcheck ist eine besondere Vorsorgeuntersuchung für kurzsichtige Patienten. Bei einer Kurzsichtigkeit ab −3,0 dpt (Dioptrien) kommen Veränderungen, die zu einer Netzhautablösung führen können, häufiger vor. Daher sollten auch beschwerdefreie Patienten ihre Netzhaut alle 3 Jahre untersuchen lassen.

> Die Netzhautvorsorgeuntersuchung ist besonders für kurzsichtige Patienten wichtig

9.4 Früherkennung der Amblyopie (Sehschwäche) im Kindesalter

Eine Vorsorgeuntersuchung bei Kindern ohne Auffälligkeiten sollte im Alter von 2 Jahren erfolgen. Bereits in diesem Alter lässt sich eine Sehschwäche feststellen und behandeln. Kinder mit Auffälligkeiten sollten sofort beim Augenarzt vorgestellt werden.

> Eine Vorsorgeuntersuchung bei Kindern sollte im Alter von 2 Jahren erfolgen.

9.5 Sehnervkopf – Sicherheit durch Schichtaufnahmen (HRT und Papillen-OCT)

Die Optische Kohärenztomografie des Sehnervkopfes (Papillen-OCT) und die Messung mit dem Heidelberg Retina Tomografen (HRT) liefern Messdaten vom Sehnervkopf. Krankhafte Veränderungen lassen sich so bereits im Frühstadium erkennen. Bei grenzwertigem Augeninnendruck, grünem Star (Glaukom) in der Verwandtschaft, schwer zu beurteilendem Sehnervkopf und zur Verlaufskontrolle bei bestehendem Glaukom sind diese Messungen besonders wichtig.

9.6 Makulaschichtaufnahmen – optische Kohärenztomografie (OCT)

Mit der optischen Kohärenztomografie (OCT) ist es möglich, die Netzhautschichten der Netzhautmitte (Makula) darzustellen. Diese Untersuchungsmethode ist besonders für Patienten mit Makuladegeneration und diabetischer Makulopathie wichtig. Aber auch andere Erkrankungen der Netzhautmitte, beispielsweise ein Loch in der Makula oder eine Häutchenbildung (Makula-Pucker), lassen sich so darstellen.

Zuckerkrankheit kann zu Veränderungen an Blutgefäßen im gesamten Körper führen.

Informatives: Augenuntersuchung bei Zuckerkrankheit

Zuckerkrankheit kann zu Veränderungen an Blutgefäßen im gesamten Körper führen. Auch bei beschwerdefreien Patienten sind regelmäßige Kontrollen beim Augenarzt wichtig. Krankhafte Veränderungen am Augenhintergrund können so rechtzeitig erkannt und behandelt werden.

Diabetische Veränderungen am Augenhintergrund sind beispielsweise Gefäßaussackungen, punktförmige Blutungen und Fettablagerungen. Schreitet die Erkrankung fort, so kommt es zur Neubildung krankhafter Blutgefäße (Proliferationen); man spricht von proliferativer diabetischer Retinopathie. In diesen Fällen ist eine Netzhautlaserbehandlung erforderlich (▶ Kap. 11).

Augenoperationen

Inhaltsverzeichnis

10.1 Katarakt – wenn der graue Star reif ist – 148

10.2 Glaukom – wenn Augentropfen nicht mehr reichen – 150

10.3 Netzhauterkrankung – wie wird operiert? – 152

10.4 Schielen – wenn die Augen nicht parallel stehen – 154

10.5 Tränenwegverschluss – wie der Abfluss wiederhergestellt wird – 154

10.6 Lidveränderungen: Chalazion, Ptosis, Entropium, Ektropium – 156

10.7 Hornhauterkrankungen: lamelläre und perforierende Keratoplastik – 157

Literatur – 158

10.1 Katarakt – wenn der graue Star reif ist

■ Was ist die Katarakt, und wie wird operiert?

Der graue Star ist eine Trübung unserer Augenlinse; man spricht von der Katarakt. Bei der Kataraktoperation eröffnet man das Auge mit einem kleinen Tunnelschnitt. Anschließend wird die vordere Linsenkapsel vorsichtig entfernt; das nennt man Kapsulorhexis. Es folgt die Phakoemulsifikation: Mit Ultraschall wird die trübe Augenlinse verflüssigt und abgesaugt. Alle Rindenreste werden sorgfältig entfernt, der Kapselsack bleibt erhalten, denn er soll die Kunstlinse (◘ Abb. 10.1) aufnehmen. Sie wird in gefaltetem Zustand ins Auge gesteckt, entfaltet sich im Kapselsack und passt so durch den kleinen Tunnelschnitt.

■ Welche Arten von Kunstlinsen gibt es?

Kunstlinsen übernehmen die Funktion der entfernten Augenlinsen; man nennt sie auch Intraokularlinsen. Sie halten meist ein Leben lang und müssen nicht ausgewechselt werden. Sie bestehen heute aus Silikon oder Acryl. Alle Kunstlinsen besitzen heute einen Schutz gegen schädliche UV-Strahlen. Um die natürliche Farbwahrnehmung zu erhalten, wurden Blaufilter-

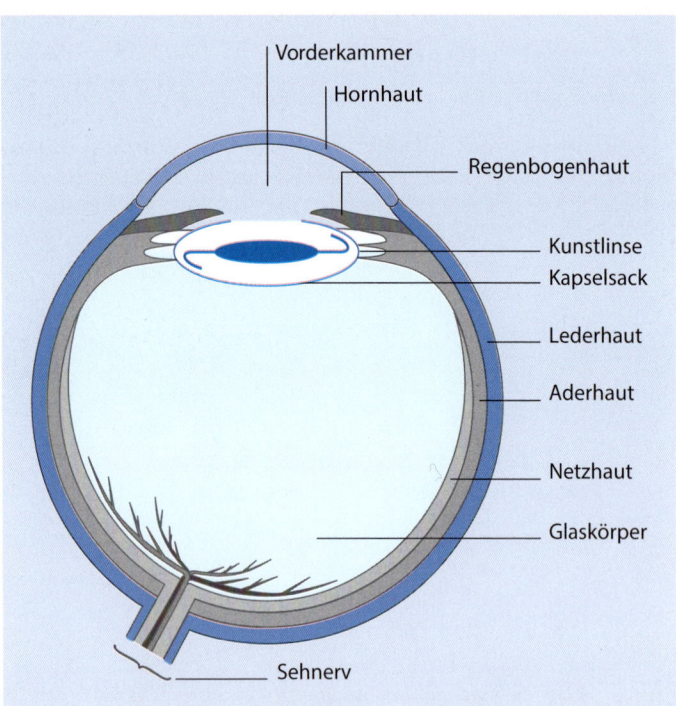

◘ Abb. 10.1 Kunstlinse. (Aus Hartmann und Goertz 2013, S. 43)

linsen entwickelt. Sie sind leicht getönt und verändern Farbwahrnehmung und Kontrastsehen nur wenig.

Die Standard-Kunstlinse hat nur einen Brennpunkt; sie ist monofokal. Patienten, die sich für diese Kunstlinse entscheiden, müssen nach der Operation entweder eine Brille für die Ferne oder für die Nähe tragen.

Um nach der Kataraktoperation eine Brille überflüssig zu machen, wurden Trifokal- und Mehrstärkenlinsen entwickelt. Trifokal-Kunstlinsen haben drei optische Zonen. Sie ermöglichen scharfes Sehen in der Ferne, der Nähe und in mittlerer Entfernung. Multifokallinsen sind eine Art Gleitsicht-Kunstlinsen. Sie ermöglichen scharfes Sehen in alle Entfernungen. Multifokallinsen haben aktuell noch den Nachteil, dass sie das Kontrastsehen erheblich verschlechtern.

Um das Kontrastsehen nach der Staroperation zu verbessern, wurden asphärische Kunstlinsen entwickelt. Diese Kunstlinsen haben eine besondere Geometrie; sie sind nicht kugelförmig. Diese Geometrie ermöglicht ein gutes Kontrastsehen, auch bei Dunkelheit.

Patienten mit einer größeren Hornhautverkrümmung (Astigmatismus) benötigen eine torische Kunstlinse, wenn sie nach einer Kataraktoperation ohne Brille scharf sehen möchten. Diese torischen Kunstlinsen sind so gebaut, dass sie zwei unterschiedliche Brechwerte haben, die senkrecht zueinander stehen.

- **Welche Komplikationen können bei der Staroperation auftreten?**

Blutung oder Entzündung sind mögliche Komplikationen jeder Operation. Nach Augenoperationen kann es zusätzlich beispielsweise durch Anstieg des Augeninnendruckes zur Hornhautschwellung kommen. Die Kontrolle beim Augenarzt am ersten Tag nach einer Augenoperation ist daher besonders wichtig.

Die Kontrolle am 1. Tag nach einer Augenoperation ist besonders wichtig

Kleine Komplikationen nach Kataraktoperation sind rasch wieder vergessen. Statistisch gesehen bekommt aber einer von 1000 Patienten nach einer Kataraktoperation eine schwere Entzündung im Auge. In diesen Fällen wird mit Medikamenten die Entzündung gehemmt. Manchmal muss dann der Glaskörper operativ entfernt werden; man spricht von Vitrektomie.

- **Wann ist eine Vollnarkose zur Kataraktoperation erforderlich?**

Meist wird die Staroperation heute ambulant in örtlicher Betäubung durchgeführt. Eine Spritze liefert die örtliche Betäubung. Sie wird direkt neben das Auge gesetzt und bleibt unbemerkt, wenn nur für den Zeitpunkt der Spritze eine kurze Narkose den Patienten schlafen lässt.

Eine Vollnarkose ist bei der Kataraktoperation nur erforderlich, wenn Patienten ihren Kopf während der Operation nicht stillhalten können. Dies kann der Fall sein, wenn der Kopf wegen der Parkinson-Krankheit zittert oder wenn aufgrund einer Demenz die Fähigkeit zur Kooperation fehlt.

- **Wann gibt es nach Kataraktoperation eine neue Brille?**

Die Heilung nach Kataraktoperation dauert ungefähr 4 Wochen. Erst nach dieser Zeit wird die neue Brille verordnet.

> Die Heilung nach Kataraktoperation dauert ungefähr 4 Wochen

- **Was ist ein Nachstar?**

Von Nachstar (Kapselfibrose) spricht man, wenn eine Trübung hinter der eingesetzten Kunstlinse auftritt. Mit dem YAG-Laser kann der Nachstar ohne erneute Operation elegant entfernt werden (▶ Kap. 11).

- **Das sollten Patienten in den ersten 4 Wochen nach der Kataraktoperation beachten:**
  — Nicht am operierten Auge reiben
  — In der ersten Woche nach der Operation nicht lesen
  — 2 Wochen nach der Operation nachts die Schutzklappe aufs Auge kleben
  — Keine Dauerwellen und Haarfärbemittel benutzen
  — Seife oder Haarshampoo sollte nicht ins Auge kommen
  — Nichts Schweres heben
  — Keine Besuche in Schwimmbad oder Sauna
  — Kein Sport
  — Den Kopf nicht längere Zeit nach unten halten
  — Regelmäßig die verordneten Augentropfen anwenden

10.2 Glaukom – wenn Augentropfen nicht mehr reichen

Wenn Augentropfen und auch die Laserbehandlung des grünen Stares den Augeninnendruck nicht ausreichend senken, dann muss eine Glaukomoperation durchgeführt werden.

> Eine Glaukomoperation wird erforderlich, wenn Augentropfen und die Laserbehandlung zur Senkung des Augeninnendruckes nicht ausreichen

Was wird bei der klassischen Goniotrepanation genau gemacht?

Bei der klassischen Glaukomoperation wird der Augapfel eröffnet. Ein künstlicher Abfluss des Kammerwassers unter die Bindehaut wird geschaffen und ein Sickerkissen angelegt. Dazu wird zuerst im Bereich der Lederhaut (Sklera) ein Deckel geschaffen. Unter dem Deckel wird das Trabekelwerk durchdrungen und so eine Verbindung von der vorderen Augenkammer zur Bindehaut angelegt. Abschließend wird der Deckel zurückgeklappt. Man hat einen zusätzlichen Abfluss des Kammerwassers unter die Bindehaut geschaffen. Diese wölbt sich über dem Deckel etwas vor; man spricht vom Sickerkissen.

Vernarbungen gefährden den Erfolg der Operation, daher wird das Gewebe noch während der Operation mit dem Medikament Mitomycin behandelt, um dies zu verhindern.

Moderne Glaukomchirurgie: tiefe Sklerotomie, Kanalostomie, Kanaloplastik, Stent

Moderne Operationsmethoden sind schonender, da der Augapfel nicht eröffnet wird. Bei der tiefen Sklerotomie wird unter dem Deckel Gewebe zwischen Vorderkammer und Bindehaut belassen. Bei der Kanalostomie wird der natürliche Abfluss des Kammerwassers durch Dehnung des Schlemm-Kanals verbessert. Ein Faden hält den Schlemm-Kanal bei der Kanaloplastik anschließend offen. Ein Stent ist ein winziges kleines Röhrchen, welches in den Kammerwinkel eingesetzt wird. Es schafft eine Verbindung zwischen Vorderkammer und Schlemmkanal. So wird der Abfluss verbessert und der Augeninnendruck gesenkt.

Wie wird der Augeninnendruck bei der Zyklokryotherapie gesenkt?

Bei der Zyklokryotherapie verödet man Teile des Ziliarkörpers mit Kälte. Die Folge: Die Kammerwasserproduktion wird gesenkt, und der Augeninnendruck sinkt.

Was bewirkt die Iridektomie?

Bei der Iridektomie (◌ Abb. 10.2) wird ein kleines Loch in die Regenbogenhaut geschnitten. Bei engem Kammerwinkel wird die Gefahr eines Glaukomanfalles so gebannt, da ein zusätzlicher Abfluss geschaffen wurde. Bei heller Regenbogenhaut ist dieser Eingriff meist auch mit dem Laser möglich (▶ Kap. 11).

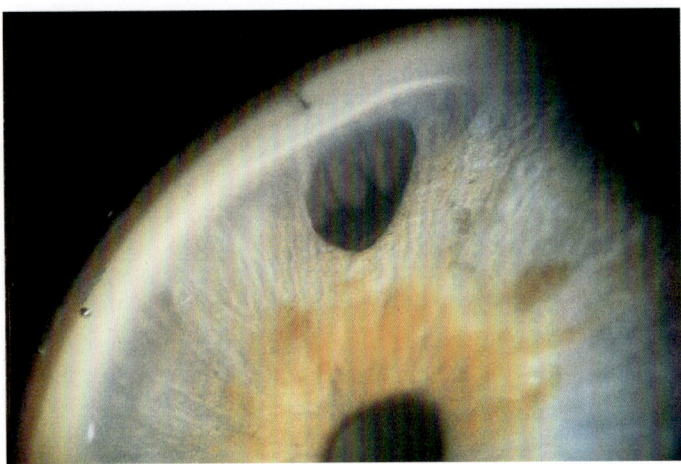

Abb. 10.2 Iridektomie. Das Loch in der Regenbogenhaut wurde operativ angelegt, um bei engem Kammerwinkel die Gefahr eines Glaukomanfalles zu bannen. (Aus Grehn 2012, S. 333)

10.3 Netzhauterkrankung – wie wird operiert?

Eine Netzhautablösung (Abb. 10.3) entsteht meist durch einen oder mehrere Risse in der Netzhaut. Ziel der Operation einer Netzhautablösung ist es, Aderhaut, Netzhaut und Pigmentepithel wieder zusammenzubringen. Eine Vitrektomie oder eine eindellende Operation sind die Operationverfahren, die möglich sind.

Dabei wird meist die Entfernung des Glaskörpers (Vitrektomie) erforderlich. Anschließend wird das Auge mit Gas oder Silikonöl gefüllt, und ein Kälteherd (–70 °C) wird auf den Netzhautriss gesetzt. Die so entstehende Netzhautnarbe dichtet den Riss ab. Manchmal verwendet man auch Laserherde, um den Netzhautriss abzuriegeln. So lässt sich eine erneute Netzhautablösung meist verhindern.

Nach einer Vitrektomie mit Gasauffüllung bei Netzhautablösung werden die betroffenen Patienten nach der Operation meist gebeten, eine bestimmte Position für mehrere Stunden am Tag einzunehmen. Der Operateur sieht während der Operation genau, wie der Patient sich verhalten muss, damit die Netzhaut von der Gasblase angedrückt wird. Beispielsweise kann es die Anweisung geben: „Gesicht nach unten („face-down") 2 h täglich für 2 Wochen."

Ein weiteres Verfahren ist die eindellende Operation. Hierbei wird mit einer Plombe aus Silikonkautschuk die Lederhaut von außen eingedellt und der Glaskörperzug so operativ verringert. Die richtige Positionierung der Plombe ist für den Erfolg der Operation entscheidend. Wenn mehrere Risse versorgt werden mussten, legt man eine Art Gürtel (Cerclage) um das

10.3 · Netzhauterkrankung – wie wird operiert?

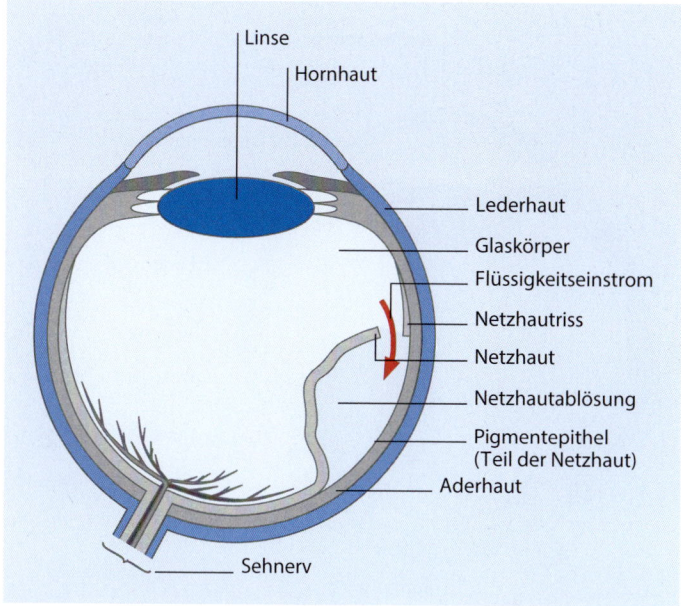

Abb. 10.3 Netzhautablösung. (Aus Hartmann und Goertz 2013, S. 31)

Auge. Abschließend wird Flüssigkeit abgelassen, die sich unter der Netzhaut angesammelt hat, und die Netzhaut wird so angelegt. (Abb. 10.4).

- **Was wird bei der Glaskörperentfernung (Vitrektomie) genau gemacht?**

Bei der Vitrektomie wird der Glaskörper herausgeschnitten, der das Auge wie ein Gel ausfüllt. Erst nach der Glaskörperentfernung kann der Operateur beispielsweise bindegewebige Membranen von der Netzhautmitte (Makula) entfernen. Anschließend wird das Auge meist mit Gas oder Silikonöl aufgefüllt, um eine Netzhautablösung zu verhindern. Gas löst sich innerhalb von 2 Wochen auf. Silikonöl muss in einer 2. Operation später wieder entfernt werden. Wird eine Vitrektomie beispielsweise im Rahmen einer Netzhauterkrankung durch Zuckerkrankheit erforderlich, so wird zusätzlich gelasert, um Gefäßneubildungen vorzubeugen.

> Der Glaskörper füllt das Auge gelartig aus. Bei der Vitrektomie wird der Glaskörper operativ entfernt

- **Was sollten Patienten nach einer Netzhautoperation beachten?**

In den ersten 2 Wochen nach einer Operation mit Gasauffüllung dürfen Betroffene keine Flugreise machen, da der geringe Luftdruck im Flugzeug zum Anstieg des Augeninnendruckes führen kann. Arterienastverschlüsse wären mögliche Folgen. Auch lesen sollten Patienten nach einer Netzhautoperation 2 Wochen lang nicht. Fernsehen ist erlaubt.

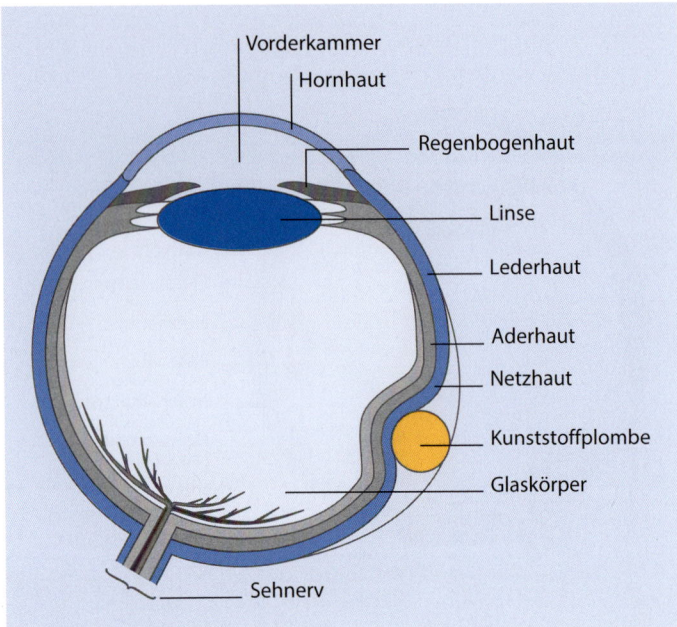

Abb. 10.4 Die Plombe dellt die Lederhaut von außen ein und verringert so den Glaskörperzug

10.4 Schielen – wenn die Augen nicht parallel stehen

Bei der Schieloperation werden die Augen geradegestellt

Bei der Schieloperation werden die Augen geradegestellt. Man erreicht dies durch die Verlagerung von Augenmuskeln. Insgesamt hat der Mensch 6 äußere Augenmuskeln pro Auge. Jeder Muskel hat einen Gegenspieler, daher muss man immer 2 Muskeln operieren: Ein Muskel wird rückgelagert, der andere verkürzt. Für das Ergebnis ist die exakte Dosierung wichtig. Die Schieloperation erfolgt in Vollnarkose. Nach erfolgreicher Schieloperation sind regelmäßige Kontrollen beim Augenarzt und in der Sehschule weiterhin wichtig.

10.5 Tränenwegverschluss – wie der Abfluss wiederhergestellt wird

- **Dakryorhinostomie: künstlicher Abfluss der Tränen**

Bei der Dakryorhinostomie wird operativ eine Verbindung zwischen Tränensack und dem Inneren der Nase angelegt.

10.5 · Tränenwegverschluss – wie der Abfluss wiederhergestellt wird

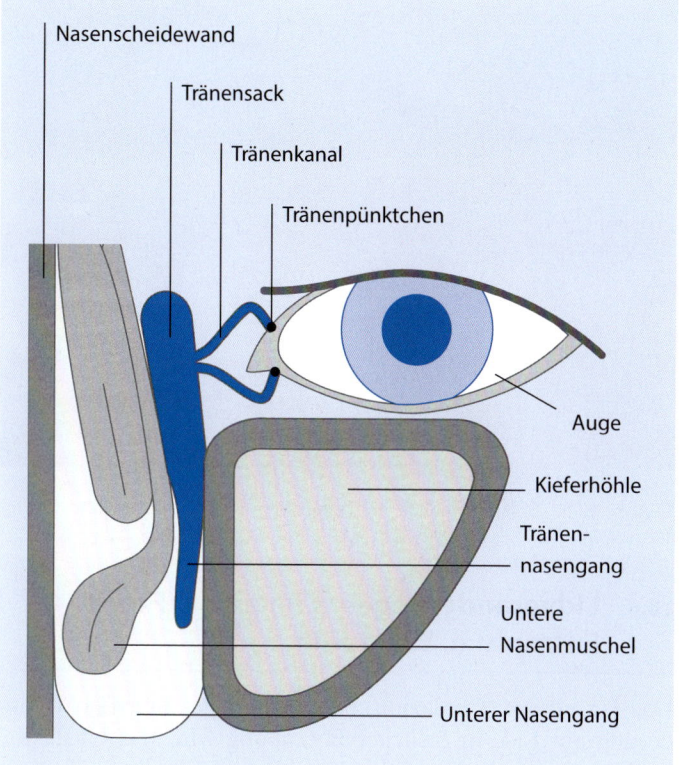

Abb. 10.5 Tränenwege. Das Tränensekret wird von den Tränendrüsen gebildet. Es fließt über die Tränenpünktchen in den Tränenkanal und weiter über den unteren Nasengang in den Rachen ab. (Aus Hartmann und Goertz 2013, S. 110)

Tränenwegendoskopie – wenn man Tränenwege von innen betrachtet

Neuerdings kann man Tränenwege (**Abb. 10.5**) auch mit extrem feinen Optiken von innen betrachten und Veränderungen gezielt behandeln; man spricht von Endoskopie. Dabei schiebt man das Endoskop durch das obere Tränenpünktchen in den Tränenweg.

> Neuerdings kann man Tränenwege auch mit extrem feinen Optiken von innen betrachten und Veränderungen gezielt behandeln

Warum wird bei der Tränenwegoperation ein Silikonschlauch gelegt?

Bei Tränenwegoperationen wird ein künstlicher Silikonschlauch in den Tränenweg gelegt (**Abb. 10.6**), um erneute Verklebungen durch Narbenbildung zu verhindern. Dieser Silikonschlauch wird nach etwa 6 Monaten entfernt.

> Der Silikonschlauch wird bei Tränenwegoperationen in den Tränenweg gelegt, um erneute Verklebungen durch Narbenbildung zu verhindern

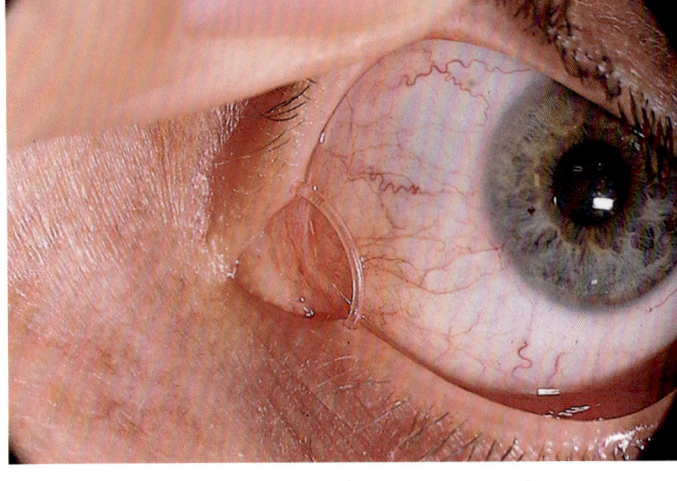

Abb. 10.6 Silikonschlauch im Tränenweg. (Aus Augustin und Collins 2001, S. 6)

10.6 Lidveränderungen: Chalazion, Ptosis, Entropium, Ektropium

> Das Hagelkorn ist eine häufige, gutartige Lidveränderung

Das Hagelkorn (Chalazion) ist eine häufige, gutartige Veränderung am Lid. In örtlicher Betäubung wird das Chalazion mitsamt der Kapsel entfernt. In seltenen Fällen kann sich aus einem harmlosen Hagelkorn ein bösartiger Lidtumor – ein Karzinom der Meibom-Drüse – entwickeln. Eine feingewebliche Untersuchung (Histologie) des entfernten Gewebes sollte immer erfolgen, um diese bösartige Veränderung sicher auszuschließen.

- **Welche Lidfehlstellungen müssen operativ korrigiert werden?**

Von Ptosis spricht man, wenn die Oberlider hängen. Man kann sie operativ anheben, indem man den Lidhebermuskel verkürzt. Bei einem anderen Operationsverfahren werden die Oberlider an den Augenbrauen befestigt.

Durch Lidfehlstellungen kann es zu Schäden an Hornhaut oder Bindehaut kommen. Beim Unterlidektropium kehrt sich die Wimpernreihe nach außen. Ein schlaffes Lidbändchen ist die Ursache. Die Therapie: Operativ wird das Lid verkürzt, indem ein kleiner Teil des Unterlides entfernt wird.

Beim Entropium ist die Wimpernreihe nach innen gekehrt: Wimpern reiben im Auge. Auch hier wird meist operativ behandelt. Durch eine spezielle Nahttechnik verhindert die Operation, dass sich das Unterlid anschließend noch einrollen kann.

- **Dermatochalasis: Wenn die Oberlider auf der oberen Wimperreihe lasten**

Überschüssige Lidhaut nennt man Dermatochalasis. Diese kann auf der Wimpernreihe lasten und auch das Gesichtsfeld einschränken. Eine Dermatochalasis-Operation ist das Mittel der Wahl.

Bei der operativen Korrektur wird meist in örtlicher Betäubung die überschüssige Oberlidhaut entfernt. Bei dieser Operation ist die Dosierung entscheidend: Der Lidschluss muss vollständig erhalten bleiben.

> Überschüssige Lidhaut nennt man Dermatochalasis

- **Brauenptosis: Wenn die Augenbraue herabsinkt und auf das Oberlid drückt**

Bei der Brauenptosis ist es die abgesunkene Augenbraue, die auf das Oberlid drückt.

Eine Dermatochalasis kann so verstärkt werden. Hier muss der Operateur entscheiden, ob es ausreicht, einen Hautkeil oberhalb der Augenbraue zu entnehmen. In ausgeprägten Fällen sollten sich Betroffene an einen Gesichtschirurgen wenden, da bei diesen Patienten der gesamte Stirnbereich korrigiert werden muss.

10.7 Hornhauterkrankungen: lamelläre und perforierende Keratoplastik

- **Was wird bei einer perforierenden Keratoplastik genau gemacht?**

Hornhautverletzungen, Entzündungen und angeborene Veränderungen (Dystrophien) können eine Hornhautverpflanzung (Keratoplastik) erforderlich machen. Spenderhornhäute kann man über zertifizierte Hornhautbänke beziehen.

Bei der sog. perforierenden Keratoplastik wird die getrübte Hornhaut kreisförmig ausgeschnitten. Anschließend wird die Spenderhornhaut passgenau eingesetzt und festgenäht (◘ Abb. 10.7). Nach der Operation wird das Medikament Ciclosporin eingesetzt. Es soll eine Abstoßungsreaktion verhindern.

> Hornhautverletzungen, Entzündungen und angeborene Veränderungen können eine Hornhautverpflanzung erforderlich machen

- **Lamelläre Keratoplastik – wenn nur Teile der Hornhaut ausgetauscht werden**

Bei oberflächlichen Narben der Hornhaut und Keratokonus reicht es manchmal aus, nur die äußeren Hornhautschichten zu verpflanzen. Das Hornhautendothel bleibt erhalten.

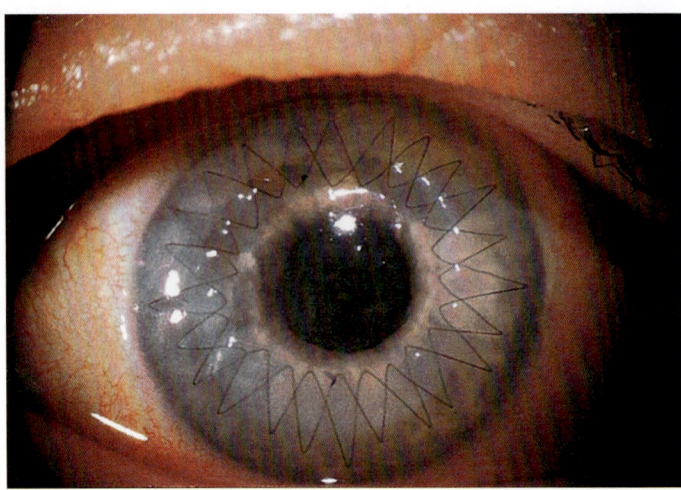

Abb. 10.7 Zustand nach Keratoplastik. Man sieht die festgenähte Spenderhornhaut. (Aus Augustin und Collins 2001, S. 672)

Ist nur das Hornhautendothel erkrankt, so können auch nur Endothel und Descemet-Membran kreisförmig ausgeschnitten und durch ein Transplantat ersetzt werden. Anschließend wird das Transplantat mithilfe von Luft, welche in die Vorderkammer gefüllt wird, fixiert.

Literatur

Augustin AJ, Collins JF (2001) Augenheilkunde, 2. Aufl. Springer, Heidelberg
Grehn F (2012) Augenheilkunde, 31. Aufl. Springer, Heidelberg
Hartmann B, Goertz W (2013) Augen-Sprechstunde. Springer, Berlin/Heidelberg

Laserbehandlungen des Auges

Inhaltsverzeichnis

11.1 Laser – wie wirkt er gegen Gefäßneubildungen? – 160

11.2 Netzhautlöcher – wie behandelt man sie mit dem Netzhautlaser? – 161

11.3 Glaukom – Augeninnendrucksenkung durch Lasertrabekuloplastik (LTP) – 162

11.4 Kapselfibrose – wenn der Nachstar den Blick trübt – 163

11.5 Fehlsichtigkeit – Laserbehandlung mit dem Excimerlaser – 164

11.6 Informatives: Laserschutzvorschriften und Gefährdungsbeurteilung – 166

Literatur – 167

© Der/die Autor(en), exklusiv lizenziert an Springer-Verlag GmbH, DE, ein Teil von Springer Nature 2025
B. Hartmann, W. Goertz, *Arbeitsplatz Augenpraxis*, https://doi.org/10.1007/978-3-662-71298-6_11

Durch Laser werden Lichtstrahlen künstlich zielgerichtet und verstärkt

Laser steht für „light amplification by stimulated emission of radiation". Durch Laser werden Lichtstrahlen künstlich zielgerichtet und verstärkt. Vereinfacht kann man sagen: Licht durchläuft mehrfach ein Lasermedium und wird über Spiegel so gelenkt, dass ein zielgerichteter Laserstrahl entsteht. Lasermedium kann ein Kristall, ein Gas oder eine Flüssigkeit sein. Laser werden beispielsweise als Laserpointer, Mess- oder Schneidegeräte eingesetzt.

> **Beispiele für Laser in der Augenheilkunde**
> — Neodym-YAG-Laser
> — Diodenlaser
> — Argonlaser
> — Excimerlaser
> — Femtosekundenlaser

Der Neodym-YAG-Laser hat als Medium einen Neodymkristall. Argon-, Dioden- und Excimerlaser sind Beispiele für Gaslaser.

11.1 Laser – wie wirkt er gegen Gefäßneubildungen?

Mit dem Laser produziert man Netzhautnarben und senkt damit den Sauerstoffbedarf der erkrankten Netzhaut

Zuckerkrankheit kann im schlimmsten Fall zu Gefäßneubildungen (Proliferationen) und Blutungen in den Glaskörperraum führen. In den 1950er-Jahren erfand Prof. Dr. Gerd Meyer-Schwickerath die Lichtkoagulation. Nach seinem Prinzip wird auch heute noch behandelt: Mit dem Laser produziert man Netzhautnarben (◉ Abb. 11.1, Informatives: Laserschutzvorschriften) und senkt damit den Sauerstoffbedarf der erkrankten Netzhaut. Weitere Gefäßneubildungen und Glaskörpereinblutungen lassen sich so meist verhindern.

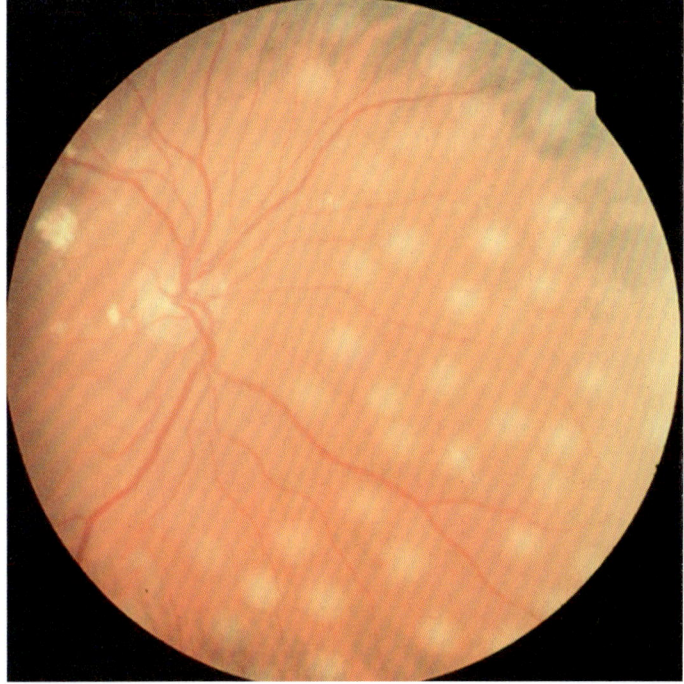

Abb. 11.1 Laserherde an der Netzhaut. Man sieht die hellen Laserherde am Augenhintergrund. (Aus Joussen 2012, S. 40)

11.2 Netzhautlöcher – wie behandelt man sie mit dem Netzhautlaser?

Netzhautrisse kann man mithilfe von Laserherden abriegeln (◘ Abb. 11.2). Die Gefahr einer Netzhautablösung lässt sich so meist bannen.

Bei der Laserbehandlung von Netzhautrissen verwendet man das Dreispiegelkontaktglas. Der Riss wird dabei komplett umstellt. Bereits abgehobene Netzhaut kann man nicht wieder festlasern, da Laserherde nur dort entstehen, wo der Kontakt zur Unterlage, dem Pigmentepithel, noch besteht. Laserherde müssen daher auf die noch anliegende Netzhaut gesetzt werden.

> Netzhautrisse kann man mithilfe von Laserherden abriegeln

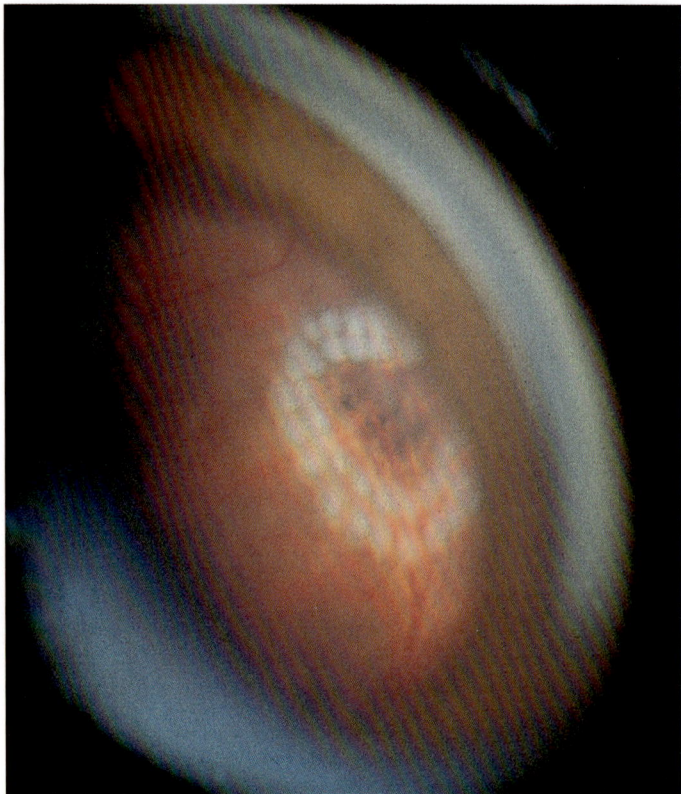

Abb. 11.2 Gelaserter Netzhautriss. Man sieht 2 Reihen von hellen Laserherden, die den Netzhautriss abriegeln. (Aus Grehn 2012, S. 225)

11.3 Glaukom – Augeninnendrucksenkung durch Lasertrabekuloplastik (LTP)

Bei der Trabekuloplastik werden Laserherde in das Trabekelwerk des Kammerwinkels gesetzt

Bei der Trabekuloplastik werden Laserherde in das Trabekelwerk des Kammerwinkels gesetzt. Die Laserherde bilden Narben, in deren Umgebung der Abfluss des Kammerwassers deutlich verbessert wird; der Augeninnendruck wird auf diese Weise gesenkt. Nach einer Lasertrabekuloplastik kann manchmal sogar auf Augentropfen zur Drucksenkung verzichtet werden.

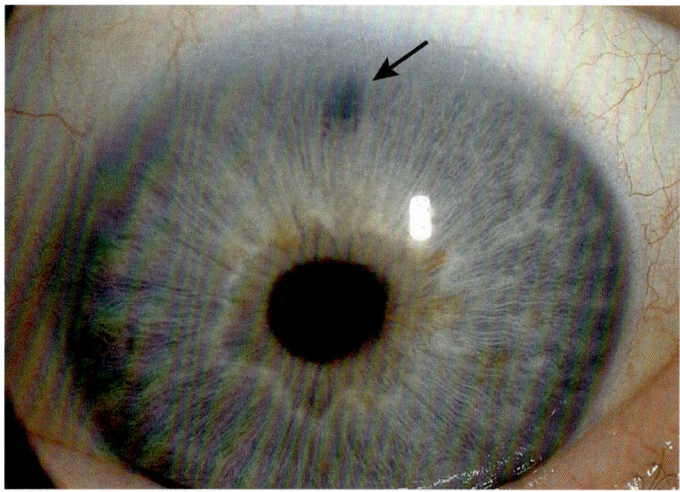

Abb. 11.3 YAG-Laser-Iridektomie. Mit dem YAG-Laser wurde ein kleines Loch in die Regenbogenhaut gelasert. (Aus Grehn 2012, S. 476)

Bei engem Kammerwinkel und heller Iris wird mit dem Neodym-YAG-Laser ein kleines Loch in die Regenbogenhaut gelasert; man legt eine Iridektomie an (Abb. 11.3). So wird ein zusätzlicher Abfluss geschaffen und damit ein möglicher Glaukomanfall verhindert. Bei dunkler Iris wird dieser Eingriff meist operativ durchgeführt.

11.4 Kapselfibrose – wenn der Nachstar den Blick trübt

Was ist ein Nachstar?

Nach Kataraktoperation trübt sich manchmal die hintere Linsenkapsel; ein Nachstar (Kapselfibrose) entsteht. Die Kapselfibrose kann mit dem Neodym-YAG-Laser wegpoliert werden (Abb. 11.4). Eine erneute Operation ist in diesen Fällen nicht erforderlich.

> Manchmal trübt sich die hintere Linsenkapsel; ein Nachstar entsteht

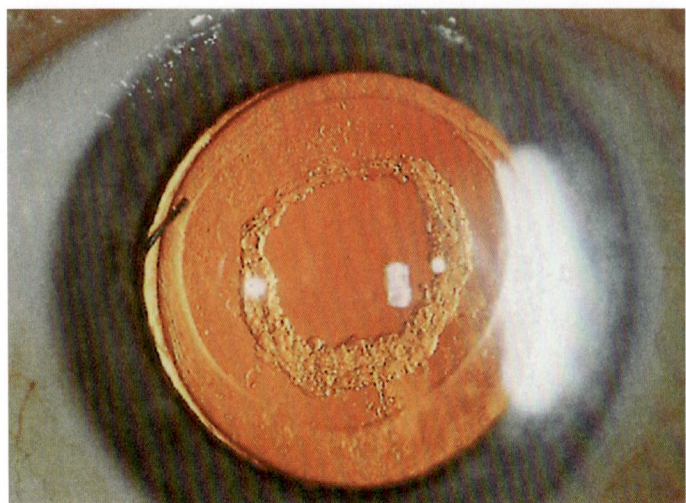

Abb. 11.4 YAG-Laser-Kapsulotomie. Mit dem YAG-Laser wurde die hintere Linsenkapsel teilweise entfernt. Eine Kapsellücke ist entstanden. (Aus Grehn 2012, S. 168)

11.5 Fehlsichtigkeit – Laserbehandlung mit dem Excimerlaser

Die Augenlaserbehandlung ist die moderne Alternative zur Brille

Die Augenlaserbehandlung (Lasik) ist die moderne Alternative zur Brille. Vorteile: scharfes Sehen sofort beim Aufwachen, kein lästiges Verrutschen der Brille. Bei der Lasik (Laser-in-situ-Keratomileusis) wird die innere Hornhautschicht – das Stroma – modelliert. Eine Fehlsichtigkeit lässt sich so beheben.

Bei der Femtolasik kommen gleich 2 Laser zum Einsatz: Mit dem Femtolaser wird zuerst ein hauchdünner Hornhautlappen („Flap") geschnitten. Dieser wird weggeklappt, jetzt kann der Excimerlaser (Abb. 11.5) mit seiner Präzisionsarbeit beginnen.

Je höher die Kurzsichtigkeit, desto mehr Hornhautgewebe muss abgetragen werden. Anschließend wirkt der Hornhautlappen „Flap" wie ein körpereigenes Pflaster, er verschließt die Operationsfläche perfekt.

Modernste Laserverfahren ermöglichen heute sogar, dass auf den Hornhautlappen verzichtet werden kann. Zuerst wird die mittlere Hornhautschicht mit dem Laser behandelt, und anschließend wird das gelaserte Gewerbe durch einen winzigen Schnitt am Hornhautrand operativ entfernt.

11.5 · Fehlsichtigkeit – Laserbehandlung mit dem Excimerlaser

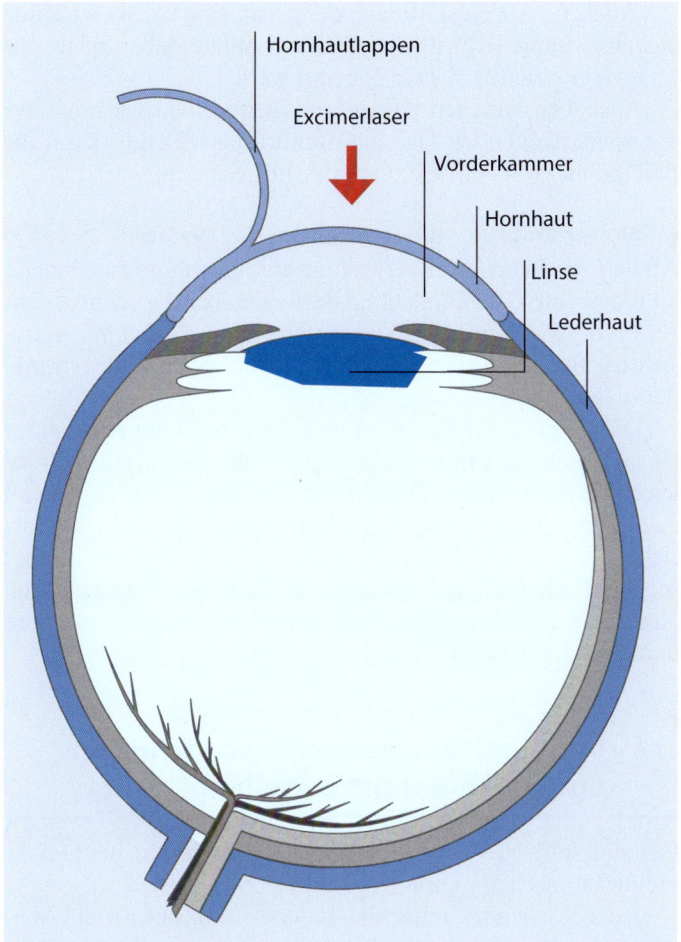

Abb. 11.5 Excimerlaser. Bei der LASIK wird ein sehr dünner Hornhautlappen geschnitten, die Hornhaut wird aufgeklappt. Mit dem Excimerlaser wird nun ein Teil der inneren Hornhaut abgetragen. Anschließend wird der Hornhautlappen wieder zurückgeklappt. (Aus Hartmann und Goertz 2013, S. 133)

Lasik – entscheidende Voraussetzungen

Entscheidende Voraussetzungen für diese Operation sind: gesunde Augen, ausreichende Hornhautdicke, stabile Refraktionswerte. Die Brillenstärke sollte sich während der letzten 2 Jahre nicht verändert haben.

Ist die Hornhaut zu dünn, kommt eine Behandlung mit der Lasik nicht infrage. In diesen Fällen können linsenchirurgische Verfahren das Problem lösen. Hierbei werden zusätzlich Kunstlinsen operativ eingesetzt; selbst hohe Fehlsichtigkeiten lassen sich so korrigieren.

> Entscheidende Voraussetzungen für die Lasik sind gesunde Augen

Trockene Augen sind nach der Lasik eine vorübergehende Nebenwirkung. Künstliche Tränen sollten daher nach der Laseroperation für ½ Jahr getropft werden.

Auch bei manchen Augenkrankheiten, beispielsweise bei der wiederkehrenden Hornhautschürfung (Erosio), kann die Behandlung mit dem Excimerlaser hilfreich sein.

- **Alterssichtigkeit – die Grenzen des Excimerlasers**

Ab dem 45. Lebensjahr verliert unsere Augenlinse zunehmend an Elastizität; die Fähigkeit, in der Nähe scharf zu sehen, geht verloren. Wir benötigen die Lesebrille – Ausnahme: kurzsichtige Patienten. Bis heute haben wir keinen Zaubertrank, der dieses Problem löst.

Die Alterssichtigkeit lässt sich auch mit dem Augenlaser (Lasik) nicht korrigieren. Eine mögliche Lösung des Problems: die Monovision. Dabei wird ein Auge für die Ferne und das andere Auge für die Nähe korrigiert. Die Lesebrille lässt sich so in manchen Fällen vermeiden. Diese Methode ist aber nicht für alle Patienten geeignet. Mithilfe von Kontaktlinsen kann man die Monovision simulieren und so testen, ob man damit zurechtkommt.

> Die Alterssichtigkeit lässt sich auch mit dem Augenlaser nicht korrigieren.

11.6 Informatives: Laserschutzvorschriften und Gefährdungsbeurteilung

Generell gilt: Nie in den Laserstrahl gucken und bei Gefahr möglichst rasch abwenden.

Jeder Anwender muss die Laser-Schutzvorschriften kennen und sie beachten. Jede Praxis benötigt einen Laserschutzbeauftragten. Dieser muss die Teilnahme an einem Sachkunde-Kurs zum Thema Laserschutz nachweisen können und alle 5 Jahre auffrischen.

Laserräume müssen durch Schilder kenntlich gemacht werden. Eine Signallampe zeigt außen an, dass gelasert wird. Eine Türverriegelung bietet zusätzliche Sicherheit. Spiegel sind in Laserräumen verboten. Wegen der Brandgefahr durch Laser muss ein CO_2-Feuerlöscher vorhanden sein. Personen, die sich, während der Laser aktiv ist, im Raum befinden, müssen eine geeignete Schutzbrille tragen.

Der Anwender muss eine Gefährdungsbeurteilung verfassen. Mithilfe von Herstellerangaben wird beispielsweise berechnet, in welchem Abstand vom Laser sich die medizinische Fachangestellte gefahrlos aufhalten kann.

> Generell gilt: Nie in den Laserstrahl gucken und bei Gefahr möglichst rasch abwenden

Literatur

Grehn F (2012) Augenheilkunde, 31. Aufl. Springer, Heidelberg
Hartmann B, Goertz W (2013) Augen-Sprechstunde. Springer, Berlin/Heidelberg
Joussen A (2012) Retinale Gefäßerkrankungen. Springer, Heidelberg

Kontaktlinsen

Inhaltsverzeichnis

12.1 Vielfalt in Material und Form – 170

12.2 Kontaktlinsenanpassung – warum Passgenauigkeit wichtig ist – 172

12.3 Hygiene und Handhabung – was man beachten sollte – 177

12.4 Kontaktlinsen beim Sport – die richtige Hilfestellung – 180

12.5 Pflegemittel: Kombilösung oder Wasserstoffperoxid? – 180

12.6 Komplikationen durch Kontaktlinsen – 182

12.7 Kontaktlinsen zur Therapie – 183

Literatur – 185

© Der/die Autor(en), exklusiv lizenziert an Springer-Verlag GmbH, DE, ein Teil von Springer Nature 2025
B. Hartmann, W. Goertz, *Arbeitsplatz Augenpraxis*, https://doi.org/10.1007/978-3-662-71298-6_12

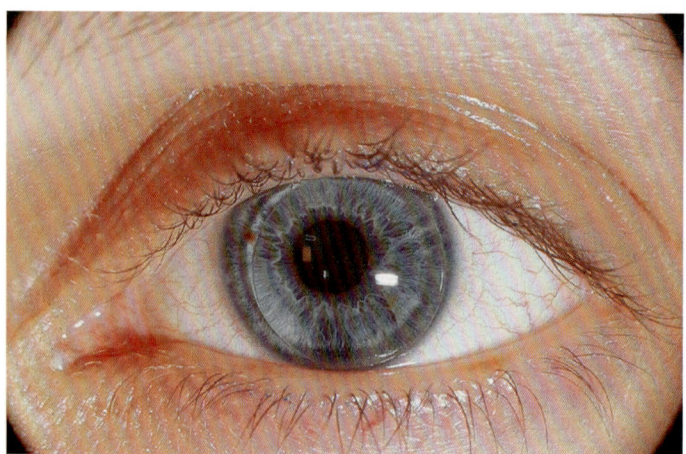

Abb. 12.1 Kontaktlinse. Die formstabile Kontaktlinse schwimmt auf dem Tränenfilm der Hornhaut. (Aus Grehn 2012, S. 370)

Oft haben wir uns gefragt, was mit Kontaktlinsen so alles angestellt wird. Nun wissen wir es. Aber lieber wüssten wir es nicht. Kontaktlinsen werden: wie Ohrringe mit der Freundin getauscht, lose in leeren Zigarettenschachteln transportiert, abgeleckt und eingesetzt, mit Speichel „gereinigt", in schmutzigen Behältern aufbewahrt, monatelang in dieselbe Pflegemittelpfütze gelegt, in Tempoverpackungen wiedergefunden.

Hygiene ist im Zusammenhang mit Kontaktlinsen extrem wichtigDiese oder ähnliche Dinge entdecken wir gelegentlich, wenn wir Patienten genauer befragen. Über Hygienemängel dürfen wir im Zusammenhang mit Kontaktlinsen nicht hinwegsehen. Kontaktlinsen werden in die Augen eingesetzt (Abb. 12.1); man riskiert bei mangelnder Kontaktlinsenpflege schwere Infektionen. Probleme müssen wir einfühlsam ansprechen, nur so gewinnen wir das Vertrauen unserer Patienten.

12.1 Vielfalt in Material und Form

- **Weiche und formstabile Kontaktlinsen – welche Unterschiede gibt es?**

Kontaktlinsen unterscheiden sich in Material und Form. Es gibt sie in großer Vielfalt. Weiche Kontaktlinsen werden mit großem Durchmesser (12–16 mm) angepasst. Sie überragen den Hornhautrand (Limbus) und schmiegen sich „wie eine zweite Haut" an die Hornhaut an; man spürt sie kaum.

Formstabile Kontaktlinsen haben eine größere Eigenstabilität. Sie schwimmen auf dem Tränenfilm und können so kleine Unebenheiten der Hornhautoberfläche ausgleichen.

12.1 · Vielfalt in Material und Form

Den Hornhautrand bedecken sie nicht; sie haben einen kleineren Durchmesser (8–10 mm).

In der Anfangsphase verursachen sie ein Fremdkörpergefühl, daher muss man sie „eintragen", indem man die tägliche Tragezeit stundenweise steigert. Diese Eingewöhnungszeit kann bis zu 4 Wochen dauern. Der entscheidende Vorteil formstabiler Kontaktlinsen: Sie werden besser vom Tränenfilm unterspült als weiche Kontaktlinsen; die Sauerstoffversorgung der Hornhaut ist ideal. Sie sind oft jahrelang haltbar und haben ein exzellentes Preis-Leistungs-Verhältnis.

▪ Warum sollten Kontaktlinsen vom Fachmann angepasst werden?

Kontaktlinsen sollten vom Augenarzt oder Augenoptiker angepasst werden. Neben dem richtigen Material ist auch die Passgenauigkeit extrem wichtig. Zur Kontaktlinsenanpassung gehören: Augenuntersuchung, Prüfung der Korrekturwerte (Refraktion), Vermessung der Hornhaut (Radien, Durchmesser), Beurteilung des Tränenfilms, Wahl der richtigen Kontaktlinsenform für einen sehr guten Sitz.

> Kontaktlinsen sollten vom Augenarzt oder Augenoptiker angepasst werden

Kontaktlinsen sollten sich auf der Hornhaut ausreichend bewegen, nur so werden sie überall von Tränenflüssigkeit unterspült. Bewegen sie sich zu wenig, können kleinste Hornhautverletzungen entstehen. Sie sind Eintrittspforten für Krankheitserreger (Bakterien, Viren oder Pilze). Die Folge: Entzündungen.

▪ Kontaktlinsenmaterial – wie lange darf man Kontaktlinsen täglich tragen?

Kontaktlinsen bestehen heute aus Kunststoff: Silikonhydrogel mit einem hohen Wassergehalt sorgt für eine optimale Sauerstoffdurchlässigkeit. Sie ist das entscheidende Kriterium für das Kontaktlinsenmaterial. Weiche, hochsauerstoffdurchlässige Kontaktlinsen oder formstabile Kontaktlinsen sind die richtige Wahl.

> Kontaktlinsen bestehen heute aus Silikonhydrogel mit einem hohen Wassergehalt

Die tägliche Tragezeit hängt entscheidend vom Material ab. Weiche, hochsauerstoffdurchlässige und formstabile Kontaktlinsen darf man bei gesunden Augen unbesorgt bis zu 14 h am Tag tragen. Täglich sollte man seinen Augen eine Kontaktlinsen-Tragepause von 10 h gönnen.

Weiche, wenig gasdurchlässige Kontaktlinsen sind leider immer noch – teilweise zu verlockend niedrigen Preisen – im Handel. Solche Kontaktlinsen darf man nur stundenweise tragen, da man sonst seine Augengesundheit gefährdet.

Farbige Kontaktlinsen sind durch die Farbschicht weniger durchlässig für Sauerstoff und sollten nur gelegentlich getragen werden. Für Nachtfahrten sind sie ungeeignet, da sie das Farbensehen verändern.

> Farbige Kontaktlinsen verändern das Farbensehen und sind für Nachtfahrten ungeeignet

Was kann passieren, wenn man Kontaktlinsen zu lange trägt?

Unsere Augen nutzen die kontaktlinsenfreie Zeit zur Regeneration. Gönnt man seinen Augen die notwendigen Kontaktlinsenpausen nicht, sind Hornhautschäden mögliche Folgen.

> Die Hornhaut unserer Augen besteht aus 3 Schichten: Endothel, Stroma und Epithel

Die Hornhaut unserer Augen besteht aus 3 Schichten: Endothel, Stroma und Epithel. Die Endothelzellen sind für die Entquellung der Hornhaut und den Nährstofftransport zuständig. Jahrelanges Tragen von Kontaktlinsen aus wenig sauerstoffdurchlässigem Material schadet der Hornhaut: Die Anzahl der Endothelzellen nimmt ab. Mögliche Folgen sind Hornhautschwellung (Ödem), krankhafte Gefäßeinsprossungen (Neovaskularisationen) im Randbereich (Limbus), Geschwüre (Ulzera), im schlimmsten Fall wird eine Hornhautverpflanzung erforderlich.

Wann sollte man Kontaktlinsen erneuern?

> Tages-Kontaktlinsen sind aus hygienischer Sicht ideal

Tages-Kontaktlinsen sind aus hygienischer Sicht ideal, da sie nach einmaligem Tragen entsorgt werden

Formstabile Kontaktlinsen können bei guter Pflege eine „Lebensdauer" von 2–3 Jahren haben.

Weiche Kontaktlinsen gibt es für unterschiedliche Tauschintervalle: Tages-, Vierzehntages-, Monats-, Dreimonats-, Halbjahres- und Jahreskontaktlinsen. Der Hersteller gibt für jeden Linsentyp an, wie lange die jeweilige Kontaktlinse maximal getragen werden sollte. Der empfohlene Wechselrhythmus muss eingehalten werden. „Überalterte" Kontaktlinsen können den Augen schaden, da die Sauerstoffdurchlässigkeit mit der Zeit abnimmt.

Was sollte man beachten, wenn man schwanger ist?

Während einer Schwangerschaft kommt es zu veränderten Hormonwerten im Blut. Die Folge: Ein veränderter Tränenfilm führt häufig zu Ablagerungen auf den Kontaktlinsen. Man sollte daher in dieser Zeit alle 3 Tage Proteinreiniger anwenden, reichlich Tränenersatzmittel tropfen oder Tages-Kontaktlinsen tragen.

12.2 Kontaktlinsenanpassung – warum Passgenauigkeit wichtig ist

> Gesunde Augen sind die wichtigste Voraussetzung für eine Kontaktlinsenanpassung

Gesunde Augen sind die wichtigste Voraussetzung für eine Kontaktlinsenanpassung. Kontaktlinsenträger sollten ihre Augen halbjährlich untersuchen lassen. Sie sollten wissen, dass sie bei geröteten Augen keine Kontaktlinsen tragen dürfen.

12.2 · Kontaktlinsenanpassung – warum Passgenauigkeit wichtig ist

Tab. 12.1 Beispiel für Kontaktlinsendaten

Wert	8,6	−8,5	14,0
Bedeutung	Radius	Dioptrien	Durchmesser

■ Was gehört zur Kontaktlinsenanpassung?

Die Kontaktlinsenanpassung beinhaltet: Spaltlampenuntersuchung (zum Ausschluss von Augenkrankheiten), exakte subjektive Refraktion, Messung der Hornhautradien und des Hornhautdurchmessers. Besonders bei der Anpassung von formstabilen Kontaktlinsen hat sich die zusätzliche Vermessung der Hornhautoberfläche (Topografie) bewährt (■ Tab. 12.1).

■ Welche Informationen geben uns die Kontaktlinsendaten?
— Name der Kontaktlinse
— Krümmung der Kontaktlinsenrückfläche (Radius)
— Optischer Wert in Dioptrien
— Durchmesser
— Kontaktlinsenmaterial (bei formstabilen Kontaktlinsen)

■ Brille oder Kontaktlinse – wenn der Hornhautscheitelabstand wichtig wird

Der Hornhautscheitelabstand gibt die Entfernung vom Auge zum Brillenglas oder zur Kontaktlinse an. Da die Kontaktlinse nun aber direkt auf dem Auge sitzt, während wir die Brille meist auf der Nase tragen, muss man die Refraktionswerte bei der Kontaktlinsenanpassung umrechnen. Es gibt von den Herstellerfirmen spezielle Tabellen zur Umrechnung.

Der Hornhautscheitelabstand ist die Entfernung vom Auge zum Brillenglas oder zur Kontaktlinse

■ Wo lernt man die Anpassung von Kontaktlinsen?

Die Anpassung von Kontaktlinsen muss im Rahmen von Spezialkursen erlernt werden, daher verweisen wir an dieser Stelle auf Kontaktlinsenseminare. Diese werden von Herstellerfirmen angeboten.

> **Tipp**
>
> Kontaktlinsenseminare von Herstellerfirmen besuchen.

■ Interesse wecken – warum gezielte Information wichtig ist

Wir sollten nicht warten, bis sich Patienten mit Kontaktlinsenwunsch an uns wenden. Interesse für Kontaktlinsen kann man wecken. Patienten, die beispielsweise gerade ihr neues Brillenrezept in Händen halten, sollten gezielt über die Vorteile von Kontaktlinsen informiert werden: kein störender Brillenrahmen, kein Verrutschen der Brille beim Sport, kein Beschlagen der Brillengläser.

- **Ab welchem Alter darf man Kontaktlinsen tragen?**

Kontaktlinsenträger werden immer jünger. Das Alter hängt sehr vom Einzelfall ab. Man darf sie tragen, wenn man sorgfältig mit seinen Kontaktlinsen umgehen kann oder Angehörige die Kontaktlinsenpflege übernehmen. Wir sollten mit den Eltern besprechen, ob ihr Kind für Kontaktlinsen „reif" ist.

- **Müssen wir den Preisvergleich mit dem Internet scheuen?**

> Für seine Augengesundheit sollte man an Kontaktlinsen nicht sparen

Wir sollten das Thema nicht scheuen, sondern selbstbewusst vermitteln, was wir bieten: qualifizierte Anpassung, persönliche Beratung, individuelle Hilfe bei Problemen. Es gibt ein unüberschaubares Angebot von Kontaktlinsen: Wir finden für jeden die optimale Lösung. Für seine Augengesundheit sollte man an Kontaktlinsen nicht sparen.

- **Welche Fehlsichtigkeiten lassen sich mit Kontaktlinsen korrigieren?**

> Fehlsichtig ist man, wenn die einfallenden Lichtstrahlen nicht exakt auf der Netzhaut gebündelt werden

Bei Normalsichtigkeit werden die einfallenden Lichtstrahlen so gebündelt, dass sie exakt auf der Netzhaut gebündelt werden (◉ Abb. 12.2). Fehlsichtig ist man, wenn dies nicht geschieht: Bei Kurzsichtigkeit (Myopie, ◉ Abb. 12.3) treffen die

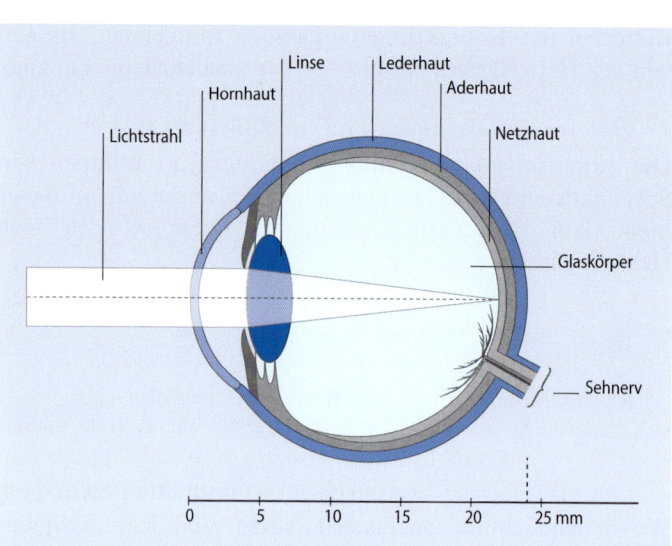

◉ **Abb. 12.2** Normalsichtig. Die einfallenden Lichtstrahlen werden exakt in einem Punkt auf der Netzhaut gebündelt

12.2 · Kontaktlinsenanpassung – warum Passgenauigkeit wichtig ist

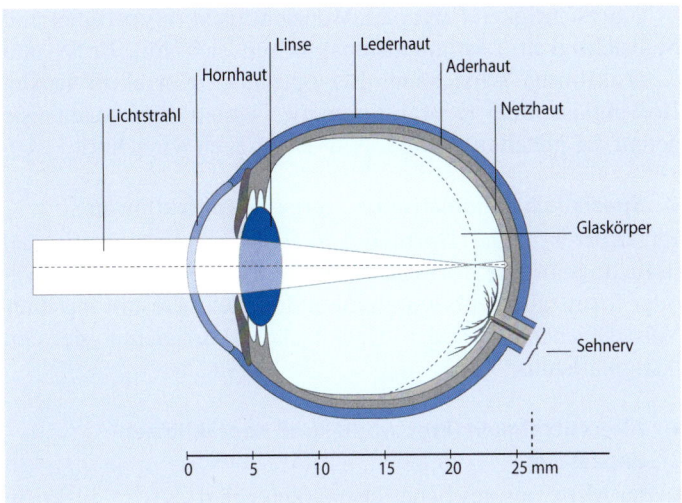

Abb. 12.3 Kurzsichtig. Beim kurzsichtigen Auge werden die einfallenden Lichtstrahlen vor der Netzhaut gebündelt. Der Augapfel ist zu lang

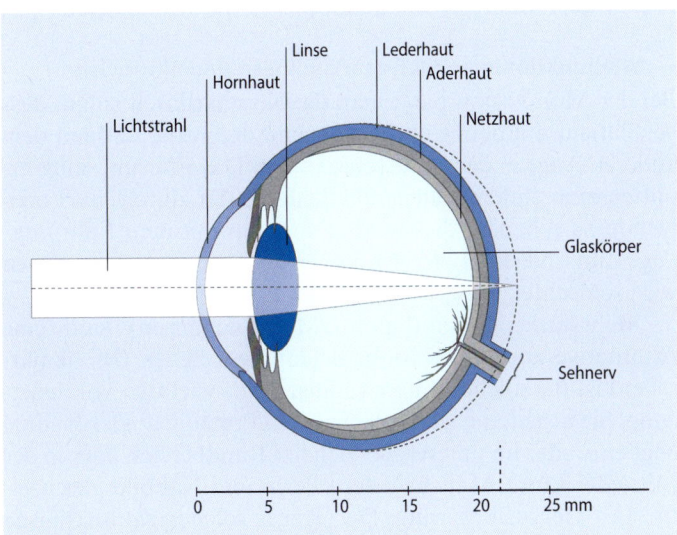

Abb. 12.4 Weitsichtig. Beim weitsichtigen Auge werden die einfallenden Lichtstrahlen hinter der Netzhaut gebündelt. Der Augapfel ist zu kurz

einfallenden Strahlen vor der Netzhaut, bei Weitsichtigkeit (Hyperopie, **Abb. 12.4**) hinter der Netzhaut zusammen. Myopie wird mit Minusgläsern, Hyperopie mit Plusgläsern korrigiert. Manchmal entsteht kein scharfer Punkt, sondern eine Linie auf der Netzhaut; man spricht dann von Hornhautverkrümmung (Astigmatismus).

Kurzsichtigkeit (Myopie), Weitsichtigkeit (Hyperopie) und Stabsichtigkeit (Astigmatismus) lassen sich mit Brille und Kontaktlinsen korrigieren. Bei optimaler Korrektur lenken Brillengläser oder Kontaktlinsen die Lichtstrahlen so, dass sie genau die Netzhaut treffen. Nur dann sehen wir scharf.

▪ Spezialfall: Astigmatismus – torische Kontaktlinsen

Zur Korrektur der Hornhautverkrümmung (Astigmatismus) braucht man sog. torische Kontaktlinsen. Sie können weich oder formstabil sein. Durch die individuelle Gestaltung ihrer Vorderflächen und/oder Rückflächen korrigieren sie den Astigmatismus.

▪ Alterssichtigkeit (Presbyopie) und Kontaktlinsenanpassung

> Ab der Mitte unseres Lebens bemerken wir, dass wir Objekte in der Nähe nicht mehr scharf sehen; wir werden presbyop

In der Mitte unseres Lebens bemerken wir, dass wir Objekte in der Nähe nicht mehr scharf sehen können; wir werden presbyop und brauchen eine Lesebrille. Kontaktlinsenträger können diese zusätzlich zu ihren Kontaktlinsen tragen. Falls man dies nicht möchte, gibt es 2 Möglichkeiten zur Korrektur bei Presbyopie: Mehrstärkenkontaktlinsen und Monovision.

▪ Wie funktionieren Mehrstärkenlinsen und Monovision?

> Mehrstärkenkontaktlinsen sind eine Alternative zur Monovision

Bei der Monovision passt man die Kontaktlinsen so an, dass der Patient mit dem Führungsauge in der Ferne und mit dem anderen Auge in der Nähe scharf sieht. Das Führungsauge ermittelt man, indem man den Patienten bittet, durch eine Lochblende zu schauen; dies wird er spontan mit dem Führungsauge tun. Nachteil der Monovision: Das räumliche Sehen wird schlechter.

Mehrstärkenkontaktlinsen (Multifokallinsen) sind eine Alternative zur Monovision. Beidäugiges Sehen (Binokularsehen) ist für solche Multifokallinsen eine wichtige Voraussetzung. Sie arbeiten nach verschiedenen Prinzipien: Der Nahteil liegt entweder im unteren Bereich, im Randbereich oder in der Mitte der Linse. Manche liefern Fern- und Nahbild gleichzeitig. Die Herausforderung: Der Träger solcher Kontaktlinsen muss lernen, nur das jeweils gewünschte Bild zu beachten. Etwa die Hälfte aller Patienten kommt mit diesen Kontaktlinsen zurecht. Darüber sollte man Patienten informieren, damit sie nicht enttäuscht sind, wenn es nicht klappt.

▪ Was sollten Patienten mit Multifokalkontaktlinsen beachten?

– Nur bei guter Beleuchtung lesen
– Nachts keinen PKW führen
– Eingewöhnungszeit von 4 Wochen einplanen

12.3 Hygiene und Handhabung – was man beachten sollte

Zelebrieren sollten wir Hygiene: Zu Beginn, im Beisein des Patienten, immer die Hände waschen. Hygiene ist im Zusammenhang mit Kontaktlinsen extrem wichtig, nicht nur für Kontaktlinsenneulinge.

Regelmäßiges Händewaschen, kurze Fingernägel und saubere Kontaktlinsenbehälter sind das A und O für Kontaktlinsenträger. Erst mit frisch gewaschenen Händen dürfen die Kontaktlinsen berührt werden. Die Kontaktlinsenhandhabung kann anschließend in Ruhe geübt werden.

Unsere Informationen zu Thema „Kontaktlinsen" sollten gut verständlich, exakt und leicht nachvollziehbar sein. Besonders hilfreich ist es, wenn wir Kontaktlinsenneulingen eine Broschüre mitgeben. Kontaktlinsenhersteller stellen diese gern zur Verfügung. Das Erlernte kann so zu Hause nachgelesen werden.

> Regelmäßiges Händewaschen, kurze Fingernägel und saubere Kontaktlinsenbehälter sind das A und O für Kontaktlinsenträger

> **Tipp**
>
> Broschüre mit Informationen zum Thema „Kontaktlinsen" mitgeben.

▪ Wann ist der richtige Zeitpunkt für das Augen-Make-up?

Ein Augen-Make-up sollte erst nach dem Einsetzen der Kontaktlinsen aufgetragen werden. Abschminken hingegen sollte man sich, nachdem man die Kontaktlinsen herausgenommen hat. Cremige Produkte eignen sich dafür besser als Puder.

> **Tipp**
>
> Schminken mit Kontaktlinsen – Abschminken ohne Kontaktlinsen.

▪ Staub, Sand, Sonnencreme – was man im Urlaub beachten sollte

Im Urlaub am Strand haben sich Tageskontaktlinsen bewährt, da man Verunreinigungen durch Sonnenschutzmittel, Sand oder Salzwasser nicht entfernen muss, sondern diese mit den Kontaktlinsen abends entsorgen kann. Man sollte zur Sicherheit auch Ersatzkontaktlinsen und eine Brille mit in den Urlaub nehmen.

> Im Urlaub am Strand haben sich Tageskontaktlinsen bewährt

Kontaktlinsen am Arbeitsplatz – was ist hier wichtig?

Bei Bildschirmarbeit blicken wir gebannt auf den Monitor. Unsere Lider bewegen sich seltener als sonst; die Lidschlagfrequenz ist geringer. Die Folge: trockene Augen. Bei der Bildschirmarbeit sollte man daher regelmäßig Tränenersatzmittel tropfen, besonders wenn man Kontaktlinsen trägt.

Ein staubiger, schmutziger Arbeitsplatz ist für das Tragen von Kontaktlinsen eher ungünstig.

Kontaktlinsen und Augentropfen – welche sind erlaubt?

> Augentropfen, die Medikamente oder Konservierungsstoffe enthalten, sollten während des Tragens von weichen Kontaktlinsen nicht in die Augen getropft werden

Augentropfen, die Medikamente oder Konservierungsstoffe enthalten, sollten während des Tragens von weichen Kontaktlinsen nicht in die Augen getropft werden. Diese Wirkstoffe reichern sich in weichen Kontaktlinsen an, die Wirkdauer der Medikamente wird verlängert. Konservierungsstoffe können Allergien auslösen. Unkonservierte Tränenersatzmittel können bedenkenlos getropft werden.

Wie setzt man Kontaktlinsen richtig ein?

Im Laufe der Zeit entwickelt jeder Kontaktlinsenträger seine eigene Technik. Ungeübte Kontaktlinsenträger sollten mit kurzen Fingernägeln ins Training starten. Das Einsetzen und Herausnehmen von Kontaktlinsen gestaltet sich so viel entspannter. Lange Fingernägel können zu Verletzungen am Auge führen. Auch ist die Anzahl der Bakterien, die sich unter langen Fingernägeln befinden, deutlich größer als bei kurzen Nägeln.

So sollten wir mit Kontaktlinsenneulingen üben: zuerst vor einem Spiegel das Auge mit Daumen und Zeigefinger aufhalten, dabei die Augenlider möglichst nahe an der Wimpernreihe anfassen. Mit einem Finger der anderen Hand jetzt die Kontaktlinse ins Auge einsetzen.

Einsetzen von Kontaktlinsen
1. Schritt: Hände waschen
2. Schritt: Rechte Kontaktlinse aus dem Behälter nehmen
3. Schritt: Kontaktlinse ins rechte Auge einsetzen
4. Schritt: Linke Kontaktlinse aus dem Behälter nehmen
5. Schritt: Kontaktlinse ins linke Auge einsetzen
6. Schritt: Alte Flüssigkeit aus dem Behälter ausschütten

Tipp

Vorsicht Rutschgefahr! Vor dem Einsetzen von Kontaktlinsen auf Augencreme verzichten.

12.3 · Hygiene und Handhabung – was man beachten sollte

■ **Können Kontaktlinsen hinters Auge rutschen?**

Nein. Die Anatomie des Auges lässt das nicht zu, da die Bindehaut unser Auge umgibt. Unter das Oberlid kann eine Kontaktlinse aber sehr wohl rutschen, manchmal wird dann sogar die Kontaktlinsenentfernung durch den Augenarzt erforderlich. Hinter dem Auge jedoch wird man sie nie suchen müssen.

Kontaktlinsen können nicht hinters Auge rutschen

■ **Wie nimmt man eine Kontaktlinse aus dem Auge heraus?**

Wieder hält man das Auge mit Daumen und Zeigefinger auf. Anschließend schiebt man weiche Kontaktlinsen auf dem Auge etwas nach unten, um sie dann zwischen Daumen und Zeigefinger der anderen Hand zu fassen. Bei formstabilen Kontaktlinsen hat sich ein kleiner Sauger als Hilfsmittel bewährt.

> **Herausnehmen von Kontaktlinsen**
> - 1. Schritt: Hände waschen
> - 2. Schritt: Frisches Pflegemittel in den leeren Behälter einfüllen
> - 3. Schritt: Tränenersatzmittel in beide Augen tropfen
> - 4. Schritt: Rechte Kontaktlinse aus dem Auge nehmen
> - 5. Schritt: Kontaktlinse im Handteller mit Pflegemittel abreiben
> - 6. Schritt: Rechte Kontaktlinse in den Behälter legen
> - 7. Schritt: Linke Kontaktlinse aus dem Auge nehmen
> - 8. Schritt: Kontaktlinse im Handteller mit Pflegemittel abreiben
> - 9. Schritt: Linke Kontaktlinse in den Behälter legen

■ **Warum sollte man vor dem Herausnehmen von weichen Kontaktlinsen „künstliche Tränen" in die Augen tropfen?**

Weiche Kontaktlinsen können Flüssigkeit aufsaugen wie kleine Schwämme. Trockene Luft führt dazu, dass Kontaktlinsen auf dem Auge trocken werden. Nimmt man sie in diesem Zustand heraus, so sind kleine Risse in der Kontaktlinse die Folge. Man verhindert dies, indem man Kontaktlinsen vor dem Herausnehmen mit Tränenersatzmittel wässert. Die Haltbarkeit der Kontaktlinsen wird so erheblich verlängert.

Weiche Kontaktlinsen sollte man vor dem Herausnehmen mit Tränenersatzmittel wässern, damit sie keine Risse bekommen

12.4 Kontaktlinsen beim Sport – die richtige Hilfestellung

Besonders beim Sport bieten Kontaktlinsen große Vorteile: kein lästiges Verrutschen der Brille, kein eingeschränktes Gesichtsfeld durch die Brillenfassung, geringere Verletzungsgefahr.

- **Was müssen Sportler beim Tragen von Kontaktlinsen beachten?**

Sport erhöht unseren Stoffwechsel. Die Folge: Wir benötigen mehr Glukose und Sauerstoff. Kontaktlinsen belasten unsere Augen zusätzlich. Um den Sauerstoffbedarf unserer Hornhaut gering zu halten, sollten wir besonders beim Sport formstabile oder hochsauerstoffdurchlässige weiche Kontaktlinsen tragen. Wassersportler sollten weiche Kontaktlinsen bevorzugen, da formstabile Kontaktlinsen nicht nur auf dem Tränenfilm gut schwimmen, sondern auch im Wasser leicht verloren gehen.

> **Tipp**
>
> Weiche Kontaktlinsen beim Schwimmen und Tauchen. Alle anderen Sportler sollten formstabile Kontaktlinsen tragen.

- **Warum sind Extremsportler für Infektionen besonders anfällig?**

Extreme sportliche Belastung führt zu einer reduzierten Immunabwehr

Extreme sportliche Belastung führt zu einer reduzierten Immunabwehr, daher treten Infektionen bei Ausdauersportlern häufig auf. Die beste Prophylaxe: Formstabile Kontaktlinsen sollten bevorzugt getragen werden. Alle Leistungssportler, die weiche Kontaktlinsen tragen, sollten ihre Kontaktlinsen täglich mit Wasserstoffperoxid desinfizieren.

12.5 Pflegemittel: Kombilösung oder Wasserstoffperoxid?

Weiche Kontaktlinsen kann man mit Wasserstoffperoxid oder mit sog. Kombilösungen pflegen.

Wasserstoffperoxid reinigt und desinfiziert die Kontaktlinsen

Wasserstoffperoxid hat den Vorteil, dass die Kontaktlinsen nicht nur gereinigt, sondern zusätzlich desinfiziert werden. Allergiker sollten Wasserstoffperoxid bevorzugen, es löst seltener Allergien aus. Nachteil von Wasserstoffperoxid: Man muss

12.5 · Pflegemittel: Kombilösung oder Wasserstoffperoxid?

neutralisieren, bevor man die Kontaktlinsen wieder einsetzen darf. Setzt man die Kontaktlinsen zu früh wieder ein, ist die Neutralisation noch nicht abgeschlossen. Die Folge: eine Verätzung der Augen.

Zur Neutralisation von Wasserstoffperoxid gibt es verschiedene Systeme: Katalysatoren, Tabletten und Lösungen. Kombilösungen dienen zur Aufbewahrung und Reinigung von Kontaktlinsen. Man muss nicht neutralisieren und kann die Kontaktlinsen direkt wieder einsetzen. Allerdings können Kombilösungen gelegentlich allergische Reaktionen auslösen.

▪ Warum ein „Pflegemittelcocktail" den Augen schadet

Beim Zusammenschütten verschiedener Pflegemittel entsteht ein „Cocktail". Egal ob gerührt oder geschüttelt: Solche Mischungen lösen unvorhersehbare chemische Reaktionen aus, brennen in den Augen und können eine massive allergische Bindehautschwellung verursachen; man spricht von einer Unverträglichkeitsreaktion. Auch beim Wechsel von einer Kombilösung zu einer anderen Sorte sollte man immer auch die Kontaktlinse erneuern, da sich Teile des „alten" Pflegemittels noch in der Kontaktlinse befinden.

Ein „Pflegemittelcocktail" kann zu massiven Unverträglichkeitsreaktionen führen

> **Tipp**
>
> Verschiedene Pflegemittel niemals mischen.

▪ Warum muss man Kontaktlinsen mit Pflegemittel abreiben?

Jede Kontaktlinse sollte nach dem Tragen mit Pflegemittel abgerieben werden: Die Kontaktlinse wird dazu in den Handteller, in einen kleinen See aus Pflegemittel gelegt. Nun reibt man sie mit kreisenden Bewegungen und unter leichtem Druck ab. So entfernt man Ablagerungen. Anschließend kommt die Kontaktlinse in den Behälter mit Pflegemittel. Eine trockene Aufbewahrung sollte man bei weichen Kontaktlinsen vermeiden.

Eine trockene Aufbewahrung sollte man bei weichen Kontaktlinsen vermeiden

▪ Jahreslinsen – warum ist die wöchentliche Proteinentfernung wichtig?

Jahreskontaktlinsen – egal ob weich oder formstabil – sollten regelmäßig einmal pro Woche zusätzlich mit einem Proteinentferner von Ablagerungen befreit werden. Auf diese Weise kann man die „Lebensdauer" seiner Kontaktlinsen erheblich verlängern.

Weiche Halbjahres- und Jahreslinsen sollte man, auch wenn eine Kombilösung zur täglichen Kontaktlinsenpflege verwendet wird, zusätzlich wöchentlich mit Wasserstoffperoxid desinfizieren.

- **Was muss man bei der Pflege formstabiler Kontaktlinsen beachten?**

Zur Pflege formstabiler Kontaktlinsen benötigt man Aufbewahrungslösung und Reiniger oder eine Kombilösung für formstabile Kontaktlinsen. Vorsicht: Manche Kontaktlinsenreiniger enthalten feinste Schleifteilchen; sie wirken abrasiv. Beschichtete formstabile Kontaktlinsen kann man mit der falschen Reinigungslösung verkratzen. Vor dem Einsetzen sollte man formstabile Kontaktlinsen mit Kochsalzlösung abspülen.

> **Tipp**
>
> Man sollte nur die vom Kontaktlinsen-Hersteller empfohlenen Pflegemittel verwenden.

12.6 Komplikationen durch Kontaktlinsen

Zu lange tägliche Tragezeiten und schlechtes Kontaktlinsenmaterial sind neben trockenen Augen und mangelnder Hygiene die Gründe für Kontaktlinsenkomplikationen

Zu lange tägliche Tragezeiten und wenig sauerstoffdurchlässige Kontaktlinsen sind neben trockenen Augen und mangelnder Hygiene die Gründe für Kontaktlinsenkomplikationen. Wir können Komplikationen erheblich reduzieren, wenn wir nur formstabile oder hochsauerstoffdurchlässige Kontaktlinsen anpassen.

- **Wie entstehen Kontaktlinsenkomplikationen?**

Mehr als die Hälfte aller Kontaktlinsenprobleme entsteht durch mangelnde Hygiene

Mehr als die Hälfte aller Kontaktlinsenprobleme entsteht durch mangelnde Hygiene. Bakterien umhüllen sich mit einem Fettfilm und schützen sich so vor unserer Infektabwehr. Mischinfektionen durch mehrere Erreger sind häufig. Pseudomonas, Mykobakterien, Pilze und Acantamöben findet man manchmal, wenn man die Diagnose mit einem Abstrich sichern möchte und eine mikrobiologische Untersuchung veranlasst.

Auch trockene Augen sind keine Bagatelle, sondern häufig Ursache für Probleme von Kontaktlinsenträgern. Ohne regelmäßiges Nachbenetzen mit Tränenersatzmittel verringert sich bei trockenen Augen der Tragekomfort. Gleichzeitig erhöht sich die Infektanfälligkeit. Hornhautentzündungen oder Geschwüre (Abb. 12.5) sind mögliche Komplikationen.

12.7 · Kontaktlinsen zur Therapie

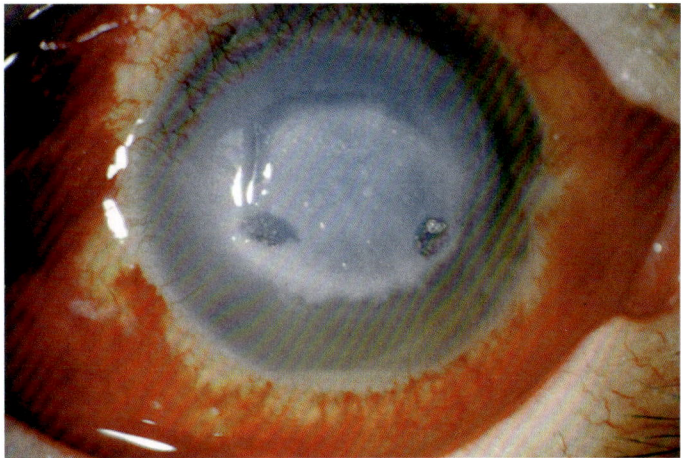

Abb. 12.5 HornhautgeschwürUlcusTumoren (Ulkus). (Aus Grehn 2012, S. 128)

> **Tipp**
>
> Bei trockenen Augen sollte man regelmäßig Tränenersatzmittel tropfen, besonders wenn man Kontaktlinsen trägt.

- **Wo tummeln sich Erreger, die Entzündungen auslösen?**

Bakterien und Pilze fühlen sich in schmutzigen Kontaktlinsenbehältern richtig wohl und vermehren sich rasant. Auch verunreinigte Pflegemittelflaschen, die nach Gebrauch nicht wieder verschlossen wurden, laden Erreger geradezu ein. Ein Abstrich bringt Klarheit: Bindehaut, Kontaktlinsenbehälter und Pflegemittelflasche sollte man gezielt auf Erreger untersuchen.

Ein Abstrich von Bindehaut, Kontaktlinsenbehälter und Pflegemittelflasche kann Erreger genau ermitteln

> **Tipp**
>
> Abstrich – Erregersuche bei mangelnder Hygiene.

12.7 Kontaktlinsen zur Therapie

- **Wann braucht man Verbandkontaktlinsen?**
- Wenn Wimpern im Auge schleifen (Trichiasis)
- Bei unvollständigem Lidschluss bei Gesichtslähmung (Fazialisparese)
- Bei herabgesetzter Hornhautempfindlichkeit
- Als Medikamententräger
- Als Verband bei Hornhautverletzung (Erosio corneae)

- Bei extrem trockenen Augen (Sicca-Syndrom)
- Nach Hornhautoperationen
- Nach Verbrennungen oder Verätzungen

Therapeutische Kontaktlinsen können bis zu 4 Wochen im Auge belassen werden. Zusätzlich werden je nach Befund unkonservierte Augentropfen, beispielsweise künstliche Tränen, oder Antibiotika verordnet.

Keratokonus – warum das Sehen mit Kontaktlinsen besser wird

Der Keratokonus ist eine Erkrankung, bei der sich die Hornhautoberfläche verformt

Der Keratokonus (◘ Abb. 12.6) ist eine Erkrankung, bei der sich die Hornhautoberfläche verformt: Unebenheiten entstehen. Speziallinsen können diese ausgleichen und die Sehschärfe so erheblich verbessern. Durch eine Brille lässt sich dies nicht erreichen. Betroffene sind meist nur mit Kontaktlinsen arbeitsfähig.

Was sind Prothetikkontaktlinsen?

Unfälle führen gelegentlich zu schweren Verletzungen; manches lässt sich nicht wieder herstellen. In solchen Fällen kommen kosmetische Prothetikkontaktlinsen zum Einsatz. Sie decken Narben und Defekte ab. Solche Kontaktlinsen sind Sonderanfertigungen und werden passend zum gesunden Auge – beispielsweise mit individueller Irisbemalung – hergestellt.

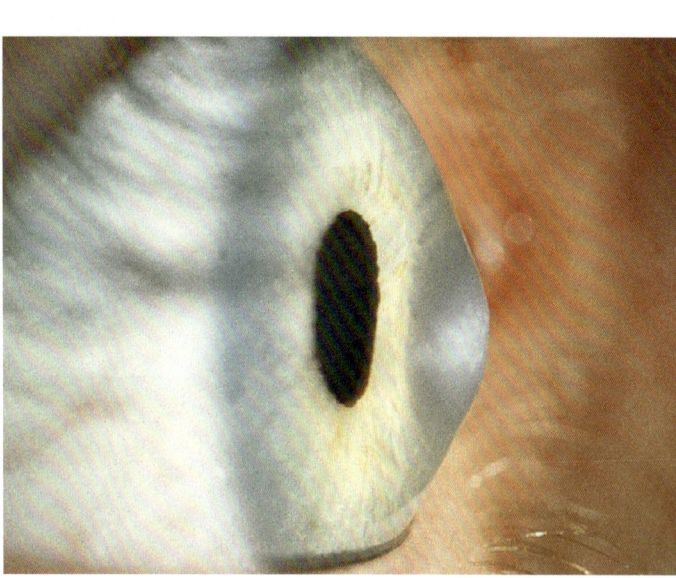

◘ **Abb. 12.6** Keratokonus. Die Hornhaut wölbt sich kegelförmig vor. (Aus Grehn 2012, S. 133)

> **Die wichtigsten Kontaktlinsen-Tipps**
> - Hände waschen, bevor man die Kontaktlinsen berührt
> - Kontaktlinsenbehälter täglich leeren und säubern
> - Kontaktlinsenbehälter wöchentlich in der Spülmaschine reinigen
> - Kontaktlinsen sollte man nicht verleihen
> - Die vom Hersteller empfohlene tägliche Tragezeit nicht überschreiten
> - Kontaktlinsen rechtzeitig erneuern
> - Kontaktlinsen nicht in gerötete Augen einsetzen
> - Halbjährliche Kontrollen beim Augenarzt wahrnehmen

Literatur

Grehn F (2012) Augenheilkunde, 31. Aufl. Springer, Heidelberg

Qualitätsziele in der Augenpraxis

Inhaltsverzeichnis

13.1 Qualitätsmanagement (QM) – was ist das genau? – 188

13.2 Checklisten – wo sind sie sinnvoll? – 189

13.3 Hygiene – 189

13.4 Händedesinfektion – einfach und effektiv – 190

13.5 Instrumentensterilisation und -lagerung – 193

13.6 Handschuhe – zusätzlicher Schutz vor Infektion – 194

13.7 Sofortmaßnahmen bei Verletzung mit kontaminierten Instrumenten – 195

13.8 Arbeitsschutz für die Fachangestellte – 195

© Der/die Autor(en), exklusiv lizenziert an Springer-Verlag GmbH, DE, ein Teil von Springer Nature 2025
B. Hartmann, W. Goertz, *Arbeitsplatz Augenpraxis*, https://doi.org/10.1007/978-3-662-71298-6_13

13.1 Qualitätsmanagement (QM) – was ist das genau?

Qualitätsmanagement (QM) hat zum Ziel, die Qualität und Sicherheit der Patientenversorgung in Vertragsarztpraxen, medizinischen Versorgungszentren (MVZ) und Krankenhäusern fortlaufend zu verbessern.

- **Qualitätsziele – das ist uns wichtig**

Qualitätsziele sollten konkret festgelegt werden. Beispielsweise könnte ein Ziel sein, dass kein Patient länger als 30 min in der Praxis warten sollte.

> Qualitätsziele sollten konkret festgelegt werden

- **Selbstbewertung – Qualitätsziele erreicht?**

Regelmäßige Selbstbewertungen sollen klären, ob diese Ziele erreicht wurden. Nur so kann man erkennen, was man im Praxisablauf ändern muss und sich neue Ziele setzen.

- **Arbeitsplatzbeschreibung – Zuständigkeiten klären**

Zu jedem Arbeitsplatz muss eine Arbeitsplatzbeschreibung formuliert werden. In dieser werden die Zuständigkeiten geklärt, so erhöht man die Arbeitssicherheit, und Doppeluntersuchungen werden vermieden.

- **Arbeitsabläufe optimieren – Diagramme und Arbeitsanweisungen**

Die Wiedergabe von festgelegten Arbeitsabläufen in Diagrammen hilft diese zu optimieren.

- **Risikomanagement – Fehler minimieren**

Beispielsweise kann man bei Namensgleichheit Verwechselungen vorbeugen, wenn man das Geburtsdatum vergleicht.

- **Schmerzmanagement – kurze Wartezeiten**

Patienten mit Schmerzen sollte man schnell vom Schmerz befreien und nicht lange warten lassen.
  Weitere Methoden:
- Hygieneplan – Schutz vor Infektionen (▶ Kap. 13)
- Checklisten – Arbeitssicherheit und Fehlervermeidung (▶ Kap. 13)
- Informationen für Patienten, Patientenbefragung, Beschwerdemanagement (▶ Kap. 14)
- Qualitätsmanagement-Instrument: Praxishandbuch, Gerätebuch (▶ Kap. 15)
- Teambesprechung – Mitarbeiterzufriedenheit und Motivation (▶ Kap. 16)

- Fehlermanagement – aus Fehlern lernen
- Notfallmanagement – den Notfall erkennen und richtig handeln (▶ Kap. 16)
- Unfallvermeidung: Stolperfallen beseitigen, Berufsschuhe tragen
- Dokumentation: Praxis-Software, Datenschutz

13.2 Checklisten – wo sind sie sinnvoll?

Checklisten sind extrem hilfreich und geben besonders Berufseinsteigern Sicherheit. Bewährt haben sie sich für die Themen: Praxisbeginn, Praxisende, Krankengeschichte (Anamnese), Hygiene, Notfallmanagement.

Checklisten sind extrem hilfreich

13.3 Hygiene

Täglich schütteln wir in der Praxis viele Hände. Millionen von Krankheitserregern werden so von Hand zu Hand weitergereicht. Durch Hygienemaßnahmen können wir uns und unsere Patienten vor Infektionen schützen. Wir sollten Hygiene daher nicht als lästig empfinden, sondern ernst nehmen.

Der Hygieneplan darf in keiner Praxis fehlen.

Ein Hygieneplan legt genau fest, welche Oberfläche und welches Instrument mit welcher Chemikalie gereinigt oder desinfiziert werden sollte. Der Hygieneplan darf in keiner Praxis fehlen. Er enthält:
- Hygienische Händedesinfektion
- Chirurgische Händedesinfektion
- Händewaschen
- Hautdesinfektion (vor Injektionen)
- Instrumentenpflege
- Fußbodenreinigung und -desinfektion
- Reinigung und Desinfektion von Geräten und Möbeln
- Reinigung und Desinfektion der Toilettenräume und WCs
- Hinweise zur Abfallbeseitigung

Dosierungen und Einwirkzeiten von Desinfektionsmitteln sind extrem wichtig und müssen genau eingehalten werden, damit die Desinfektion auch den Bestimmungen entspricht. Eine Mitarbeiterin der Praxis sollte sich zur Hygienebeauftragten weiterbilden (▶ Kap. 16).

Dosierungen und Einwirkzeiten von Desinfektionsmitteln müssen genau eingehalten werden

■ Was wir über Schutzkleidung wissen sollten

Berufskleidung muss geschlossen getragen werden. Ein offener Kittel bietet weniger Schutz, beispielsweise vor Blutspritzern. Verschmutzte Berufskleidung sollte sofort durch saubere ersetzt und nicht zusammen mit privater Kleidung aufbewahrt werden. In Aufenthalts- oder Speiseraum sollte Berufskleidung nicht getragen werden.

▪ Raumpflege – enorm wichtig

Fußböden in Praxen müssen gründlich gereinigt und desinfiziert werden. Ein Eimer wird mit Reinigungsmittel, ein anderer mit Desinfektionsmittel angesetzt. Die Desinfektionslösung wird genau in der vorgegebenen Dosierung in kaltes Wasser gegeben.

Im WC-Bereich sollten Fußböden, Oberflächen und Türklinken generell nur mit Einmaltüchern und einem Sprühdesinfektionsmittel gereinigt werden. Bei Reinigungsarbeiten sollte man immer Schutzhandschuhe tragen.

WC-Räume sollten auch während der Sprechstunde regelmäßig auf ihren hygienischen Zustand überprüft werden. Verschmutzungen müssen sofort von der Fachangestellten beseitigt werden. Es reicht nicht, dass man damit wartet, bis die Reinigungskraft am Abend aktiv wird. Eine schmutzige Toilette wirft nicht nur ein schlechtes Bild auf die Praxis, sie ist auch Quelle für Krankheitskeime und Infektionen.

▪ Abfall – wie beseitigt man Praxisabfälle richtig?

Eine hohe Verletzungsgefahr besteht, wenn man versucht, gebrauchte Kanülen in die Hülle zurückzustecken. Dies sollte man nie versuchen. Gebrauchte Kanülen sollten immer direkt in einen bruch- und durchstichsicheren Spezialbehälter entsorgt werden. Auch alle anderen scharfkantigen Abfälle – beispielsweise Glasampullen – müssen so entsorgt werden, dass sich niemand daran verletzen kann. Infektiöse Abfälle werden als Sondermüll entsorgt und anschließend verbrannt.

13.4 Händedesinfektion – einfach und effektiv

Regelmäßig sollten wir unsere Fingernägel kürzen und unsere Hände pflegen; das ist der erste Schritt der Infektionsprophylaxe. Unter langen Fingernägeln sitzen besonders viele Bakterien. Hier können sie unseren Hygienemaßnahmen entkommen.

Nagellack behindert die Wirkung von Desinfektionsmitteln und sollte daher nicht bei der Arbeit in der Praxis getragen werden. Auch unter Schmuck – beispielsweise unter Uhren und Ringen – tummeln sich viele Bakterien. Im OP-Bereich ist dieser Schmuck daher verboten.

13.4 · Händedesinfektion – einfach und effektiv

> **Tipp**
>
> Nur kurze, unlackierte Fingernägel sind hygienisch unbedenklich.

Hygienestufen
- Hände waschen
- Desinfektion
- Sterilisation

▪ Händewaschen – flüssige Seife und Einmalhandtücher haben sich bewährt

Schmutz sollte mit Wasser und Seife entfernt werden. Seife und Trockentuch sollten dabei generell nur einmal verwendet werden. Benutzte Waschlappen und Handtücher gehören nach einmaligem Gebrauch in die Wäsche. Flüssige Seife und Spender mit Einmalhandtüchern haben sich bewährt.

Schmutz sollte mit Wasser und Seife entfernt werden

▪ Hautpflege – Vorbeugung gegen rissige Haut

Handpflege ist genauso wichtig wie die richtige Desinfektion. Durch die ständige Verwendung von Desinfektionsmitteln wird die Haut unserer Hände rissig. Erreger dringen in diese Wunden leicht ein. Die Folge: Infektionen. Wir sollten unsere Hände vorbeugend regelmäßig pflegen und eincremen.

▪ Was ist der Unterschied zwischen Desinfektion und Sterilisation?

Hände, Flächen, Instrumente, Wäsche, Räume und Abfälle können Krankheitskeime tragen; sie müssen nach Kontakt mit Patienten desinfiziert oder sterilisiert werden. Ziel von Hygienemaßnahmen ist es, Infektionen zu verhindern.

Von Desinfektion spricht man, wenn es mithilfe von Chemikalien oder Hitze gelingt, die Anzahl der Keime von 1 Mio. auf 10 oder weniger zu reduzieren. Sterilisiert hat man Instrumente oder Textilien, wenn von 1 Mio. Krankheitserregern maximal ein einzelner Keim überlebt hat.

Von Desinfektion spricht man, wenn es gelingt, die Anzahl der Keime von 1 Mio. auf 10 oder weniger zu reduzieren

▪ Händedesinfektion – die Einwirkzeit ist wichtig

Eine Händedesinfektion sollte vor und nach jedem Patientenkontakt erfolgen. Dabei sollten wir unsere Hände mindestens 30 s lang mit einem alkoholhaltigen Desinfektionsmittel einreiben. 2–3 Hübe aus dem Spender reichen aus. Die Einwirkzeit ist wichtig: Das Desinfektionsmittel muss mindestens 30 s lang einwirken. Fingerzwischenräume und Nagelfalz dürfen nicht vergessen werden.

Eine Händedesinfektion sollte vor und nach jedem Patientenkontakt erfolgen.

> **Die richtige Anwendung von Desinfektionsmittel**
> - Handflächen beider Hände gegeneinander reiben
> - Handfläche auf dem Handrücken der jeweils anderen Hand mit gespreizten Fingern einreiben
> - Handflächen gegeneinander mit gespreizten Fingern bewegen
> - Fingeroberfläche in der Handfläche der jeweils anderen Hand reiben
> - Daumen in der Faust der jeweils anderen Hand drehen
> - Fingerkuppen in der Handfläche der jeweils anderen Hand drehen

> **Tipp**
>
> Desinfektionsmittel sollte in jedem Raum bereitstehen.

■ **Was ist bei der Händedesinfektion vor operativen Eingriffen zu beachten?**

OP-Schwester, OP-Pfleger und Operateur müssen vor jedem operativen Eingriff ihre Hände chirurgisch desinfizieren. Dabei werden zunächst Hände und Unterarme 5 min lang mit einem Desinfektionsmittel eingerieben. 2-mal 5 ml Desinfektionsmittel sollten dabei auf der Haut verrieben werden. Anschließend werden dann zusätzlich nur die Hände desinfiziert.

Am Operationstisch wird steril gearbeitet

Am Operationstisch wird steril gearbeitet. Nach der chirurgischen Händedesinfektion lässt man die Hände zunächst trocknen, dann zieht man einen sterilen OP-Kittel und sterile OP-Handschuhe an. Die Haut im Bereich des zu operierenden Auges wird bis zur Augenbraue mit einer Desinfektionslösung eingerieben. Anschließend wird der Patient mit einem sterilen OP-Tuch abgedeckt, und das zu operierende Auge wird mit einer Folie so abgeklebt, dass die Wimpern unter der Folie verschwinden. Vor Beginn der Operation werden Bindehaut und Hornhaut des Auges dann noch mit einer meist jodhaltigen Desinfektionslösung gespült.

Operationsschwestern und -pfleger werden in einer speziellen Ausbildung darauf gedrillt, Hygienevorschriften zu kennen, sie einzuhalten und zu überwachen (► Kap. 16).

13.5 Instrumentensterilisation und -lagerung

Instrumente müssen vor der Sterilisation gereinigt, getrocknet und verpackt werden

Instrumente muss man reinigen, trocknen und verpacken. Erst wenn das geschehen ist, darf man sie sterilisieren. Die Verpackung hält die Instrumente steril.

- **Warum ist die Reinigung benutzter Instrumente so wichtig?**

Instrumente müssen nach der Benutzung in eine Desinfektionslösung gelegt werden. Scheren sollten dabei geöffnet sein. Die Desinfektionslösung sollte exakt nach den Vorgaben der Herstellerfirmen angesetzt werden. Auch die angegebenen Einwirkzeiten müssen genau eingehalten werden.

Nach dem Desinfektionsbad werden die Instrumente gründlich mechanisch mit einer Bürste gereinigt. Nur gründlich gesäuberte und trockene Instrumente werden sterilisiert. Es zeugt von großer Nachlässigkeit, wenn man beispielsweise auf sterilisierten Instrumenten eingebrannte Reste der letzten Operation findet. Das darf nicht passieren.

- **Wie werden Instrumente sterilisiert?**

Man kann Instrumente mit Dampf, Heißluft, Strahlen und Chemikalien sterilisieren.

Man kann Instrumente mit Dampf, Heißluft, Strahlen und Chemikalien sterilisieren

Bei der Dampfsterilisation wird feuchte Hitze erzeugt. Man benötigt einen Autoklav (gasdicht verschließbarer Druckbehälter). Der Inhalt wird auf 134 °C erhitzt und für 5 min bei 2 bar Druck sterilisiert.

In Heißluftsterilisatoren werden Instrumente 30 min bei 180 °C durch trockene Hitze sterilisiert. Bei 200 °C dauert der Vorgang 10 min.

Bei Instrumenten aus Kunststoff, die man nicht so hoch erhitzen kann, hat man die Möglichkeit, mit Ethylenoxid, Formaldehyd und Wasserstoffperoxid zu sterilisieren. Diese Substanzen sind stark ätzend, können Vergiftungen hervorrufen und Krebs erregen.

- **Dokumentation der Sterilisation**
- Produktbezeichnung
- Name des Verpackers
- Kennzeichnung mit einer Chargennummer
- Sterilisationsdatum

Neben der sorgfältigen Sterilisation sind auch die Dokumentation und die richtige Lagerung wichtig. Sterile Instrumente müssen trocken gelagert und vor Sonnenlicht und Staub geschützt werden. Auch bei Sterilgut gibt es ein begrenztes Haltbarkeitsdatum, welches beachtet werden muss. Bei der Entnahme aus sterilen Sammelbehältern muss man darauf achten, dass sterile Instrumente nicht durch Berührung mit unsterilen Händen oder Materialien unsteril werden.

- **Wie kann man feststellen, ob die Sterilisation erfolgreich war?**

Indikatoren zeigen den Erfolg einer Sterilisation an, indem sie ihre Farbe verändern. Man sterilisiert Indikatoren zusammen mit dem Sterilgut, prüft anschließend die Farbe des Indikators und dokumentiert entsprechend.

- **Sterile Einmalinstrumente – so kann man Zeit sparen**

Sterile Einmalinstrumente haben sich besonders in Augenpraxen bewährt. Alternativ kann man Instrumente natürlich auch extern – beispielsweise in einem Krankenhaus – sterilisieren lassen.

- **Hautdesinfektion – was muss man vor einer Injektion beachten?**

Vor einer Injektion oder Blutentnahme muss man die Haut an der Einstichstelle desinfizieren. Dazu sprüht man ein geeignetes Desinfektionsmittel auf die Haut und lässt es mindestens 30 s einwirken. Selbstverständlich darf diese Stelle vor der Injektion dann nicht mehr unsteril berührt werden.

13.6 Handschuhe – zusätzlicher Schutz vor Infektion

Einmalhandschuhe muss man beispielsweise tragen, wenn man einem Augenverband abnimmt und das Auge anschließend von Blutresten reinigt. Anschließend muss man die Hände zusätzlich sorgfältig desinfizieren.

- **Hepatitis- und HIV-Viren – welche Übertragungswege gibt es?**

Blut, Wundsekret, Sperma, Muttermilch, Speichel, Nervenwasser (Liquor) sind die Flüssigkeiten, durch die Viren (Hepatitis B, Hepatitis C oder HIV) übertragen werden können. Wir müssen uns schützen und im Zweifelsfall immer Schutzhandschuhe tragen. Bei der Behandlung von Patienten, von denen man weiß, dass sie solche Viren im Blut haben, muss man beispielsweise bei Operationen 2 Paar OP-Handschuhe übereinander und flüssigkeitsdichte OP-Kleidung tragen.

13.7 Sofortmaßnahmen bei Verletzung mit kontaminierten Instrumenten

— Wunde bluten lassen
— Blutung fördern, ggf. den Stichkanal mit Skalpell zart öffnen
— Antiseptische Spülung (mindestens 30 min lang)

Verletzt man sich am Arbeitsplatz, dann sollte man sich rasch beim Durchgangsarzt behandeln lassen. Ein Arbeitsunfall muss bei der zuständigen Berufsgenossenschaft gemeldet werden.

13.8 Arbeitsschutz für die Fachangestellte

Regelmäßige Untersuchungen beim Arbeitsmediziner sind für die medizinische Fachangestellte (MFA) wichtig. Impfungen gegen Poliomyelitis, Hepatitis B, Tetanus, Diphtherie, Masern kann man allen Mitarbeitern im Gesundheitswesen – auch den Reinigungskräften – nur dringend ans Herz legen. Die Kosten trägt selbstverständlich der Arbeitgeber.

Schnell hat man sich im Praxisalltag trotz aller Sicherheitsvorkehrungen an einer Kanüle oder an einem Instrument verletzt. Auch eine offene Wunde, die man aus Versehen mit infektiösen Flüssigkeiten benetzt, stellt eine große Gefahr dar.

> **Tipp**
>
> Gebrauchte Kanülen nie in die Hülle zurückstecken, sondern in einen Spezialbehälter entsorgen.

„Praxispräsentation"

Inhaltsverzeichnis

14.1 Das Erscheinungsbild der Praxis – warum Ordnung wichtig ist – 198

14.2 Das Wartezimmer – 198

14.3 Informationsmappe und Internetauftritt – 199

14.4 Patientenbefragung – 199

14.5 Beschwerdemanagement – 200

© Der/die Autor(en), exklusiv lizenziert an Springer-Verlag GmbH, DE, ein Teil von Springer Nature 2025
B. Hartmann, W. Goertz, *Arbeitsplatz Augenpraxis*, https://doi.org/10.1007/978-3-662-71298-6_14

14.1 Das Erscheinungsbild der Praxis – warum Ordnung wichtig ist

Das Erscheinungsbild einer Praxis ist wichtig

Schmutzige Kaffeetassen stapeln sich an der Anmeldung, zerfledderte Zeitschriften liegen überall im Wartezimmer herum, Aktenberge türmen sich auf Schreibtischen, auf dem Fußboden bewegen sich Staubflocken mit jedem Luftzug. Patienten haben Zeit, weil sie warten; sie registrieren alles.

Das Erscheinungsbild der Praxis ist wichtig. Sie sollte stets einen guten Eindruck hinterlassen, aufgeräumt und sauber sein. Ein aufgeräumter Arbeitsplatz ist auch für uns angenehmer. Es kostet viel Zeit, wenn Lupen, Instrumente oder Arztbriefe ständig gesucht werden müssen.

> **Tipp**
>
> Lupen kann man hervorragend mit Klettband neben der Spaltlampe befestigen. Sie sind dann immer an ihrem Platz.

14.2 Das Wartezimmer

Angenehme Raumtemperatur, sanftes Licht, dezente Musik, ein Video ohne Ton, welches unaufdringlich informiert, alternativ ein Aquarium, dessen Anblick uns beruhigt, Getränke zur Selbstbedienung: In solch einer Umgebung wartet mancher vielleicht sogar gern. Aktuelle Zeitschriften und eine Informationsmappe dürfen natürlich nicht fehlen. Eine separate Spielecke gibt Kindern die Möglichkeit zu spielen, ohne zu stören.

> **Tipp**
>
> Checklisten sind hilfreich – hier kann man beispielsweise morgens nachlesen, was alles getan werden muss, bevor die ersten Patienten eintreffen.

14.3 Informationsmappe und Internetauftritt

In der Informationsmappe stellt sich das Praxisteam mit aktuellen Fotos vor. Glaukomvorsorge, Netzhautcheck und Brillenberatung sind wichtige Themen. Die Informationsmappe bietet uns eine zusätzliche Gelegenheit, unsere Patienten zu informieren. Auch andere Themen rund ums Auge, beispielsweise unser Angebot an Kontaktlinsen und kosmetischen Eingriffen, sollten hier nicht unerwähnt bleiben.

Die Internetseite der Praxis liefert den Inhalt der Informationsmappe via Computer. Patienten können sich hier im Vorfeld ein Bild von der Praxis machen.

Ein Praxislogo ist toll. Patienten haben so die Gelegenheit, das Logo auf unserem Praxisschild, auf unserer Internetseite, auf Terminkarten und unserem Briefpapier und sogar auf unserer Praxiskleidung wiederzuerkennen.

> Die Internetseite der Praxis bietet den Patienten die Gelegenheit, sich im Vorfeld ein Bild von der Praxis zu machen

Tipp

Broschüren mit Preisen von Wahlleistungen und Kontaktlinsen haben sich bewährt.

14.4 Patientenbefragung

Die Patientenbefragung ist ein wichtiges Qualitätsmanagement-Instrument. Unsere Patienten geben uns wichtige Hinweise, wie wir die Qualität unserer Arbeit verbessern können. Die Befragung wird meist anonym durchgeführt. Man sollte auf dem Fragebogen nicht mehr als 10 Fragen stellen.
Beispiele:
- Wie bewerten Sie die Wartezeit in unserer Praxis?
- Wie zufrieden sind Sie mit dem äußeren Erscheinungsbild der Praxis?
- Wie bewerten Sie die Freundlichkeit der medizinischen Fachangestellten?
- Wie beurteilen Sie die fachliche Kompetenz der Ärztin/des Arztes?
- Nimmt sich die Ärztin/der Arzt ausreichend Zeit für die Untersuchung?
- Wie bewerten Sie die Wartezeit auf einen Untersuchungstermin?

> Die Patientenbefragung ist ein wichtiges Qualitätsmanagement-Instrument.

14.5 Beschwerdemanagement

Patienten sollten eine Rückmeldung zu ihren Beschwerden erhalten.

Patienten sollten die Möglichkeit haben, ihrem Unmut Luft zu machen, wenn sie sich über etwas geärgert haben. Ein Patienten-Briefkasten hat sich bewährt. Zusätzlich sollte man Patienten aber auch die Möglichkeit geben, Beschwerdebögen auszufüllen. Die Bearbeitung dieser Beschwerden sollte regelmäßig im Rahmen einer Teambesprechung erfolgen. Wichtig: Patienten sollten eine Rückmeldung zu ihren Beschwerden erhalten. So zeigt man ihnen, dass ihr Anliegen ernst genommen wird.

„Bürokram"

Inhaltsverzeichnis

15.1 Praxishandbuch und Gerätebuch – 202

15.2 Schriftwechsel – hilfreiche Ordnung – 202

15.3 Kassenärztliche Vereinigung (KV) – was ist für die Abrechnung wichtig? – 204

15.4 Gebührenordnung für Ärzte – was ist die GOÄ? – 205

15.5 Berufsgenossenschaft (BG) – wenn ein Arbeitsunfall vorliegt – 205

15.6 Fahrtauglichkeit – welche Mindestanforderungen gibt es? – 206

15.7 Sozialgericht, Rentenversicherung, freie Gutachten – 207

15.8 Blindenbegutachtung – 208

© Der/die Autor(en), exklusiv lizenziert an Springer-Verlag GmbH, DE, ein Teil von Springer Nature 2025
B. Hartmann, W. Goertz, *Arbeitsplatz Augenpraxis*, https://doi.org/10.1007/978-3-662-71298-6_15

15.1 Praxishandbuch und Gerätebuch

> Das Praxishandbuch enthält alle wichtigen Schriftstücke zur Praxisorganisation.

Das Praxishandbuch enthält alle wichtigen Schriftstücke zur Praxisorganisation. Jede Mitarbeiterin kann sich so beispielsweise jederzeit über alle Praxisabläufe oder die letzte Teambesprechung informieren. Auch der Hygieneplan ist hier enthalten. Im Gerätebuch sind alle Geräte der Praxis verzeichnet. Die Gerätenummer, der Hersteller, das Lieferdatum, das Datum der Ersteinweisung und alle Wartungsdaten werden hier verzeichnet.

15.2 Schriftwechsel – hilfreiche Ordnung

> Alle Schriftstücke müssen so abgeheftet werden, dass man sie später wiederfinden kann

Täglich gehen sehr viele Schriftstücke durch unsere Hände: Wir nehmen Überweisungen entgegen, Berge von Post treffen ein, Wahlleistungen werden mit Patienten schriftlich vereinbart, Einverständniserklärungen zu Operationen oder Laserbehandlungen werden unterzeichnet. Alle Schriftstücke müssen gelesen, bearbeitet und schließlich so abgeheftet werden, dass man sie später jederzeit wiederfinden kann. Mit einem Scanner kann man Schriftstücke in der jeweiligen Patientenakte hinterlegen und bei Bedarf sofort wiederfinden und ausdrucken.

Vorsortieren von Schriftstücken
- Anfragen von Krankenkassen
- Anfragen von Versorgungsämtern
- Anfragen von Versicherungen
- Laborbefunde
- Untersuchungsbefunde
- Arztbriefe
- Anforderungskarten für Medikamentenmuster
- Werbung
- Einladungen zu Fortbildungsveranstaltungen

Tipp

Das Eingangsdatum sollte beispielsweise mit einem Stempel auf den Schriftstücken festgehalten werden, bei denen Fristen eine Rolle spielen.

15.2 · Schriftwechsel – hilfreiche Ordnung

- **Von A bis Z – die alphabetische Ablage**

Nachdem eingegangene Arztbriefe gelesen wurden, müssen sie abgeheftet und aufbewahrt werden. Falsch abgeheftete Briefe sind verloren; wir werden sie nie wiederfinden. Eine sorgfältige Ablage ist daher wichtig.

- **Briefversand – worauf man achten muss**

Es ist geschafft, der Brief ist geschrieben, kopiert, unterschrieben, gestempelt und steckt mit der erforderlichen Anlage im Umschlag. Nun kann er für die Post vorbereitet werden: Man kontrolliert, ob der Adressat auf dem Umschlag gut lesbar ist, stempelt auf die Rückseite den Absender. Es ist wichtig, exakt zu frankieren. Im Zweifel sollte die Briefwaage benutzt werden.

> Es ist wichtig, exakt zu frankieren

- **Kassenbücher sorgfältig führen**

Praxiskasse und Kassenbuch müssen immer stimmen. Jeder Zahlungseingang und jede Ausgabe sollten sofort gewissenhaft verbucht werden.

- **Bestellwesen – wenn Materialvorräte zu Ende gehen**

Medikamente, Praxismaterialien, Bürobedarf, Briefpapier, Formulare müssen regelmäßig nachbestellt werden. Folgende Materialvorräte sollten regelmäßig überprüft werden:
— Einmalhandtücher, Toilettenpapier, Flüssigseife
— Bürobedarf
— Computerbedarf
— Formulare (Druckerei, Kassenärztliche Vereinigung)
— Laborbedarf (Abstrichröhrchen)
— Verbandstoff (Tupfer, Pflaster, Verbandmaterial)
— Medikamente

Es hat sich bewährt, eine Liste aller Lieferanten zu erstellen, damit man jederzeit schnell weiß, wo man „Nachschub" bestellen kann.

Die Mitarbeiterin aus dem Praxisteam, die besonders geschickt bei Preisverhandlungen ist, sollte Bestellungen tätigen. Sie kann vielleicht durch geschickte Gesprächsführung Sonderkonditionen aushandeln.

> Es hat sich bewährt, eine Liste aller Lieferanten zu erstellen

- **Wohin mit abgelaufenen Medikamenten?**

Die Haltbarkeitsdaten von Medikamenten – auch von Ärztemustern – müssen regelmäßig überprüft werden. Abgelaufene Medikamente können in Apotheken entsorgt werden.

> Abgelaufene Medikamente können in Apotheken entsorgt werden.

15.3 Kassenärztliche Vereinigung (KV) – was ist für die Abrechnung wichtig?

Die elektronische Datenverarbeitung hat unsere Abrechnung deutlich erleichtert.

Der einheitliche Bewertungsmaßstab (EBM) ist die Grundlage für unsere Abrechnung mit den Krankenkassen. Die elektronische Datenverarbeitung hat unsere Abrechnung deutlich erleichtert. Viele Arztpraxen arbeiten heute ohne Karteikarten.

Bevor die Abrechnung am Quartalsende erstellt werden kann, müssen die Abrechnungssätze auf Fehler überprüft werden

Bevor die Abrechnung am Quartalsende elektronisch erstellt werden kann, müssen die Abrechnungssätze auf Fehler überprüft werden. Per Knopfdruck kann man vom Computerprogramm Prüflisten erstellen lassen, die regelmäßig abgearbeitet werden sollten, damit man nicht am Quartalsende vor einem riesigen Berg Arbeit steht.

■ Der Tag der Abrechnung – woran muss man denken?

Am Tag der Abrechnung wird die Abrechnung – hoffentlich fehlerfrei – erstellt, eine CD mit diesen Daten wird gebrannt, die Abrechnungsunterlagen werden unterschrieben und mit dem Praxisstempel versehen. Alle Patientendaten müssen als sog. Quartalssicherung auf einen externen Datenträger kopiert werden. Die Tage, an denen der augenärztliche Notfalldienst geleistet wurde, müssen eingetragen werden. Abrechnungsscheine müssen mit Praxisdaten gestempelt werden und, falls erforderlich, als Anlage der Abrechnung zugefügt werden. Anschließend kann man alles zusammen bei der KV abgeben oder als Onlineabrechnung an die KV senden. Abgabefristen müssen unbedingt eingehalten werden.

> **Vorsortierung der Abrechnungsscheine nach Kassen**
> - Polizei
> - Bundeswehr und Zivildienst
> - Bundesversicherungsanstalt (BVA)
> - Postbeamte
> - Sozialamt

■ Datensicherung – warum sind externe Datenträger so wichtig?

Regelmäßige Datensicherungen am Ende jedes Arbeitstages, am Ende der Woche und am Quartalsende sind wichtig

Regelmäßige Datensicherungen am Ende jedes Arbeitstages, am Ende der Woche und am Quartalsende sind wichtig. In einem Protokollbuch sollte man jede Datensicherung mit Datum, Uhrzeit, Datenträgerkennziffer und Unterschrift dokumentieren.

> **Merke**
>
> Datensicherungen müssen einbruchsicher und feuerfest aufbewahrt werden.

15.4 Gebührenordnung für Ärzte – was ist die GOÄ?

Die Gebührenordnung für Ärzte (GOÄ) ist die Grundlage unserer Abrechnung mit Privatpatienten.

> **Notwendige Angaben auf der Privatrechnung**
> - Name des Patienten
> - Geburtsdatum
> - Diagnosen
> - Leistungsziffern mit Erläuterungen und Datum
> - Steigerungssätze
> - Sachkosten
> - Rechnungssumme

▪ Was ist der Steigerungssatz?

Normalerweise steigert man Beratungsleistungen mit dem 2,3-fachen Satz. In Fällen mit erhöhtem Aufwand kann bis zum 3,5-fachen Satz gesteigert werden. Der Patient sollte darüber aber vorher schriftlich informiert werden und einverstanden sein.

Normalerweise steigert man Beratungsleistungen mit dem 2,3-fachen Satz

▪ Weitergabe von Privatrechnungen an Abrechnungsstellen

Es gibt Stellen, die das Schreiben von Privatrechnungen und auch das lästige Mahnwesen übernehmen. Patientendaten dürfen aber auch hier nicht einfach weitergegeben werden. Der Patient muss auch hierzu sein Einverständnis geben. Der Datenschutz muss immer beachtet werden.

Der Datenschutz muss immer beachtet werden.

15.5 Berufsgenossenschaft (BG) – wenn ein Arbeitsunfall vorliegt

Schul-, Weg- und Arbeitsunfälle werden über die jeweilige Berufsgenossenschaft abgerechnet. Dazu wird ein privater Abrechnungssatz angelegt. Die zuständige Berufsgenossenschaft muss erfragt werden. Im Zweifelsfall kann man den Namen der zuständigen Berufsgenossenschaft beim Arbeitgeber ermitteln.

Der BG-Bericht muss an die Berufsgenossenschaft und an die zuständige Krankenkasse geschickt werden

> **Wichtige Informationen, die bei einem Arbeitsunfall erfragt werden müssen**
> — Unfallhergang
> — Name der Unfallbeteiligten (Zeugen)
> — Unfalltag
> — Unfallzeit
> — Unfallort
> — Wer hat zuerst behandelt?
> — Hat der Patient weitergearbeitet?
> — Arbeitsbeginn am Unfalltag
> — Arbeitgeber
> — Beschäftigt seit wann?
> — Beruf
> — Besteht Tetanusschutz?

Der BG-Bericht muss nach Abschluss der Behandlung an die Berufsgenossenschaft und an die zugehörige Krankenkasse geschickt werden.

> **Beispiel**
> Schilderung eines Unfallhergangs: „Bei Schleifarbeiten mit Schutzbrille hat der Patient einen Fremdkörper ins rechte Auge bekommen."

15.6 Fahrtauglichkeit – welche Mindestanforderungen gibt es?

Je nach Fahrerlaubnisklasse gibt es Mindestanforderungen an die Sehschärfe

Der Sehtest oder ein Gutachten zur Prüfung der Fahrtauglichkeit sollen sicherstellen, dass alle Bewerber um eine Fahrerlaubnis eine ausreichende Sehschärfe haben. Im Rahmen eines Gutachtens werden auch das Gesichtsfeld und das Dämmerungssehen geprüft. Auf fortschreitende Augenkrankheiten ist zu achten.

Je nach Fahrerlaubnisklasse gibt es Mindestanforderungen an die Sehschärfe. Der Prüfling bekommt die gewünschte Fahrerlaubnis nur, wenn er diese Mindestanforderungen erfüllt.

> **Fahrerlaubnisklassen (vereinfacht)**
> — Klasse A: Krafträder
> — Klasse B: PKW (maximal 3,65 t) ohne Fahrgastbeförderung
> — Klasse C: Kraftwagen über 3,5 t Gesamtgewicht
> — Klasse CE: Lastsattelzüge (befristet für 5 Jahre)
> — Klasse D: Omnibusse

Mindestanforderungen für die Klassen A und B

Wird beim Sehtest beidseits eine Sehschärfe von 0,7 erreicht, so ist kein Gutachten erforderlich. Der Sehtest gilt als bestanden. Wird diese Sehschärfe von 0,7 nicht erreicht, so muss der Prüfling aber wenigstens die Mindestanforderungen erfüllen: Die Sehschärfe muss mindestens 0,5/0,2, bei einäugigen Patienten 0,6 betragen.

Zusätzlich muss dann ein Gutachten klären, ob das Gesichtsfeld normal ist, ob ein Augenzittern (Nystagmus) vorliegt und ob das Blickfeld frei von Doppelbildern ist. Wird zusätzlich eine Dämmerungssehschwäche festgestellt, dann muss ein Nachtfahrverbot ausgesprochen werden. Farbensehen und räumliches Sehen werden hier nicht gefordert.

Klasse A und B: Der Sehtest gilt als bestanden, wenn beidseits eine Sehschärfe von 0,7 erreicht wird

Klassen C, CE, D und Fahrgastbeförderung

Eine Mindestsehschärfe von 0,8/0,5 muss hier erreicht werden. Ist dazu eine Korrektur – beispielsweise eine Brille – erforderlich, so darf die Sehschärfe ohne Brille auf keinem Auge weniger als 0,05 betragen. Fahrer dieser Klassen müssen sich ab dem 50. Lebensjahr alle 5 Jahre augenärztlich untersuchen lassen.

Ein Gutachten muss prüfen, ob Gesichtsfeld, räumliches Sehen und Augenstellung normal sind und ob der Prüfling farbtüchtig ist. Bei einer Rotschwäche muss ein Anomaliequotient von mindestens 0,5 erreicht werden. Sollte die Sehschärfe bei Dämmerung nicht ausreichen, so ist ein Nachtfahrverbot zu erteilen.

Klassen C, CE, D und Fahrgastbeförderung: Eine Mindestanforderung von 0,8/0,5 muss hier erreicht werden

Beratung bei Sehverschlechterung: Ist das Führen eines PKW noch erlaubt?

Kommt es bei einem Patienten, der eine gültige Fahrerlaubnis besitzt, aufgrund von Augenkrankheiten zur Sehverschlechterung, die das Führen beispielsweise eines PKW nicht mehr erlaubt, dann muss der Patient darüber aufgeklärt werden. Zusätzlich muss dies unbedingt auch in der Patientenakte vermerkt werden.

15.7 Sozialgericht, Rentenversicherung, freie Gutachten

Sozialgerichte entscheiden anhand von Gutachten über den Behinderungsgrad eines Patienten. Rentenversicherungen entscheiden beispielsweise über eine Erwerbs- oder Berufsunfähigkeitsrente. Gesundheitszeugnisse werden im Rahmen freier Gutachten erstellt. Auch in diesen Fällen muss eine Entbindung von der Schweigepflicht vom betroffenen Patienten

Sozialgerichte entscheiden anhand von Gutachten über den Behinderungsgrad

unterschrieben vorliegen, bevor der Augenarzt als Gutachter tätig wird.

Patienten sollten ungefähr 2 Wochen vor dem geplanten Gutachten schriftlich zu einem Termin einbestellt werden. In dem Anschreiben sollte man den Patienten bitten, alle Vorbefunde, die für die Begutachtung relevant sind, mitzubringen.

Im Zusammenhang mit einem Gutachten dürfen keinerlei Informationen an den Patienten gegeben werden. Das Gutachten wird an den Antragsteller – beispielsweise eine Versicherung – geschickt.

15.8 Blindenbegutachtung

Patienten mit einer Sehschärfe von 1/50 auf dem besseren Auge gelten vor dem Gesetz als blind

Patienten mit einer Sehschärfe von 1/50 auf dem besseren Auge gelten vor dem Gesetz als blind. Ein individuelles Gutachten muss klären, ob ein Antrag auf Blindengeld Erfolg hat.

> Massive Gesichtsfeldausfälle können auch zur Blindheit im Sinne des Gesetzes führen.

Massive Gesichtsfeldausfälle können auch zur Blindheit im Sinne des Gesetzes führen. Das Gesichtsfeld muss hier mit dem Goldmann-Perimeter (Marke III/4) geprüft und dem Antrag auf Blindengeld beigefügt werden.

Blindengeld bekommt man unabhängig vom eigenen Einkommen und den Vermögensverhältnissen. Durch diese finanzielle Unterstützung sollen Betroffene in die Lage versetzt werden, weiterhin am öffentlichen Leben teilzunehmen und kulturelle Veranstaltungen zu besuchen.

Sehbehindert ist man, wenn man auf dem besseren Auge nur eine Sehschärfe von 0,3 erreicht. Ist die Sehschärfe schlechter als 0,05, so ist man hochgradig sehbehindert. Kinder mit solch einer Behinderung müssen eine Blindenschule besuchen.

> **Tipp**
>
> Im Rahmen von Blindengeldgutachten muss man das Gesichtsfeld mit dem Goldmann-Perimeter (Marke III/4) prüfen.

Fortbildung – wie kann es weitergehen?

Inhaltsverzeichnis

16.1 Erste Hilfe rettet Leben – 210

16.2 Kontaktlinsenseminare – 211

16.3 Die Hygienebeauftragte/r der Praxis – 211

16.4 Datenschutzbeauftrage/r der Praxis (DSB) – 212

16.5 EDV-Kurse für die medizinische Fachangestellte – 212

16.6 Weiterbildung – welche zusätzlichen Abschlüsse sind möglich? – 212

© Der/die Autor(en), exklusiv lizenziert an Springer-Verlag GmbH, DE,
ein Teil von Springer Nature 2025
B. Hartmann, W. Goertz, *Arbeitsplatz Augenpraxis*, https://doi.org/10.1007/978-3-662-71298-6_16

Weiterbildungen bieten der medizinischen Fachangestellten, die gerade erst ihre Prüfung bestanden hat, die Möglichkeit, sich in neue Aufgabenbereiche einzuarbeiten. Auch die erfahrene Mitarbeiterin bekommt hier die Gelegenheit, Wissen aufzufrischen. Es gibt beispielsweise Weiterbildungen zur Fachkraft für Datenschutz, Hygiene, Brandschutz, Qualitätsmanagement und Erste-Hilfe-Kurse.

Gerade in Situationen, die nicht alltäglich sind – beispielsweise wenn wir Erste Hilfe leisten müssen –, ist es hilfreich, stets gut vorbereitet zu sein. Herzdruckmassage und Beatmung können wir in Notfallkursen an Erste-Hilfe-Puppen üben und uns so optimal auf den Ernstfall vorbereiten.

> **Tipp**
>
> Blutdruckmessgerät, Notfallmedikamente und auch ein Verbandskasten sollten immer einsatzbereit sein und in Reichweite bereitliegen.

16.1 Erste Hilfe rettet Leben

Ein Patient kollabiert in der Praxis. In Notfallsituationen ist es wichtig, dass alle Beteiligten Ruhe bewahren. Unsere Aufgabe ist es, die Situation zu beherrschen, zuerst sollte man Hilfe rufen (Notruf 112) und Schaulustige, die im Weg stehen, wegschicken. Anschließend kümmert man sich um den Patienten: Man prüft, ob der Patient ansprechbar ist, ob er atmet und ob der Puls an der Halsschlagader tastbar ist.

> **Lebensrettende Sofortmaßnahmen**
> — Hilfe rufen (Notruf 112)
> — Atemstillstand, Puls nicht tastbar: ABC-Regel
> — Patient ist nicht ansprechbar: Atemwege freihalten, Seitenlage
> — Patient ist ansprechbar: Seitenlage, Blutdruck messen

■ **ABC-Regel – was ist das?**

A = Atemwege freihalten: ggf. Zahnprothese entfernen, Kopf nach hinten überstrecken, Unterkiefer nach vorn drücken und anheben.

B = Beatmung: Beatmungsbeutel, Mund-zu-Mund- oder Mund-zu-Nase-Beatmung

C = Zirkulation durch Herzdruckmassage sichern:

- Patienten flach auf harte Unterlage legen
- Oberkörper freimachen
- Druckpunkt suchen („press between the nipples") oder im unteren Drittel des Brustbeins
- Seitlich neben den Patienten knien
- Handballen übereinanderlegen, Finger anheben, Ellenbogen durchdrücken
- 80- bis 100-mal pro Minute den Brustkorb zusammendrücken
- Rhythmus: 2-mal beatmen, 30-mal Herzdruckmassage

- Sinnvolle Maßnahmen – was kann man tun, bis der Notarzt eintrifft
- **Unterzuckerte Diabetiker**: Apfelsaft oder Traubenzucker geben
- **Allergischer Schock:** Schocklagerung (Patienten flach lagern, Beine hoch)
- **Epileptischer Anfall**: Beißkeil, Handtuch oder anderes zwischen die Zähne des Patienten schieben (Zungenbiss verhindern)
- **Asthmaanfall (Luftnot):** 2–4 Hübe Asthmaspray (Kortisonspray), Frischluft
- **Hoher Blutdruck (Werte über 140/90)**: Kapsel Adalat (10 mg) zerbeißen lassen, Blutdruck kontrollieren
- **Herzschmerzen (Angina pectoris):** 2 Hübe Nitrospray, sitzende Position, Frischluft

16.2 Kontaktlinsenseminare

Viele Herstellerfirmen von Kontaktlinsen bieten regelmäßig Kontaktlinsenseminare an

In Kontaktlinsenseminaren kann man lernen, welche Arten von Kontaktlinsen es gibt, wie man sie richtig anpasst, handhabt und wie man sie pflegt. Viele Herstellerfirmen von Kontaktlinsen bieten regelmäßig eine Vielzahl von Seminaren an; hier kann man alles zum Thema „Kontaktlinsen" lernen.

16.3 Die Hygienebeauftragte/r der Praxis

Hygiene spielt gerade in Arztpraxen eine wichtige Rolle. Es ist äußerst hilfreich, wenn eine Mitarbeiterin der Praxis eine Fortbildung macht und zur kompetenten Hygienebeauftragten der Praxis wird.

> Hygiene spielt gerade in Arztpraxen eine wichtige Rolle.

16.4 Datenschutzbeauftrage/r der Praxis (DSB)

> Datenschutz wird mit zunehmender Digitalisierung immer wichtiger.

Datenschutz wird mit zunehmender Digitalisierung immer wichtiger. Die Datenschutzgrundverordnung und das Bundesdatenschutzgesetz liefern die rechtlichen Vorgaben. Der Datenschutzbeauftragte sollten die Verarbeitung personenbezogener Daten kennen, überwachen und sicherstellen, dass die datenschutzrechtlichen Vorschriften eingehalten werden. Es gibt keine speziellen Voraussetzungen oder Ausbildungen, die ein Datenschutzbeauftrager erfüllen muss. Es werden aber Kurse angeboten, die ein entsprechendes Fachwissen vermitteln.

16.5 EDV-Kurse für die medizinische Fachangestellte

Patientenkartei, Terminkalender, Abrechnungssystem – längst wird in den meisten Arztpraxen mit der elektronischen Datenverarbeitung (EDV) gearbeitet. In den meisten Praxen gibt es keine Karteikarten mehr. Für die medizinische Fachangestellte ist ein sicherer Umgang mit der EDV daher wichtiger denn je. EDV-Kurse sind sehr zu empfehlen.

16.6 Weiterbildung – welche zusätzlichen Abschlüsse sind möglich?

Nach einer Ausbildung zur Medizinischen Fachangestellten kann natürlich auch ein Medizinstudium anschließen. Ein Abitur ist hier die Voraussetzung für eine Bewerbung um einen Studienplatz.

Die Orthoptistin untersucht und behandelt Störungen des ein- oder beidäugigen Sehens, z. B. Schielen. Ein Hochschulstudium zur Orthoptistin ist möglich. Dieses Studium dauert 6 Semester und endet mit einem Bachelor of Science. Alternativ ist diese Ausbildung auch an einer Fachschule für Orthoptistinnen möglich.

Fachhochschulen bieten auch den Studiengang „Pflege und Gesundheit" an. Die Bundesärztekammer (Anhang) hat die folgenden Fortbildungen in ihrem Programm.

16.6 · Weiterbildung – welche zusätzlichen Abschlüsse sind möglich?

- **Studiengänge für Medizinische Fachangestellte (MFA)**
  - Humanmedizin.
  - Orthoptistin
  - Medizinische Assistenz.
  - Gesundheitsmanagement, -ökonomie.
  - Gesundheitswissenschaft, Public Health.
  - Gesundheitsförderung, -pädagogik.

- **Zulassungskriterien & Studienbewerbung**

Je nach Hochschule kann ein hochschulinternes Auswahlverfahren stattfinden. Eventuell muss ein Vorpraktikum oder eine abgeschlossene Ausbildung in einem Gesundheitsberuf nachgewiesen werden.

- **Berufsmöglichkeiten nach dem Studium**

Studiengänge im Bereich Gesundheitsmanagement und -ökonomie qualifizieren für Einsatzgebiete in der Verwaltung von Arztpraxen, in Krankenhäusern, bei Kranken- und Pflegeversicherungen, im Bereich der Gesundheitsförderung und -information sowie in der pharmazeutischen Industrie und im Arzneimittelhandel.

Gesundheitswissenschaften haben die Verbesserung der Gesundheit der Bevölkerung durch Prävention und Gesundheitsförderung zum Ziel.

Fortbildungsmöglichkeiten der Bundesärztekammer (BÄK)
- Fachwirtin für ambulante medizinische Versorgung
- Betriebswirtin für Management im Gesundheitswesen
- Ambulantes Operieren in der Augenheilkunde
- Augenheilkundliche technische Assistenz
- Elektronische Praxiskommunikation
- Patientenbegleitung und Koordination
- Nichtärztliche Praxisassistentin

Serviceteil

Glossar – 216

Stichwortverzeichnis – 227

Glossar

Arcus lipoides Trübungsring durch Lipidablagerungen am Hornhautrand, ohne Krankheitswert.

Abducens sechster Hirnnerv. Bei einer Lähmung kann das betroffene Auge nur noch wenig nach außen bewegt werden.

Ablatio retinae Netzhautablösung

Aderhautmelanom bösartiger Tumor der Aderhaut.

Akkommodation Die Augenlinse ist nicht starr, sie hängt in ihrem Halteapparat, den Zonulafasern, und kann vom Ziliarmuskel in ihrer Form verändert werden. Sie ist mal kugelig, mal flacher; man nennt das Akkommodation. Unsere Augen stellen ein Bild scharf, indem die Augenlinse immer so gekrümmt ist, dass das einfallende Licht genau auf die Netzhaut fällt.

Amaurose Blindheit. Die Lichtwahrnehmung ist erloschen.

Amaurosis fugax vorübergehende – meist einseitige – Erblindung, die nur einige Minuten dauert. Eine Amaurosis fugax kann Vorbote eines bleibenden Gefäßverschlusses sein.

Amblyopie kann ein Auge in den ersten Lebensjahren nicht die volle Sehschärfe ausbilden, weil eine einseitige Fehlsichtigkeit, ein Schielen oder eine einseitige Augenerkrankung dieses Auge benachteiligen, so entwickelt diese Auge eine Sehschwäche; es wird amblyop.

Amiodaron Herzmedikament, welches zu wirbelartigen Hornhauteinlagerungen führt.

Amsler-Gittertest Test, mit dem man prüfen kann, ob Augen verzerrt sehen.
Werden Linien wellig gesehen, spricht man von Metamorphopsie.

Anisokorie unterschiedlich weite Pupillen.

Anti-VEGF-Medikamente Medikamente, die krankhafte Gefäßneubildungen hemmen, indem sie die Wachstumsfaktoren unterdrücken. Sie werden ins Auge gespritzt.

Glossar

Apoplex Schlaganfall

Ascorbinsäure Vitamin C

Astigmatismus Hornhautverkrümmung

Basaliom bösartiger Tumor der Haut.

Basedow-Krankheit Bei der Basedow-Krankheit werden Antikörper gegen körpereigenes Gewebe gebildet. An den Augen führt diese Erkrankung zur Zunahme des Volumens im Inneren der Augenhöhle. Die Folge: Die Augen treten hervor, ein sogenannter Exophthalmus entsteht.

Becherzellen Zellen der Bindehaut, die die eiweißreiche Muzinschicht des Tränenfilms produzieren.

Beta-Karotin Farbstoff, der die Zellen unserer Netzhaut vor schädlichen Lichteinflüssen schützt.

Cerclage Operation bei Netzhautablösung. Man legt dabei eine Art Gürtel um das Auge. Die abgehobene Netzhaut wird so wieder angelegt.

Chalazion Hagelkorn, Entzündung am Augenlid. Häufig bildet sich eine bindegewebige Kapsel. Der zurückbleibende „Knubbel" verursacht keine Schmerzen.

Chlamydien Erreger, die sexuell übertragen werden. Sie können zur Bindehautentzündung und auch zu Entzündungen im Bereich von Scheide und Harnröhre führen.

Chloroquin Malaria- und Rheumamittel. Es führt zum schießscheibenartiges Aussehen der Makula (Chloroquinmakula).

Chorioidea Aderhaut. Die Aderhaut enthält zahlreiche Blutgefäße und ernährt unsere Augen.

Chorioretinopathia centralis serosa (CCS) Erkrankung der Netzhautmitte (Makula) mit Netzhautschwellung. Stress ist eine mögliche Ursache.

Computertomografie (CT) Schichtaufnahmen, welche liegend in einer Röntgenröhre gemacht werden.

Cornea guttata Hornhauterkrankung durch Ablagerung von Kollagenklümpchen.

Cornea verticillata Hornhaut mit wirbelartigen Veränderungen. Auslöser kann beispielsweise das Herzmedikament Amiodaron sein.

CrossLinking Verfahren, bei welchem die Kollagenfasern der Hornhaut neu vernetzt werden. Riboflavin und Ultraviolettstrahlung kommen zum Einsatz.

Dakryoadenitis Entzündung der Tränendrüse.

Dakryozystitis Entzündung des Tränensackes.

Dermoidzyste versprengte Keimzellen. Diese Zysten enthalten beispielsweise Schweißdrüsen, Talgdrüsen und Haare.

Dermatochalasis Hautüberschuss am Oberlid.

Diabetes mellitus Zuckerkrankheit

Diabetische Makulopathie Erkrankung der Netzhautmitte (Makula) durch Zuckerkrankheit.

Diabetische Retinopathie die Zuckerkrankheit kann an der Netzhaut zu typischen Veränderungen führen. Gefäßaussackungen (Aneurysmen), Punktblutungen und Fettablagerungen sind mögliche Folgen. Im schlimmsten Fall treten Gefäßneubildungen (Proliferationen) auf.

Diplopie Doppeltsehen

Drusen kleine, gelbliche Ablagerungen meist in der Netzhautmitte (Makula).

Ektropium Lidfehlstellung mit auswärts gedrehtem Lidrand.

Endophthalmitis Entzündung im Auge. Bei jeder Eröffnung des Augapfels besteht die Gefahr einer Endophthalmitis. Eine Endophthalmitis wird mit entzündungshemmenden Medikamenten (Antibiotika) und der operativen Entfernung des Glaskörpers (Vitrektomie) behandelt.

Endokrine Orbitopathie typische Augensymptome, die bei Schilddrüsenerkrankung (Basedow-Krankheit) auftreten.

Engwinkelglaukom Glaukomform mit engem Kammerwinkel.

Entropium Lidfehlstellung mit einwärts gerolltem Lidrand.

Glossar

Episkleritis Entzündung der Episklera. Die Episklera ernährt die Lederhaut.

Excimer-Laser Gaslaser (Argonfluorid). Er erzeugt Wellen, die Energie übertragen, und mit dieser Energie werden Teile der inneren Hornhaut des Auges (Stroma) abgetragen.

Exophthalmus Zunahme des Volumens im Inneren der Augenhöhle; die Augen treten hervor.

Fazialisparese Lähmung des siebten Hirnnervs. Die Folge: eine Gesichtslähmung mit unvollständigem Lidschluss (Lagophthalmus).

Fibrinolyse Therapiemöglichkeit, um ein Blutgerinnsel aufzulösen.

Fluoreszenzangiografie Farbstoff-Fotoserie vom Augenhintergrund.

Fuchssche Hornhautdystrophie Erkrankung, bei der die Innenseite der Hornhaut (Endothel) erkrankt.

Fundus hypertonicus typische Netzhautveränderungen durch Bluthochdruck.
  Die erkrankte Netzhaut zeigt verengte, korkenzieherartig veränderte Blutgefäße mit verschiedenem Durchmesser (Kaliberschwankungen) und Blutungen. Kleine Wattebällchen („Cotton-wool-Herde") entstehen. Im schlimmsten Fall schwillt der Sehnervkopf an, man spricht vom Papillenödem.

Fundus myopicus Rückbildung von Netzhautgewebe, typische Netzhautveränderungen bei hoher Kurzsichtigkeit (Myopie).

Gesichtsrose Entzündung durch Herpesviren im Gesicht.

Glaskörpereinblutung Russregen und schwarze Spinnweben sind typische Symptome einer Glaskörpereinblutung. Blut, welches sich im Glaskörperraum befindet, wird von Betroffenen nicht rot gesehen, es erscheint schwarz.

Glaukom grüner Star, Erkrankung des Sehnervkopfes, der Papille. Gesichtsfeldausfälle sind die Folge, im schlimmsten Fall kommt es zur Erblindung.

Glaukomanfall Beim Glaukomanfall kommt es durch Verschluss des Kammerwinkels zu einem massiven Anstieg des Augeninnendruckes. Unbehandelt führt der Glaukomanfall innerhalb von kürzester Zeit zu massiven Schäden am Sehnervkopf.

Gonioskopie Inspektion des Kammerwinkels.

Goniotrepanation klassische Glaukomoperation, bei der ein künstlicher Abfluss des Kammerwassers unter die Bindehaut geschaffen wird.

Hämangiom Blutschwämmchen

Hemianopsie halbseitige Gesichtsfeldausfälle

Herpes simplex bläschenförmige Hautveränderungen, die durch Herpes-Viren verursacht werden.

Herpes zoster Gürtelrose. Ursache: Herpes-Viren. Am Auge können sich Bindehaut, Hornhaut, Regenbogenhaut und im schlimmsten Fall auch die Netzhaut entzünden.

Heuschnupfen Antikörperreaktion unseres Immunsystems auf Proteine aus Pollen und Gräsern.

Hordeolum Gerstenkorn. Schmerzhafte Entzündung am Augenlid. Sie wird durch Bakterien verursacht.

Hornersche Erkrankung Einseitig enge Pupille, hängendes Oberlid, zurückgesunkener Augapfel.

Hornhaut-Erosio Schürfung der Hornhaut, bei der die äußere Hornhautschicht (Epithel) verletzt wird.

Hortonsche Erkrankung Bei der Hortonschen Erkrankung entzünden sich die Arterien, besonders die Schläfe ist betroffen. Schläfenkopfschmerz, Kauschmerz und Gewichtsverlust sind typisch. Ein Sehnervinfarkt droht. Schon bei Verdacht auf diese Erkrankung muss sofort hoch dosiert mit Kortison behandelt werden.

Hyperopie Weitsichtigkeit

Hyposphagma Bindehauteinblutung

Intraokularlinse Kunstlinse, die bei der Staroperation ins Auge eingesetzt wird.

Glossar

Iridektomie Operativ wird ein Loch in die Regenbogenhaut geschnitten, um einen sicheren Abfluss des Kammerwassers bei engem Kammerwinkel zu schaffen.

Iris Regenbogenhaut

Iritis Entzündung der Regenbogenhaut.

Keloidbildung unschöne Narbenbildung durch überschießendes Wachstum von Fibroblasten der Haut.

Kapselfibrose Nachstar, Trübung der hinteren Linsenkapsel.

Kapselhäutchenglaukom Glaukomform mit Ablagerungen im Kammerwinkel.

Kapsulorhexis Operationsschritt bei der Kataraktoperation, Eröffnung der vorderen Linsenkapsel.

Katarakt grauer Star, Trübung der Augenlinse.

Keratitis Entzündung der Hornhaut.

Keratitis dendritica bäumchenartige Entzündung der Hornhaut, welche durch Herpes-Viren verursacht wird.

Keratokonus Hornhauterkrankung, die zu einer kegelförmig vorgewölbten Hornhaut führt.

Keratoglobus Hornhauterkrankung, bei der die Hornhaut eine kugelige Gestalt annimmt.

Keratopathie, bandförmige Kalziumeinlagerungen, die am Rand der Hornhaut beginnen und langsam zum Zentrum fortschreiten.

Keratoplastik operative Hornhautverpflanzung.

Konjunktivitis Entzündung der Bindehaut. Mögliche Ursachen: Bakterien, Viren,
Pilze, Allergien, trockene Augen, UV-Strahlen, Verätzung.

Konjunktivitis epidemica Die „Augengrippe" wird durch Viren ausgelöst.
Sie ist hochinfektiös, und Hygiene ist hier besonders wichtig.

Kornea Hornhaut des Auges

Kryotherapie Kältebehandlung der Netzhaut. Dabei wird von außen ein Kälteherd (−70°C) auf einen Netzhautriss gesetzt.

Lagophthalmus unvollständiger Lidschluss im Rahmen einer Gesichtslähmung.

Laser-in-situ-Keratomilieusis (LASIK) Laserbehandlung zur Korrektur von Fehlsichtigkeiten

Lasertrabekuloplastik Laserherde werden in das Trabekelwerk des Kammerwinkels gesetzt. Die Laserherde bilden Narben, in deren Umgebung der Abfluss des Kammerwassers deutlich verbessert wird; der Augeninnendruck wird auf diese Weise gesenkt.

Lutein Farbstoff, der die Zellen unserer Netzhaut vor schädlichen Lichteinflüssen schützt.

Magnet-Resonanz-Tomograf (MRT) Schichtaufnahmen unter Einsatz von Magnetfeldern.

Makula Netzhautmitte, wichtigste Stelle des Auges, sie hat einen Durchmesser von etwa fünf Millimetern. Hier überwiegen die Zapfen. Im Zentrum der Makula liegt die Sehgrube (Fovea). Aufgrund der gelblichen Farbe wird die Makula auch gelber Fleck genannt.

Makulaödem Schwellung der Netzhautmitte (Makula).

Makuladegeneration Erkrankung der Netzhautmitte (Makula). Bei der altersabhängigen Makula-Degeneration (AMD) unterscheidet man eine trockene und eine feuchte Form.

Meibom-Drüsen Drüsen der Augenlider, die die Lipidschicht des Tränenfilms bilden.

Menière-Syndrom Schwindel, Schwerhörigkeit und Ohrgeräusch.

Milie Talgzyste

Migraine ophthalmique „Augenmigräne". Migräneform ohne Kopfschmerzen.
    Sehstörungen führen die Betroffenen häufig zum Augenarzt.

Glossar

Mikroschielen Sehr geringe Abweichung vom Parallelstand der Augen. Ohne Augenuntersuchung ist ein Mikroschielen meist nicht erkennbar.

Miosis auffällig enge Pupillen.

Mouches volantes Glaskörpertrübungen, die kleine Schatten auf die Netzhaut werfen. Betroffene sehen sie als „fliegende Mücken".

Multiple Sklerose (MS) schleichende, entzündliche Veränderung des Nervensystems.

Myasthenie schmerzlose Muskelschwäche. Die Oberlider werden im Tagesverlauf immer schwerer.

Mydriasis erweiterte Pupillen.

Myopie Kurzsichtigkeit

Nävus Muttermal

Nervus abducens 6. Hirnnerv

Nervus facialis Gesichtsnerv (7. Hirnnerv)

Nervus oculomotorius 3. Hirnnerv

Nervus trochlearis 4. Hirnnerv

Netzhautablösung Eine Netzhautablösung entsteht, wenn sich die Netzhaut von ihrer Unterlage, dem retinalen Pigmentepithel, abhebt.

Neuritis nervi optici Entzündung des Sehnervs. Das Sehen wird plötzlich einseitig schlechter, und im Gesichtsfeld zeigen sich Ausfälle. Retrobulbärneurits und Papillitis sind mögliche Erscheinungsformen.

Normaldruckglaukom Glaukomform mit Augendruckwerten, die im Normalbereich liegen.

Nystagmus Augenzittern, unwillkürliche rhythmische Augenbewegungen.

Okuläre Hypertension Augendruckerhöhung. Ein Schaden am Sehnerv ist noch nicht entstanden, und das Gesichtsfeld ist völlig intakt.

Okulomotorius dritter Hirnnerv. Bei einer Lähmung hängt das Oberlid (Ptosis), und das betroffene Auge weicht nach außen ab.

Optische Kohärenztomografie (OCT) Bei dieser Untersuchung entstehen feinste Schichtaufnahmen von Makula und Sehnerv.

Orbitaphlegmone Ausbreitung der Entzündung in die Augenhöhle. Fieber, Schmerzen, Schüttelfrost und Lidschwellung sind die Symptome. Es besteht Lebensgefahr. Entzündungshemmende Infusionen (Antibiotika) sind das Mittel der Wahl.

Orthoptistin Der Beruf der Orthoptistin beschäftigt sich mit dem Erkennen und Behandeln von Erkrankungen, die das beidäugige Sehen betreffen. Sie arbeitet in der Sehschule.

Pachymetrie Messung der Hornhautdicke.

Papille Sehnervkopf

Papillenödem Schwellung des Sehnervkopfes.

Parkinsonsche Krankheit „Schüttellähmung". Langsam fortschreitender Verlust von Nervenzellen im Gehirn. Symptome: Bewegungsarmut, Muskelstarre, Zittern in Ruhe (Ruhetemor).

Perimetrie Gesichtsfelduntersuchung

Phakoemulsifikation Die trüben Augenlinse wird mit Ultraschall verflüssigt und abgesaugt, Operationsschritt bei der Kataraktoperation.

Presbyopie Altersweitsichtigkeit

Proliferationen Gefäßneubildungen, die im Zusammenhang mit Zuckerkrankheit (Diabetes), Bluthochdruck, Gefäßverschlüssen, Entzündungen der Netzhautvenen und als Folge unreifer Netzhaut beim Frühgeborenen entstehen können.

Pseudophakie Nach Kataraktoperation übernimmt eine Kunstlinse die optische Funktion der ursprünglichen Augenlinse.

Pterygium Das Flügelfell ist eine Bindehautfalte die auf die Hornhaut vorwächst.

Ptosis hängendes Oberlid, wenn das Lid vom Lidheber-Muskel nicht mehr ausreichend angehoben werden kann.

Retina Netzhaut

Retinoblastom häufigster bösartiger Augentumor im Kindesalter. Er ist genetisch bedingt. Symptome können eine weiße Pupille (Leukokorie), Schielen und Entzündungszeichen sein.

Retinol Vitamin A. Dieses Vitamin kommt nur in tierischen Nahrungsmitteln vor. Pflanzliche Farbstoffe (Lutein und Beta-Karotin) können von unserem Körper in Vitamin A umgewandelt werden.

Retinopathia pigmentosa genetisch bedingte Erkrankung, bei der vorwiegend die Stäbchenfunktion betroffen ist. Nachtblindheit, Gesichtsfeldausfälle und eine Sehverschlechterung sind die Folgen.

Rubeosis iridis Gefäßneubildungen im Bereich der Regenbogenhaut.

Sehnervinfarkt Arterienverschluss im Bereich des Sehnervs. Mögliche Ursachen: Arteriosklerose, Bluthochdruck, Zuckerkrankheit, erhöhte Blutfette. Ein Sehnervinfarkt kann auch im Rahmen einer Gefäßentzündung bei der Hortonschen Erkrankung entstehen.

Sekundärglaukom Glaukom als Folgeerkrankung anderer Augenkrankheiten.

Selektive Laser-Trabekuloplastik (SLT) Glaukomtherapie, bei der ausschließlich die Pigmentzellen des Trabekelwerkes mit dem Laser behandelt werden.

Sicca-Syndrom trockenes Auge

Sklera Lederhaut

Skleritis Entzündung der Lederhaut.

Skotom Gesichtsfeldausfall

„Small Incision Lenticule Extraction" (SMILE) Laserverfahren zur Behandlung von Fehlsichtigkeiten. Es wird dabei kein Hornhautlappen geschnitten.

Stauungspapille Schwellung des Sehnervkopfes. Stauungspapillen sind Zeichen für einen erhöhten Hirndruck. Mögliche Ursachen: Hirntumor, Entzündung von Gehirn oder Hirnhäuten.

Strabismus Schielen liegt vor, wenn ein Auge auf ein Objekt blickt, während das andere von der Zielrichtung abweicht. Von Konvergenz spricht man, wenn das schielende Auge nach innen blickt. Eine Abweichung nach außen nennt man Divergenz.

Trochlearis vierter Hirnnerv. Bei einer Lähmung des Trochlearis weicht das betroffene Augen nach oben ab.

Ulcus marginalis Hornhautgeschwür, welches am Rand der Hornhaut liegt.

Ulcus serpens Hornhautgeschwür, welches seine Lage verändert.

Vertigo Schwindel

Vitrektomie operative Entfernung des Glaskörpers.

Xanthelasmen Fetteinlagerungen im Lidbereich.

Zellophanmakulopathie Häutchenbildung vor der Netzhautmitte (Makula).

Ziliarkörper Struktur, von der Kammerwasser gebildet wird. Das Kammerwasser füllt den vorderen Augenabschnitt aus.

Stichwortverzeichnis

A

ABC-Regel 210
Abdecktest 96, 101
Abfall 188, 190
A-Bild (Ultraschall) 112
Ablatio
– exsudative 67
– rhegmatogene 67
Abrechnung 204
Abstrich 183
Aderhaut 6
Aderhautmelanom 42
Aids 33
Akkommodation 5, 85
Albinismus 123
Allergie 13, 125, 211
Alterssichtigkeit 84, 85, 176
Amaurosis fugax 72
Amblyopie 116
Amsler-Gitter-Test 90
Anamnese 54, 116
Aneurysma 27
Anfall, epileptischer 211
Aniridie 121, 123
Anisokorie 100
Anomaloskop 90, 91
Anophthalmus 121
Anrufbeantworter 53
Antibiotika 137
Apoplex 60
Arbeitsunfall 205
Argonlaser 160
Asthmaanfall 211
Astigmatismus 84, 176
Atemstillstand 210
Atropin 134, 135
Auffälligkeit am Augenäußeren 96
Augapfel, eingefallener 37
Auge, trockenes 13
Augenbeweglichkeit 96, 98, 101
Augengrippe 12, 126
Augenhintergrunduntersuchung 96
Augeninfarkt 60–62
Augeninnendruckmessung 96, 105
Augenlinse 2, 5
Augen-Make-up 177
Augenmigräne 39
Augenmuskeln, äußere 7
Augenpflaster 117, 118, 129
Augenprellung 76
Augenspiegel 106, 107
Augenspülung 141
Augentropfen
– Anwendung 138
– zur Pupillenerweiterung 134
Augenverband 139, 140
Augenverletzung, perforierende 77
Augenzittern 38, 96, 98
Autorefraktometer 84

B

Bärentatzen 41
Basaliom 40
B-Bild (Ultraschall) 112
Beatmung 210
Becherzelle 4
Begleitschielen 130
Begrüßungsformel (Telefon) 51
Berufsgenossenschaft (BG) 205
Berufsverband der Augenärzte (BVA) 144
Bestellwesen 203
Bestsche Makulaerkrankung 35, 124
Betablocker 136
Betäubungstropfen 134
Bewertungsmaßstab, einheitlicher 204
BG (Berufsgenossenschaft) 205
BG-Bericht 206
Bifokalbrille 97
Bindehaut 4
Bindehauteinblutung 10, 11
Bindehautentzündung 10, 11
– allergische 125
Biometrie 109
Bjerrum-Skotom 74
Blau-Fehlsichtigkeit 90
Blaufilterlinse 148
Blindenbegutachtung 208
Blutdruckmessgerät 210
Bluthochdruck 26, 211
Blutschwämmchen 40
Briefversand 203
Brillenart 97
Brillenberatung 144
Buphthalmus 120, 121
BVA (Berufsverband der Augenärzte) 144

C

Cataracta
– complicata 17
– congenita 120

c.c. (cum correctione) 82
Cerclage 68, 152
Chalazion 40
Chemikalie 193
Chlamydien 12
Chloramphenicol 45
Chorioidea 6
Computertomografie 6
Cornea
– guttata 16
– verticillata 43
Cotton-Wool-Herde 28
Covertest 96, 101
Cyclopentolat 134, 135

D

Dakryorhinostomie 154
Dakryozystitis 126
Dämmerungssehen 6, 92
Dampfsterilisation 193
Datensicherung 204
Desinfektion 190, 191
Deuteranopie 90
Dexpanthenol 13, 138
Diabetes mellitus 26, 211
Diabetische Makulopathie (DMP) 22, 23
Diagnosekürzel 50
Digitalis 44
Diodenlaser 160
Diphtherieimpfung 195
DMP (Diabetische Makulopathie) 22, 23
Dreispiegelkontaktglas 106
Drusenmakula 22

E

EBM (Einheitlicher Bewertungsmaßstab) 204
EDV 204
EDV-Kurse 212
E-Haken 118, 119
Einblutung in den Glaskörperraum 60
Einheitlicher Bewertungsmaßstab (EBM) 204
Einmalinstrument 194
Ektropium 156
Elektrookulografie 109, 112
Elektroretinogramm 109, 113
Endophthalmitis 77
Endothel (Hornhaut) 172
Engwinkelglaukom 20
Enophthalmus 37
Entropium 98, 99, 156
Epithel (Hornhaut) 172
Erosio 78
Erscheinungsbild der Praxis 198
Erste Hilfe 210

Etambutol 45
Excimerlaser 160, 165
Exophthalmometer 98
Exophthalmus 31

F

Fahrtauglichkeit 206
– Mindestanforderungen für die Klassen A und B 207
– Mindestanforderungen für die Klassen C, CE, D und Fahrgastbeförderung 207
Farbprobe 91
Farbsehstörung 90
Farbtafel 91
Farbwahrnehmungstest 90
Farnsworth-Panel-D15-Test 90
Fazialisparese 76
Fehlbildung, angeborene 120
Fehlsichtigkeit 84, 164, 174
Fehlstellung der Augen 96
Femtolasik 160, 164
Femtosekundenlaser 160, 164
Fernbrille 97
Fertigbrille 98
Fetteinlagerung 27, 40
Fingerprintdystrophie 16
Fingerzählen (Visusprüfung) 83
Flügelfell 13, 14
Fluoreszenzangiografie 24, 109, 111
Folgeschielen 130
Fotopsie 71
Früherkennung beim Kleinkind 116
Frühgeborene 130
Frühgeborenennetzhaut 131
Fundus
– hypertonicus 27
– myopicus 23

G

Gebührenordnung für Ärzte (GOÄ) 144, 205
Gefäßaussackung 27
Gefäßeinsprossung 172
Gefäßneubildung 29
Gefäßverschluss 27, 60
– mit Makulabeteiligung 22
Gerstenkorn 40
Gesichtsfeld 88
Gesichtsfeldausfall 20, 74
– halbseitiger 36, 74, 75
Gesichtsfeldprüfung
– computergesteuerte 88
– mit Goldmann-Perimeter 89
Gesichtslähmung 76
Gesichtsrose 16

Gesprächsnotiz 52
Glaskörper 2
Glaskörpereinblutung 66
Glaskörperentfernung 30, 67, 152, 153
Glaukom 20, 30, 150
– als Folgeerkrankung 20
– kindliches 120
– kongenitales 3
– Operation 151
– Vorsorgeuntersuchung 145
Glaukomanfall 10, 60, 68
Glaukomtropfen 135
Gleitsichtbrille 86, 97
Gliom 40
GOÄ (Gebührenordnung für Ärzte) 144, 205
Goldmann-Tonometer 105
Gonioskopie 105
Goniotrepanation 151
Grauer Star 18
Grid-Laser-Behandlung 25
Grüner Star 20
Grün-Fehlsichtigkeit 90
Gutachten, freies 207

H

Hagelkorn 40, 156
Halbseitenlähmung 36
Hämangiom 40
Handbewegung (Visusprüfung) 83
Händedesinfektion 190, 191
Händewaschen 191
Hasnersche Klappe 126
Hautdesinfektion 194
Hautpflege 191
HbA1c-Wert 54
Heidelberg-Retina-Tomograf (HRT) 110
Heißluftsterilisation 193
Hemianopsie 36
Hemiparese 36
Hepatitis-B-Impfung 195
Hepatitisvirus 194
Herpes
– simplex 15
– zoster 16
Herpesvirus 15, 32
Herzdruckmassage 210
Herzschmerz 211
Heuschnupfen 125
Hirnnerv
– 6. (Abduzens) 8, 73
– 7. (Fazialis) 73
– 3. (Okulomotorius) 8, 37, 73
– 4. (Trochlearis) 8, 73
Hirnnervenlähmung 73
HIV-Virus 194

Hordeolum 40
Horner-Syndrom 37
Hornhaut 2, 5
Hornhautdegeneration 16
Hornhautdystrophie 16
Hornhautentzündung 10
Hornhautfremdkörper 77, 78
Hornhautgefäßeinsprossung 172
Hornhautgeschwür 15, 172, 183
Hornhautlichtreflex 96, 98
Hornhautödem 172
Hornhautrand 170
Hornhautscheitelabstand 173
Hornhautschürfung 78
Hornhautsensibilität 104
Hornhauttrübung 60
Hortonsche Erkrankung 63
HRT (Heidelberg-Retina-Tomograf) 110
Hyaluronsäure 138
Hygienebeauftragte 211
Hygieneplan 189
Hyperopie 84, 175
Hypopyon 16

I

IGeL (Individuelle Gesundheitsleistung) 55, 144
Impfung 195
Individuelle Gesundheitsleistung (IGeL) 55, 144
Infarkt 27
Informationsmappe 199
Inspektion der Augen 96
Instrumentensterilisation 193
Internetauftritt der Praxis 199
Iridektomie 151, 152
Iris 3
Ishihara-Farbtafel 90, 91
Isoniazid 45

K

Kammerwasser 2
Kammerwinkel 3
Kanaloplastik 151
Kanalostomie 151
Kaposi-Sarkom 40
Kapselfibrose 20, 150, 163
Kapselhäutchenglaukom 20
Kapsulorhexis 19, 148
Karboanhydrasehemmer 136
Kassenärztliche Vereinigung (KV) 204
Kassenbuch 203
Katarakt 17, 18, 148
– angeborene 19
– kindliche 120
– Operation 19

Keratitis 10, 15
– dendritica 15
Keratoglobus 16
Keratokonus 16, 184
Keratoplastik 158
– lamelläre 157
– perforierende 157
Kernspintomografie 6
Kinderbrille 128
Kolobom 3, 4, 121, 122
Kombilösung 181
Konjunktivitis 11
Kontaktlinsen 170
– Anpassung 172
– farbige 171
– formstabile 170
– Komplikationen 182
– Material 171
– und Augentropfen 178
– und Sport 180
– weiche 170, 171
Kontaktlinsenseminar 211
Kontrastmitteldarstellung der Tränenwege 127
Kopfophthalmoskop 106, 108
Kortison 137
Krankengeschichte 54, 116
Kunstlinse 19, 148
Kurzsichtigkeit 23, 84, 174, 175
KV (Kassenärztliche Vereinigung) 204

L

Lähmung von Hirnnerven 73
Lähmungsschielen 129
Landolt-Ringe 118
Laser 67, 160
– Schutzvorschriften 166
Lasertrabekuloplastik 162
Lea-Sehtest 119
Lederhaut 4
Lederhautentzündung 10
Lesebrille 97
Lichtreaktion, direkte und indirekte 100
Lichtscheinwahrnehmung 83
Lidfehlstellung 156
Lidhygiene 14
Lidrandentzündung, chronische 13
Lidschluss 98
Lidspaltenweite 98
Lidstellung 98
Lidveränderung 156
Limbus 170
Lokalanästhetika 134

M

Makula 6
Makuladegeneration
– altersabhängige 22
– diabetische 22, 23
– feuchte Form 22
– genetisch bedingte 124
– trockene Form 22
Makulaerkrankung 21, 60
– myopische 22
Makulaforamen 21
Makulahäutchenbildung 21
Makulaloch 21, 22
Makulaödem 6, 21
Makulapucker 6, 22
Makulopathie, ischämische 23
Mehrstärkenlinse 176
Melanom, malignes 40
Meningeom 40
Metamorphopsie 71
Metervisus 82
Methylzellulose 13, 138
Migraine ophthalmique 39
Migräne 38, 39
Mikropapille 121
Mikrophthalmus 121
Mikroschielen 130
Milie 40
Mindestanforderung (Fahrtauglichkeit) 207
Miosis 37, 100
Moll-Drüse 4
Monovision 176
Morbus
– Basedow 30
– Bechterew 18
Motilität 96, 98, 101
Mouches volantes 70
Multiple Sklerose 36, 65
Musculus (M.)
– obliquus inferior 7
– obliquus superior 7
– rectus inferior 7
– rectus lateralis 7
– rectus medialis 7
– rectus superior 7
Muttermal 40
Myasthenie 38
Myopie 23

N

Nachstar 150

Stichwortverzeichnis

Nahzusatz 89
Nävus 40
Neodym-YAG-Laser 160
Neovaskularisation 172
Netzhaut 2, 5
– Gefäßverschluss 60
Netzhautablösung 30, 60, 66, 67, 152, 153
Netzhautcheck 145
Netzhautlaser 67, 161
Netzhautriss 161, 162
Netzhaut-und-Aderhaut-Kolobom 3, 4
Netzhautuntersuchung, direkte/indirekte 107
Neuritis nervi optici 36
Non-Contact-Tonometer 87, 106
Normaldruckglaukom 20
Normalsichtigkeit 174
Notfallmedikament 210
Notruf 112 210
Nyktometer 92
Nystagmus 38

O

Oberlid, hängendes 37, 38, 98, 120
OCT (Optische Kohärenztomografie) 24, 109, 111, 146
Ödem 6, 21, 172
Offenwinkelglaukom 20
Ophthalmoskopie 107
– manuelle 85
Optikusatrophie 121
Optische Kohärenztomografie (OCT) 24, 109, 111, 146
Orbitalymphom 40
Orbitametastase 41
Orbitaphlegmone 76
Orbitopathie, endokrine 30
Orthoptistin 128
Oxybuprocain 134

P

Pachymetrie 109, 111, 112
Papille 6
Papillitis 36
Papillom 40
Parasympathomimetika 136
PDR (Proliferative diabetische Retinopathie) 29
Perimetrie 88
Phakoemulsifikation 19
Phenylephrin 134
Phoropter 97
Pigmentglaukom 20
Plattenepithelkarzinom 40
Plombe 68, 152
Poliomyelitisimpfung 195

Povidon 13, 138
Presbyopie 84, 85, 176
Proliferation 28
Proliferative diabetische Retinopathie (PDR) 29
Prostaglandinderivat 136
Protanopie 90
Proteinentfernung 181
Prothetikkontaktlinse 184
Proxymetacain 134
Pterygium 13
Ptosis 37, 38, 98
– angeborene 120
Punktblutung 27
Pupillenerweiterung 134
Pupillenreaktion 96, 98
Pupillenverengung 37, 100

Q

Quartalssicherung 204
Quartalssprung 52

R

Raumpflege 190
Refraktion, subjektive 96
Regenbogenhaut 3, 5, 6
Regenbogenhautentzündung 10, 16
Regenbogenhautkolobom 3
Rentenversicherung 207
Retinoblastom 41
Retinopathia pigmentosa 35
Retinopathie, diabetische 27
Retrobulbärneuritis 36, 65
Rhabdomyosarkom 40
Rohvisus 82
Rosazea 14
Röteln 19
Rot-Fehlsichtigkeit 90
Rot-Grün-Schwäche 34

S

Salbenverband 139
Sarkoidose 18
s.c. (sine correctione) 82
Scheitelbrechwertmesser 87
Schielen 129
Schieloperation 130, 154
Schießscheibenmakula 44
Schirmer-Test 93
Schlaganfall 60
Schock, allergischer 211
Schriftwechsel 202
Schutzkleidung 189
Schweigepflicht 58

Schwindel 38
Scopolamin 134
Sehbehinderung 123
Sehnerv 3, 6
Sehnerventzündung 36, 60, 65
Sehnervgefäßverschluss 60
Sehnervinfarkt 62
Sehnervkopf 6
– Entzündung 36, 65
– Tomografie 109, 110
Sehschärfe 82
Sehschule 128
Sehschwäche 116, 129
– Früherkennung 145
Sehstörung 70
Sehzeichen 118, 119
Seidel-Test 104
Sekundärglaukom 20, 30
Sicca-Syndrom 13, 92
Sildenafil 44
Silikonschlauch im Tränenweg 156
Simultansehen 128
Skiaskopie 97
Sklera 4
Sklerotomie, tiefe 151
Sonografie 109
Sozialgericht 207
Spaltlampe 96, 102, 106
Stäbchen 2, 5
Stabsichtigkeit 84, 176
Standardabweichung 110
Stargardtsche Makulaerkrankung 34, 124
Stauungspapille 37, 100
Steigerungssatz 205
Stereosehen 129
Sterilisation 191, 193
Strahlensterilisation 193
Streptomycin 45
Stroma (Hornhaut) 172
Swinging-Flashlight-Test 100
Syphilis 32, 33

T

Talgdrüsenkarzinom 40
Talgzyste 40
Tamoxifen 44
Tarsus 4
Tetanusimpfung 195
Tetracain 134
Tomografie 109
– des Sehnervkopfes 109, 110
Tonometer 87, 105
Toxoplasma gondii 32
Toxoplasmose 19, 32

Trabekuloplastik 162
Traktionsablatio 30
Traktionssyndrom 21, 22, 26
Tränen, künstliche 179
Tränenersatzmittel 138, 179
Tränenfilm 4
Tränensackentzündung 126
Tränenwege, Untersuchungs-/
    Behandlungsmethoden 127
Tränenwegendoskopie 127, 155
Tränenwegmassage 126
Tränenwegoperation 127
Tränenwegspülung 102, 127
Tränenwegverengung 126
Treponema pallidum 32
Trifokalbrille 97
Tritanopie 90
Trockenes Auge 13
Tropicamid 134
Tumor 40, 41, 172, 183
Tunnelblick 75
Tyndall-Effekt 104

U

U7 (Früherkennungsuntersuchung) 116
Uhrglasverband 76
Ulcus 183
– marginalis 15
– serpens 15
Ultraschalluntersuchung 109, 112
Unterzuckerung 211

V

Venenastverschluss 28
VEP (Visuell evozierte Potenziale) 109, 113
Verätzung 78, 79
Verbandkontaktlinsen 183
Verbandskasten 210
Verblitzung 78
Verbrennung 78
Vertigo 38
Viagra 44
Visuell evozierte Potenziale (VEP) 109, 113
Visusprüfung 82
– Kinder 117
– mit Brille 82
Vitalfärbung 104
Vitrektomie 153

W

Wartezimmer 198
Wärzchen 40

Wasserstoffperoxid 180
Weitsichtigkeit 84, 175
Wimpern 4
– Stellung 98

X

Xanthelasma 40

Y

YAG-Laser-Kapsulotomie 164

Z

Zapfen 2, 5
Zeis-Drüse 4
Zellophanmakulopathie 22
Zentralarterienverschluss 61
Zentralvenenverschluss 64
Ziliarkörper 3, 6
Zilie 4
ZMÖ (Zystoides Makulaödem) 25
Zyklokryotherapie 151
Zykloplegie 128, 135
Zystoides Makulaödem (ZMÖ) 25
Zytomegalieviren 32

SPRINGER NATURE

GPSR Compliance

The European Union's (EU) General Product Safety Regulation (GPSR) is a set of rules that requires consumer products to be safe and our obligations to ensure this.

If you have any concerns about our products, you can contact us on ProductSafety@springernature.com

In case Publisher is established outside the EU, the EU authorized representative is:

Springer Nature Customer Service Center GmbH
Europaplatz 3
69115 Heidelberg, Germany

Printed by Wilco bv, the Netherlands